Ovarialkarzinom

Harald Meden

Ovarialkarzinom

Aktuelle Aspekte zur Diagnostik und Therapie in Klinik und Praxis

Walter de Gruyter
Berlin · New York 1996

Priv.-Doz. Dr. med. Harald Meden
Universitäts-Frauenklinik Göttingen
Robert-Koch-Str. 40
37075 Göttingen

Die Deutsche Bibliothek – CIP Einheitsaufnahme

Meden, Harald:
Ovarialkarzinom : aktuelle Aspekte zur Diagnostik und Therapie in Klinik und Praxis / Harald Meden. – Berlin ; New York : de Gruyter, 1996
ISBN 3-11-014956-7

Druck: Gerike GmbH, Berlin. – Buchbinderische Verarbeitung: Lüderitz & Bauer, Berlin.
Umschlagentwurf: Rudolf Hübler, Berlin.
Printed in Germany

Herrn Prof. Dr. W. Kuhn zum 65. Geburtstag

Vorwort

Jede 70. Frau erkrankt im Verlaufe ihres Lebens an einem Ovarialkarzinom. Maligne Tumore des Ovars sind zwar seltener als die der Zervix und des Endometriums, jedoch sterben mehr Frauen an den Folgen eines Ovarialkarzinoms als am Zervix- und Endometriumkarzinom zusammen. Die schlechte Prognose von Ovarialkarzinom-Patientinnen bedeutet gleichzeitig eine Herausforderung zur Verbesserung der Diagnostik und Therapie. Durch zahlreiche wichtige Entwicklungen der jüngsten Vergangenheit ergeben sich neue Perspektiven, um die Situation der betroffenen Frauen zu verbessern: Die aktuelle Klassifikation der FIGO zur Stadieneinteilung der Ovarialkarzinome ist umfassender geworden und basiert jetzt zusätzlich auf dem retroperitonealen Lymphknotenstatus. Die radikale operative Primärtherapie ist weitgehend etabliert, nachdem sich der am Ende der Erstoperation verbleibende Tumorrest als zentraler und beeinflußbarer Prognosefaktor herauskristallisiert hat. Elektive diagnostische Operationen nach Abschluß des postoperativen Chemotherapieplans („Second look") haben – außerhalb klinischer Studien – durch die hohe Qualität der serologischen und apparativen Diagnostik an Bedeutung verloren und bleiben auf ausgewählte Indikationen beschränkt, während der Wert der erneuten operativen Tumorreduktion in der Rezidivsituation bestätigt werden konnte.

Mit dem Zytostatikum Paclitaxel (Taxol®) sowie den Supportiva Tropisetron (Navoban®), Granisetron (Kevatril®), G-CSF (Neupogen®, Granocyte®), GM-CSF (Leucomax®), Erythropoetin (Erypo®) und Amifostin (Ethyol®) sind innerhalb relativ kurzer Zeit neue Substanzen in den Handel gekommen bzw. für onkologische Indikationen zugelassen. Diese Präparate bereichern die Palette der medikamentösen Behandlungsmöglichkeiten für Ovarialkarzinom-Patientinnen. Um diese Substanzen gezielt und differenziert in Ergänzung zu den bisherigen Behandlungen einsetzen zu können, sind entsprechende Informationen erforderlich, zumal es sich z.T. um sehr kostenintensive Therapien handelt.

Die Lebensqualität von Ovarialkarzinom-Patientinnen läßt sich durch zahlreiche Maßnahmen sowohl in der Klinik als auch in der Praxis deutlich verbessern. Zu den konkreten Möglichkeiten gehört die Anwendung von Zytostatika mit niedrigem emetischen Potential, die Ausnutzung neuer Antiemetika, der Einsatz implantierbarer Venenkatheter-Systeme (Port), die ambulante Durchführung der Chemotherapie, die Anwendung hämatopoetischer Wachstumsfaktoren und die psychologische Betreuung im Rahmen der Krankheitsbewältigung. Durch Ergebnisse der Onkogenforschung wurden zusätzliche Prognosefaktoren identifiziert und für die praktische Anwendung nutzbar gemacht, wodurch Risikopatientinnen besser erkannt und intensiver bzw. adäquater überwacht werden können.

Mit dem Konzept der Hochdosis-Chemotherapie, mit dem bereits erste Erfahrungen innerhalb von klinischen Studien existieren, eröffnet sich eine weitere Perspektive zur Verbesserung der bisher oft unbefriedigenden Behandlungsresultate. In weiteren klinischen Studien wird zur Zeit die Wirksamkeit neuer Substanzen geprüft.

Die Inhalte des vorliegenden Buches beschreiben – ergänzend zu den bisher vorliegenden Werken zum Thema – ausgewählte aktuelle Aspekte zur Diagnostik, Therapie und Prognose des Ovarialkarzinoms. Auf diese Weise soll die rasante jüngste Entwicklung in diesem Bereich transparenter werden. Das Gesundheitsstrukturgesetz (GSG) und seine Konsequenzen dürfen nicht dazu führen, daß Ovarialkarzinom-Patientinnen aus abrechnungstechnischen Gründen suboptimal versorgt werden (uns werden zunehmend Patientinnen zur alleinigen Rezeptausstellung zugewiesen, um die Kosten der Verordnung in der Praxis zu limitieren). Das Buch basiert auf einer Analyse und Zusammenstellung der aktuellen Literatur und enthält die neuesten Konsensus-Empfehlungen des amerikanischen Gesundheitsinstituts (National Institute of Health, NIH) zur Früherkennung, Behandlung und Nachsorge beim Ovarialkarzinom. Es richtet sich in erster Linie an klinisch tätige und niedergelassene Gynäkologen sowie an Allgemeinärzte und an alle Kollegen weiterer Fachdisziplinen, die Ovarialkarzinom-Patientinnen behandeln und betreuen.

Bei allen, die zur Fertigstellung des Manuskripts beigetragen haben, bedanke ich mich sehr herzlich. Ein besonderer Dank gilt meiner Frau für die Unterstützung der Idee zu diesem Buch und ihre Geduld während der Arbeiten hierzu. Den Mitarbeitern des Verlags Walter de Gruyter danke ich für die harmonische Zusammenarbeit, die eine schnelle und unkomplizierte Herausgabe des Buches ermöglichte.

Göttingen, im September 1995 *Harald Meden*

Mitarbeiterverzeichnis

Dr. med. Armin Conrad
Universitäts-Frauenklinik
Georg-August-Universität Göttingen
Robert-Koch-Str. 40
37075 Göttingen

Dipl.-Biol. Dagmar Marx
Pathologisches Institut
Georg-August-Universität Göttingen
Robert-Koch-Str. 40
37075 Göttingen

Dr. med. Oliver Meißner
Städtisches Klinikum Braunschweig
Frauenklinik Celler Straße
38114 Braunschweig

Dr. med. Inga Zerr
Neurologische Universitätsklinik
Robert-Koch-Str. 40
37075 Göttingen

Inhalt

1 Klinische Besonderheiten des Ovarialkarzinoms

1.1 Häufigkeit und Risikofaktoren

Das Ovarialkarzinom steht nach den Karzinomen der Mamma, der Lunge, des Kolons bzw. Rektums und des Uterus an 5. Stelle der Häufigkeit maligner Tumore der Frau. Die Jahresinzidenz wird sehr unterschiedlich angegeben. In einzelnen Entwicklungsländern und ländlichen Regionen Japans beträgt die Inzidenz 2–4/100.000 und liegt in einzelnen Ländern Europas bei 14–15/100.000 [35]. In Europa existiert ein Nord-Südgefälle mit der größten Häufigkeit in Skandinavien (13,9–15,3/100.000), gefolgt von England, Frankreich, der Schweiz und Deutschland (7,8–13,2/100.000). Die niedrigste Inzidenz in Europa findet sich im Mittelmeerraum (5,4–11,7/100.000).

Unter den weiblichen Genitalkarzinomen hat das Ovarialkarzinom die höchste Mortalität [62]. Jährlich sterben mehr Frauen an den Folgen eines Ovarialkarzinoms als Patientinnen mit Zervix- und Endometriumkarzinom zusammengenommen.

Bei einer von 70 Frauen entwickelt sich ein Ovarialkarzinom; 1% aller weiblichen Todesfälle sind auf das Ovarialkarzinom zurückzuführen [4]. Die Erkrankung manifestiert sich zumeist zwischen dem 40. und 70. Lebensjahr. Epidemiologische Studien weisen darauf hin, daß gestörte endokrine Funktionen die Entwicklung eines Ovarialkarzinoms begünstigen; Frauen mit Infertilitätsanamnese, Nulliparität und Frauen mit einer geringen Anzahl von Schwangerschaften haben ein erhöhtes Risiko, an einem Ovarialkarzinom zu erkranken [5, 14, 37, 49].

Inwieweit die Durchführung einer hormonellen Substitutionstherapie zur Behandlung klimakterischer Beschwerden die Entstehung eines Ovarialkarzinoms begünstigt, ist bisher unklar. In verschiedenen epidemiologischen Studien wurde die Frage eines Zusammenhangs zwischen einer Östrogenbehandlung und dem Ovarialkarzinomrisiko analysiert. Ein Teil dieser Untersuchungen ergab keinen Hinweis auf ein erhöhtes Erkrankungsrisiko nach Hormonsubstitution, die übrigen Studien beschrieben als Resultat entweder ein erhöhtes oder ein erniedrigtes Risiko, an einem Ovarialkarzinom zu erkranken.

Eine soeben zu diesem Thema erschienene Veröffentlichung auf der Basis von 240.073 Frauen kommt zu dem Ergebnis, daß eine mehrjährige Östrogenmedikation die Entstehung eines Ovarialkarzinoms begünstigen kann [71]. Im Vergleich zu unbehandelten Frauen führte die Östrogenapplikation zu einer Risikoerhöhung (Risk ratio) um den Faktor 1,15. Dieses Risiko stieg mit der Einnahmedauer (6–10 Jahre: Relatives Risiko 1,4; ≥11 Jahre: Relatives Risiko 1,71). Einschränkend muß darauf hingewiesen werden, daß dieser Untersuchung – wie den meisten zu diesem Thema – die alleinige Östrogensubstitution zugrunde liegt. Im Gegensatz dazu wird heute zumeist eine aus Östrogenen und Gestagenen bestehende kombinierte Hormonsubstitution durchgeführt. Eine weitere Einschränkung bei der Interpretation dieser Studienresultate ist darin zu sehen, daß die meisten epidemiologischen Studien zu dieser Frage – im Vergleich zur heutigen Praxis – auf höheren Östrogendosierungen basieren.

Patientinnen mit Ovarialkarzinom scheinen einige epidemiologische Gemeinsamkeiten mit Mammakarzinompatientinnen zu haben: Frauen, die an einem Mammakarzinom erkranken, haben ein doppelt so hohes Risiko, ein Ovarialkarzinom zu entwickeln und Frauen, die an einem Ovarialkarzinom erkranken, haben ein 3–4fach erhöhtes Risiko gegenüber der Manifestation eines Mammakarzinoms.

Während die meisten Ovarialkarzinome sporadisch aufzutreten scheinen, besteht bei 5–10% der Erkrankten eine genetische Prädisposition. Darüber hinaus ist eine familiäre Häufung der Erkrankung beschrieben [14]. Durch neueste Untersuchungen konnte aufgezeigt werden, daß die individuelle genetische Prädisposition, die familiäre Häufung und die Assoziation mit dem Auftreten von Mammakarzinomen auf Mutationen des Gens BRCA1 basieren [77]. Das Gen BRCA1 ist auf dem langen Arm des Chromosoms 17 lokalisiert.

Aktuellen Berechnungen zufolge liegt bei einer von 150 Frauen eine entsprechende genetische Prädisposition durch BRCA1-Mutationen vor [13]. Nach Untersuchungen von Goldgar et al. [31] besteht für Frauen mit BRCA1-Mutationen ein Risiko von 90%, bis zum Alter von 70 Jahren an einem Ovarial- oder Mammakarzinom zu erkranken. Bei der Analyse von Umweltfaktoren zeigte sich, daß Asbest- oder Talkum-Expositionen mit einem erhöhten Erkrankungsrisiko assoziiert sind [14, 18, 50]. Risikofaktoren für die Entwicklung eines Ovarialkarzinoms und ihre Gewichtung sind in Tab. 1.1 zusammengestellt.

Tab. 1.1: Risikofaktoren für die Entstehung eines Ovarialkarzinoms und ihre Gewichtung [14]

Risikofaktor	Geschätztes relatives Risiko
In Nordamerika u. Nordeuropa lebende Frauen	2–5
Hoher sozio-ökonomischer Status	1,5–2
Nulligravidität	2–3
Infertilitäts-Anamnese	2–5
Frühe Menarche	1,5
Späte Menopause	1,5–2
Hysterektomie-Anamnese	0,5–0,7
Orale Antikonzeption	0,3–0,5
Perineale Talkexposition	1,5–2
Ovarialkarzinom i. d. Familienanamnese	3–4

80–90% aller Ovarialmalignome sind *epithelialer* Genese, die übrigen Ovarialtumore entwickeln sich aus Keimzellen oder Stromazellen. Epitheliale Ovarialmalignome entstehen in der mesothelialen Schicht der Gonadenserosa. Embryonal entwickelt sich das Ovar aus der Genitalleiste des verdickten Zölomepithels. Das Zölomepithel hat eine multipotente Differenzierungskapazität und kann sich zu serösem, muzinösem und endometrioidem Epithel entwickeln, was in der entsprechenden Histologie von Ovarialkarzinomen zum Ausdruck kommt [36].

Das Tumorwachstum *epithelialer* Ovarialmalignome ist durch eine rasche intraabdominale Metastasierung charakterisiert. Das Fehlen klinischer Frühsymptome der Erkrankung führt dazu, daß bei 75–80% der Patientinnen die Diagnose erst in den fortgeschrittenen Tumorstadien III und IV (FIGO) diagnostiziert wird [34, 63, 68].

Als apparative Methode zur Diagnostik des Ovarialkarzinoms in Ergänzung zur klinischen Untersuchung hat die Sonographie – insbesondere in Form der Vaginalsonographie – innerhalb der letzten Jahre eine besondere Bedeutung erlangt [6, 16, 59, 60].

Die intraabdominale Metastasierung erfolgt in erster Linie per continuitatem, lymphatisch und durch Desquamierung von Zellen der Tumoroberfläche [66], woraus sich klinisch die in den meisten Fällen zu beobachtende disseminierte intraabdominale Tumoraussaat erklärt.

Prädilektionsstellen der intraabdominalen Metastasierung sind die parakolischen Gruben, das Omentum majus, die Leberserosa sowie das Diaphragma. Die Tumorausdehnung in die Lymphbahnen des Diaphragmas führt zu einer Obstruktion der Drainagewege der intraperitonealen Zirkulation und sekundär zu Aszites. Bei Patientinnen, die intraoperativ den Tumorstadien I oder II zugeordnet werden und bei denen das Omentum majus makroskopisch unauffällig erscheint, muß in 3–11% der Fälle mit Mikrometastasen gerechnet werden [26, 63]; Steinberg und Mitarbeiter [75] berichten über einen Anteil von 22% nachgewiesener Mikrometastasen bei makroskopisch unauffälligem Omentum majus. Bei der Hälfte dieser Patientinnen war die Netzmetastasierung die einzige nachgewiesene Tumorausbreitung, die zur Klassifizierung in das Stadium III führte.

Bei mehr als 10% der Fälle, die intraoperativ den Tumorstadien I und II zugeordnet werden, ergibt die histologische Begutachtung der *retroperitonealen* Lymphknoten eine Metastasierung [64]. Die frühzeitige retroperitoneale Metastasierung der ansonsten weitgehend auf die Peritonealhöhle begrenzten Erkrankung wurde bei der Novellierung der Tumorstadieneinteilung gesondert berücksichtigt: Eine Metastasierung der retroperitonealen oder inguinalen Lymphknoten führt – unabhängig vom Ausmaß der intraabdominalen Metastasierung – zur Klassifikation in das Stadium IIIc. Eigene Untersuchungen zu dieser Fragestellung zeigten im vermeintlichen Stadium I in 11% und im vermeintlichen Stadium II in 12% eine histologisch objektivierte retroperitoneale Lymphknotenmetastasierung [55].

Eine hämatogene Fernmetastasierung, beispielsweise in Lungenparenchym, Skelett oder Zentralnervensystem, ist ausgesprochen selten und kann differentialdiagnostisch auf ein Malignom anderer Genese hinweisen. Kumar u. Mitarbeiter [47] berichteten über 4 Patientinnen mit Knochenmetastasen aus einer Serie von 103 Ovarialkarzinom-Patientinnen.

1.2 Histologische Klassifikation

Die Einteilung maligner Ovarialtumore in verschiedene Kategorien basiert auf einer Klassifikation von Serov et al. [74] und wird sowohl von der *World Health Organisation (WHO)* und der *International Federation of Gynecology and Obstetrics (FIGO)* akzeptiert. Diese weltweit verbreitete Klassifikation ist in Tab. 1.2 dargestellt.

Tab. 1.2: Histologische Klassifizierung der epithelialen Ovarialtumore [74]

A. Seröse Tumore
1. Benigne
   a) Zystadenom und papilläres Zystadenom
   b) Oberflächenpapillom
   c) Adenofibrom und Zystadenofibrom
2. Karzinom niedrigen Malignitätsgrades (Borderline-Typ)
   a) Zystadenom und papilläres Zystadenom
   b) Oberflächenpapillom
   c) Adenofibrom und Zystadenofibrom
3. Karzinom
   a) Adenokarzinom, papilläres (Zyst-)adenokarzinom
   b) Oberflächen-papilläres Karzinom
   c) Malignes Adenofibrom und Zystadenofibrom

B. Muzinöse Tumore
1. Benigne
   a) Zystadenom
   b) Adenofibrom und Zystadenofibrom
2. Karzinom niedrigen Malignitätsgrades (Borderline-Typ)
   a) Zystadenom
   b) Adenofibrom und Zystadenofibrom
3. Karzinom
   a) Adenokarzinom und Zystadenokarzinom
   b) Malignes Adenofibrom und malignes Zystadenofibrom

C. Endometrioide Tumore
1. Benigne
   a) Adenom und Zystadenom
   b) Adenofibrom und Zystadenofibrom
2. Karzinom niedrigen Malignitätsgrades (Borderline-Typ)
   a) Adenom und Zystadenom
   b) Adenofibrom und Zystadenofibrom
3. Maligne
   a) Karzinom
      (I) Adenokarzinom
      (II) Adenoakanthom
      (III) Malignes Adenofibrom und malignes Zystadenofibrom
   b) Endometrioides Stromasarkom
   c) Mesodermaler (Müllerscher) Mischtumor, homolog und heterolog

D. Hellzellige (mesonephroide) Tumore
1. Benigne: Adenofibrom
2. Karzinom niedrigen Malignitätsgrades (Borderline-Typ)
3. Karzinom und Adenokarzinom

E. Brenner-Tumore
1. Benigne
2. Proliferierend (Borderline-Typ)
3. Maligne

F. Gemischte epitheliale Tumore
1. Benigne
2. Borderline-Typ
3. Maligne

G. Undifferenzierte Karzinome

H. Unklassifizierte epitheliale Tumore

1.3 Borderline-Tumore des Ovars

Epitheliale Ovarialtumore lassen sich hinsichtlich ihrer Dignität als benigne und maligne (invasive) Tumore klassifizieren. Darüber hinaus gibt es nicht-invasiv wachsende Karzinome (Carcinomas of low malignant potential, LMP-Tumore), auch Borderline-Tumore genannt (Tumors of borderline malignancy). Die Morphologie von Borderline-Tumoren ist charakterisiert durch neoplastische epitheliale Zellen, erhöhte mitotische Aktivität, papilläre Formationen, vielschichtige Zellagerung und hohe Differenzierung. Es findet sich jedoch *keine* Stromainvasion.

Borderline-Tumore zeigen eine geringe Wachstumsgeschwindigkeit und metastasieren nur selten. Die 5-Jahres-Überlebensraten bei Patientinnen mit serösen und muzinösen Borderline-Tumoren liegen zwischen 74–98% [58], wobei zu berücksichtigen ist, daß Borderline-Tumore sehr oft falsch definiert sind. In der Analyse von Bjorkholm et al. [9] ergab sich für Borderline-Tumore eine 5-Jahres-Überlebensrate von 93% und eine 10-Jahres-Überlebensrate von 91%. Im Vergleich dazu betrugen die 5-Jahres- und 10- Jahres-Überlebensraten bei Patientinnen mit invasiven epithelialen Karzinomen 34 bzw. 29%. Eine besondere Problematik bei der morphologischen Beurteilung von Borderline-Tumoren besteht in dem Risiko, daß jenseits der angefertigten histologischen Schnitte unerkannte invasive Tumoranteile existieren bzw. ein invasives Wachstum in den mikroskopierten Präparaten übersehen wird.

Daher ist es von zentraler Bedeutung, Patientinnen mit Borderline-Tumoren *sicher* zu identifizieren und sie hinsichtlich der Therapieplanung bzw. der Analyse von Therapieresultaten und Überlebensraten von Patientinnen mit invasiven Ovarialkarzinomen abzugrenzen. Bisher existiert kein einheitliches Therapiekonzept für die Behandlung von Borderline-Tumoren. Innerhalb der Stadien I und II genügt wahrscheinlich die alleinige operative Therapie. In den Stadien III und IV wird z.T. eine Therapie wie bei invasiven Ovarialkarzinomen empfohlen, da ca. 10–15% der Patientinnen innerhalb von 5–10 Jahren an den Folgen ihrer Erkrankung sterben.

1.4 Extraovarielle Ovarialkarzinome

Beim extraovariellen Ovarialkarzinom (Extraovarian serous carcinoma, Peritoneal serous papillary carcinoma, PSPC) handelt es sich um eine Variante des Ovarialkarzinoms [32]. Das extraovarielle Ovarialkarzinom des Peritoneums ist durch makroskopisch unauffällige Ovarien, histologisch meist seröse Karzinomstrukturen im Kleinen Becken und ein fortgeschrittenes Tumorstadium mit oft ausgeprägter Peritonealkarzinose charakterisiert. Die intraoperative Schnellschnittdiagnose und auch die definitive Histologie der Ovarien ergibt keinen Hinweis auf ein Ovarialkarzinom, während die peritonealen Tumore histologisch einem serösen – gelegentlich mit Psammomkörperchen assoziierten – Ovarialkarzinom entsprechen.

Die Therapie des extraovariellen Ovarialkarzinoms entspricht der des ovariellen Ovarialkarzinoms mit maximaler Tumorreduktion und anschließender platinhaltiger Chemotherapie. Die Prognose ist sehr ungünstig [2, 21, 29, 31, 43, 51, 53, 69].

1.5 Diagnosestellung

Klinisch gibt es keine *spezifischen* Symptome des Ovarialkarzinoms, insbesondere nicht innerhalb der Stadien I und II. Wenn sich Symptome manifestieren, liegt meist ein Ovarialkarzinom im Stadium III und IV vor. Uncharakteristische Symptome wie Übelkeit, Verdauungsbeschwerden und Unterleibsbeschwerden können auf die Erkrankung hinweisen, werden aber zumeist weder von der Patientin noch vom Arzt als Zeichen eines Ovarialkarzinoms gewertet.

Zum Zeitpunkt der Diagnosestellung ist die Erkrankung bei 75% der Patientinnen nicht mehr auf das Ovar beschränkt, und in 60% der Fälle liegen zum Zeitpunkt der Diagnosestellung bereits Metastasen jenseits des Kleinen Beckens vor [27]. Sall und Stone [72] beschrieben als klinische Symptome der Patientinnen mit Ovarialkarzinom bei 37% Abdominalbeschwerden oder Schmerzen. 35% der Frauen wiesen eine Zunahme des Leibesumfanges oder tastbare Tumore auf, während bei 15% der Patientinnen atypische vaginale Blutungen bestanden, in 10% gastrointestinale Symptome und in 1,5% Symptome der ableitenden Harnwege.

Wegen der anatomischen Lage der Ovarien und ihrer nur geringen ligamentären Fixierung werden klinische Symptome in der Regel erst bei sehr großen Tumormassen hervorgerufen. Bei allen Frauen mit pelvinen oder abdominalen Symptomen – insbesondere bei peri- und postmenopausalen Frauen – sollte daher in jedem Fall ergänzend zur körperlichen Untersuchung ein gynäkologischer Status erhoben werden, bevor apparative Methoden (Sonographie, Computertomographie, Kernspintomographie) und serologische Spezialuntersuchungen (z.B. Tumormarkerdiagnostik) eingesetzt werden.

Die Palpation eines Adnextumors vor der Menarche oder nach der Menopause ist hochsuspekt für das Vorliegen eines Ovarialkarzinoms, da funktionelle Ovarialzysten üblicherweise innerhalb dieser Altersgruppe nicht auftreten. Nach Barber und Grabner [3] hat das Ovar in der reproduktiven Lebensphase der Frau eine Größe von etwa *3,5 x 2,0 x 1,5 cm*, in der Postmenopause dagegen *2,0 x 1,0 x 0,5 cm* oder weniger. Daher ist die Palpation eines Ovars bei einer postmenopausalen Patientin Ausdruck einer Organvergrößerung und muß diagnostisch weiterverfolgt werden.

Ovarialtumore bei Frauen in der reproduktiven Lebensphase sind meist gutartig; es handelt sich in erster Linie um funktionelle Zysten (Follikelzysten oder Corpus luteum-Zysten), die sich zumeist nach 1–3 Menstruationszyklen zurückbilden. Diese Regression kann möglicherweise durch orale Kontrazeptiva beschleunigt werden.

Die *transvaginale* und *abdominale Sonographie* ist eine wichtige Ergänzung zur klinischen Untersuchung und trägt zur Differenzierung intraabdominaler Befunde hinsichtlich ihrer Lokalisation und Organzugehörigkeit bei [6, 59, 60].

Die *Computertomographie* ist ebenfalls ein wichtiges ergänzendes Untersuchungsverfahren, insbesondere zur Erfassung von Leber- und Lungenmetastasen sowie retroperitonealen Lymphknotenvergrößerungen. Die Darstellung von intraabdominalen Tumoren mit einem Durchmesser von <2 cm ist mit Hilfe der Computertomographie nur in begrenztem Maße möglich [54]. Als Ausgangssituation für die weitere Verlaufsbeobachtung ist nach eigenen Erfahrungen die Durchführung einer *postoperativen* Computertomographie hilfreich.

1.5.1 Früherkennung durch sonographische Diagnostik

Durch die sonographische Untersuchung der Ovarien ist es möglich, frühzeitig morphologische Veränderungen darzustellen, die im Rahmen der Karzinomentstehung auftreten. Damit eröffnet sich eine Perspektive zur Früherkennung der Erkrankung. Ziel dieses Ansatzes ist es, die Diagnose zu einem so frühen Zeitpunkt zu stellen, daß daraus eine kurative Chance für die betroffene Patientin resultiert [25, 44, 59, 60]. Die stadiendifferenzierten Überlebensraten von Ovarialkarzinom-Patientinnen entsprechen denen von Mammakarzinom-Patientinnen, so daß bei frühzeitiger Diagnosestellung mit einer Verbesserung der Überlebenszeiten bzw. Heilungsraten zu rechnen ist [10].

Will man die Morbidität und Mortalität der Erkrankung durch sonographische Reihenuntersuchungen reduzieren, so ist es erforderlich, mit dieser Technik asymptomatische Patientinnen bereits im Tumorstadium I zu entdecken und nicht erst im Stadium IIIa vor der typischen klinischen Manifestation im Stadium IIIc. Wenn nur 10% der im Stadium III diagnostizierten Patientinnen durch frühzeitige Entdeckung im Stadium I diagnostiziert würden, ergäben sich daraus insgesamt größere Überlebensvorteile als durch die Einführung von Cisplatin oder Taxol [40].

Um den aktuellen Stand der sonographischen Diagnostik einschließlich der Dopplersonographie zur Früherkennung von Ovarialkarzinomen zu beleuchten, werden nachfolgend die Untersuchungsergebnisse von prospektiven Studien unter besonderer Berücksichtigung der Prognoseverbesserung dargestellt. Hierbei sind prospektive Reihenuntersuchungen bei asymptomatischen Frauen von besonderer Bedeutung.

1.5.1.1 Transabdominale Sonographie

Die erste prospektive Studie zur sonographischen Früherkennung von Ovarialkarzinomen auf der Basis von Reihenuntersuchungen wurde 1986 von Bhan und Campbell [6, 17] veröffentlicht. Bei der transabdominalen sonographischen Untersuchung von 5.479 asymptomatischen Frauen ergaben sich in 326 Fällen (5,9%) auffällige Adnexbefunde mit Persistenz bei einer Kontrolluntersuchung. Bei der operativen Diagnostik durch Laparotomie wurde in 5 Fällen ein Ovarialkarzinom im Stadium I (davon 3 Borderline-Tumore) diagnostiziert; in 4 weiteren Fällen lag ein metastatischer Befall der Ovarien bei anderen Primärtumoren vor. Bei 255 Frauen handelte es sich um benigne zystische oder solide Befunde und bei 62 laparotomierten Frauen hatte sich der zuvor diagnostizierte Befund spontan zurückgebildet.

Die Sensitivität der transabdominalen Sonographie betrug in dieser Untersuchung 100%, nachdem sich bei der Verlaufsbeobachtung nach Ablauf eines Jahres kein weiteres Ovarialkarzinom fand. Die Spezifität lag bei 97,7% und der positiv prädiktive Wert 1,5%. 67 Operationen waren notwendig, um eine Patientin im Stadium I zu finden.

Die hohe Rate falsch-positiver Befunde der transabdominalen Sonographie, die große Anzahl von Frauen, die aufgrund der Resultate der Reihenuntersuchungen einem operativen Eingriff – mit den damit verbundenen Risiken und Kosten – zugeführt wurden und die technischen Fortschritte der transvaginalen Sonographie führten zur Aufgabe der transabdominalen Sonographie als Instrument für Reihenuntersuchungen zur Früherkennung von Ovarialkarzinomen.

1.5.1.2 Transvaginale Sonographie

Im Vergleich zur transabdominalen Sonographie liegen die Vorteile der transvaginalen Untersuchungstechnik in einer besseren Darstellbarkeit der Ovarien (unabhängig vom Habitus der Patientin) sowie in einer größeren Akzeptanz durch die Patientin. Ferner ist die Untersuchung mit der transvaginalen Technik im Vergleich zur transabdominalen Methode zeitlich und finanziell ökonomischer [40].

DePriest et al. [22] veröffentlichten sonographische Untersuchungsergebnisse, die bei 3.220 asymptomatischen postmenopausalen Frauen erhoben wurden. In 44 Fällen (1,4%) konnten morphologisch auffällige Ovarien entdeckt werden, von denen lediglich 16 bei der (nachfolgenden) Palpationsuntersuchung auffielen. Die operative Diagnostik ergab bei 2 Frauen ein Ovarialkarzinom im Stadium I und bei einer Frau ein Ovarialkarzinom im Stadium IIIb, während es sich in 41 Fällen um benigne Befunde des Ovars handelte. Die Sensitivität der transvaginalen Sonographie lag in dieser Untersuchung bei 100%, die Spezifität bei 98,7% und der positiv prädiktive Wert bei 6,8%. Die Wahrscheinlichkeit, bei der Operation ein Ovarialkarzinom im Stadium I zu finden lag bei 1:22, die Wahrscheinlichkeit über alle Tumorstadien bei 1:15.

1.5.1.3 Morphologischer Index

Um die diagnostische Aussagekraft der transvaginalen Sonographie zur Differenzierung zwischen benignen und malignen Ovarialtumoren zu erhöhen, haben verschiedene Untersucher morphologische Indexsysteme entwickelt [12, 15, 23]. Mit diesem Konzept werden die bei der transvaginalen Sonographie erhobenen Befunde (z.B. Volumen des Ovars, Wandstruktur, papilläre Strukturen usw.) gewichtet, um eine sicherere Aussage zur Dignität von Ovarialtumoren treffen zu können. Bisher existiert kein allgemein akzeptierter einheitlicher Morphologie-Index.

Wegweisend für einen einheitlichen Morphologie-Index könnten die von Granberg und Mitarb. [33] veröffentlichten Ergebnisse einer retrospektiven Analyse auf der Basis von mehr als 1.000 Präparaten sein. Die Autoren analysierten die intraoperativ vorgefundenen makroskopischen Veränderungen und verglichen diese Resultate mit der präoperativen Dignitätsbeurteilung. Dabei war die Darstellbarkeit papillärer Strukturen am häufigsten mit der Diagnose eines Ovarialkarzinoms assoziiert, während die Größe einfacher Zysten oder die Septumstärke nicht mit der Dignität assoziiert war. Sassone et al. [73] beschrieben ein Konzept der sonographischen Charakterisierung von Adnexbefunden zur Unterscheidung zwischen benignen und malignen

Befunden. Dabei ergab sich eine Spezifität von 83%, eine Sensitivität von 100%, ein positiv prädiktiver Wert von 37% und ein negativ prädiktiver Wert von 100%.

Die bisherigen Untersuchungsergebnisse weisen darauf hin, daß ein einfacher Morphologie-Index die diagnostische Treffsicherheit der zur Früherkennung von Ovarialkarzinomen durchgeführten transvaginalen Sonographie verbessert [12, 22, 61].

1.5.1.4 Farbdoppler-Sonographie

Die erste Publikation von Bourne und Mitarb. [11] über die Möglichkeit, mit Hilfe der transvaginalen Doppler-Sonographie zwischen benignen und malignen Ovarialtumoren differenzieren zu können, weckte große Erwartungen für den potentiellen Einsatz dieser Technik zur Früherkennung von Ovarialkarzinomen. Kurjak et al. [46] untersuchten 14317 Frauen, die zur Farbdoppler-Sonographie zugewiesen wurden (kein Screening-Programm) und berichteten über eine Sensitivität von 96,4%, eine Spezifität von 99,8% und einen positiv prädiktiven Wert von 98,2%.

In nachfolgenden Studien konnte diese hohe diagnostische Treffsicherheit nicht bestätigt werden [76]. Diese Diskrepanz ist zum Teil darauf zurückzuführen, daß die Untersuchungstechnik nicht einheitlich praktiziert wird. Des weiteren gibt es gerätetechnische Unterschiede. Somit sind bei der Farbdoppler-Sonographie einige wichtige Fragen bisher nicht eindeutig beantwortet: Welche Gefäße sollen untersucht werden? Welcher Parameter der Doppler-Technik und welcher Grenzwert erlaubt die sicherste Aussage zur Dignität (z.B. Pulsatilitäts-Index <1,0; Resistance-Index <0,4; 0,6 oder 0,8; Peak systolic velocity)?

Kürzlich veröffentlichten Bromley und Mitarb. [15] eine Untersuchung mit dem Ergebnis, daß bei postmenopausalen Patientinnen mit einem Adnextumor und einem Resistance-Index von <0,6 in der Doppler-Untersuchung die Vorhersage der Malignität mit einer Sensitivität von 66% und einer Spezifität von 81% möglich war. Die Ergebnisse der Doppler-Untersuchungen erbrachten in dieser Untersuchung ergänzend zu den Informationen durch den Morphologie-Index keinen zusätzlichen diagnostischen Informationsgewinn.

1.5.1.5 Sonographische Untersuchung von Risikogruppen

Ein anderes Konzept zur Erhöhung der Effizienz von sonographischen Früherkennungsuntersuchungen ist eine gezieltere Auswahl der zu untersuchenden Frauen. Die

Prävalenz des Ovarialkarzinoms in der Bevölkerung liegt achtmal niedriger als die des Mammakarzinoms. Falsch-positive Resultate von Früherkennungsuntersuchungen führen zu operativen Eingriffen mit potentiellen Risiken für die auf diese Weise selektionierten Frauen und zu entsprechenden Kosten im Rahmen des Krankenhausaufenthaltes.

Hieraus erwuchs die Forderung, die Früherkennungsuntersuchungen auf Frauen mit erhöhtem Erkrankungsrisiko zu konzentrieren. Angesichts der altersspezifischen Inzidenz des Ovarialkarzinoms haben einzelne Arbeitsgruppen die sonographischen Früherkennungsuntersuchungen daher gezielt bei postmenopausalen Frauen vorgenommen.

Das Risiko, an einem Ovarialkarzinom zu erkranken, steigt von 15,7/100.000 im Alter von 40 Jahren auf 54/100.000 im Alter von 75 Jahren [78]. Ein Drittel der Betroffenen ist älter als 65 Jahre. In den Vereinigten Staaten wird derzeit die Effizienz eines Krebsfrüherkennungsprogramms geprüft, das vom amerikanischen Krebsinstitut (National Cancer Institute) unterstützt wird. Ziel dieser Untersuchung ist es, die Wertigkeit der gynäkologischen Untersuchung in Kombination mit der transvaginalen Sonographie und der serologischen Bestimmung des Tumormarkers CA 125 als Krebsfrüherkennungskonzept bei Frauen in der Altersgruppe von 60–74 Jahren zu prüfen [42].

In dieser randomisierten Studie – mit einer Kontrollgruppe ohne Früherkennungsuntersuchungen – sollen 74.000 Frauen untersucht werden, um den Effekt dieser Früherkennungsuntersuchungen auf die Ovarialkarzinom-Mortalität zu prüfen.

Eine weitere Risikogruppe für die Entstehung von Ovarialkarzinomen bilden Frauen mit einer durch ein Ovarialkarzinom belasteten Familienanamnese. Lynch und Mitarb. [51] beschrieben drei verschiedene hereditäre Ovarialkarzinom-Syndrome, deren Gemeinsamkeit darin besteht, daß sich die Erkrankung bei den betroffenen Frauen durchschnittlich zehn Jahre früher manifestiert als in der Allgemeinbevölkerung (45–50 Jahre versus 59–62 Jahre):

1. Ovarialkarzinome, die sich in der Familienanamnese auf einer genetischen Linie bei mehreren Frauen manifestieren.

2. Hereditäres Mamma-Ovarialkarzinomsyndrom (HBOC), bei dem Mamma- und/oder Ovarialkarzinome in der Familienanamnese auftreten.

3. Hereditäres non-polypöses Kolonkarzinom (HNPCC), wobei ein genetisches Risiko für die Entstehung von Ovarial-, Endometrium- und Kolonkarzinomen im Stammbaum aufgezeigt werden kann.

Während typische hereditäre Ovarialkarzinomsyndrome bei weniger als 10% aller Ovarialkarzinom-Patientinnen vorliegen, gehen Kerlikowske und Mitarb. [41] davon aus, daß Frauen mit nur einer Ovarialkarzinom-Patientin in der Familienanamnese ein um den Faktor 3,1 erhöhtes Risiko gegenüber der Manifestation dieser Erkrankung im Vergleich zur Allgemeinbevölkerung haben. Frauen mit einer belasteten Familienanamnese wurden daher gezielt in verschiedenen Studien mit der Zielsetzung der Krebsfrüherkennung untersucht.

1.5.1.6 Krebsfrüherkennungsuntersuchungen bei belasteter Familienanamnese

Die Arbeitsgruppe um Bourne und Campbell [12] führte sonographische Krebsfrüherkennungsuntersuchungen (transvaginal in Kombination mit der Farbdopplertechnik) bei 1601 Frauen durch, deren Familienanamnese mit einem Ovarialkarzinom belastet war. In dieser Studie erfolgte zunächst die transvaginale Sonographie bei allen Frauen. Ergaben sich auffällige Befunde mit Persistenz bei einer Kontrolluntersuchung, wurde im nächsten Schritt der Morphologie-Index bestimmt und eine Farbdoppler-Sonographie angeschlossen. 909 Frauen (57%) hatten bei der initialen Untersuchung auffällige Befunde, die zu einer Kontrolluntersuchung führten. Abschließend verblieben 61 Frauen (3,8%) mit suspekten Befunden, die dann der operativen Diagnostik zugeführt wurden. Dabei konnten 6 Ovarialkarzinome objektiviert werden, von denen 5 im Stadium I (darunter 3 Borderline-Tumore) vorlagen, während bei einer Patientin das Stadium III diagnostiziert wurde. In 48 Fällen handelte es sich histologisch um benigne Tumore. Bei 7 Frauen ließ sich der präoperativ auffällige sonographische Befund intraoperativ nicht bestätigen, wobei zu berücksichtigen ist, daß ein Teil dieser Frauen laparoskopisch untersucht wurde.

Bei der abschließenden Analyse der Wertigkeit dieses Untersuchungsprogramms ergab sich eine Detektionsrate von 100% (innerhalb der Limitierungen durch das Studienkonzept), eine Spezifität von 96,5% und ein positiv prädiktiver Wert von 9,8%. Bei einer Kombination der initial durch die transvaginale Sonographie erhobenen Befunde und denen der im zweiten Schritt durchgeführten Farbdoppler-Sonographie und Bestimmung des Morphologie-Index erhöhte sich die Spezifität auf 99,1% und der positiv prädiktive Wert auf 29%.

Bei nachfolgenden Kontrolluntersuchungen innerhalb eines Beobachtungszeitraums von 2 bis 4 Jahren nach der initialen transvaginalen Sonographie wurde bei 3 weiteren Frauen ein Ovarialkarzinom diagnostiziert, das jeweils im Stadium III vorlag. Die Diagnose wurde in diesen Fällen somit nach Ablauf der allgemein für die Definition falsch-negativer Resultate der sonographischen Früherkennung akzeptierten Einjahresfrist gestellt. Die Untersucher ziehen aus ihren Ergebnissen die Schlußfolgerung, daß sonographische Krebsfrüherkennungsuntersuchungen öfter als alle 2 Jahre durchgeführt werden sollten.

Weitere Untersuchungsergebnisse zu diesem Thema wurden von Karlan et al. [38] veröffentlicht. Grundlage dieser Studie waren 597 Frauen mit einer durch Ovarial-, Mamma-, Endometrium- oder Kolonkarzinom belasteten Familienanamnese. In allen Fällen erfolgte die transvaginale Sonographie in Kombination mit der Farbdoppler-Sonographie zur Früherkennung eines Ovarialkarzinoms. Dabei ließen sich bei 115 Frauen auffällige Befunde erheben, die einer Kontrolluntersuchung zugeführt wurden. Bei 19 Patientinnen wurde daraufhin die operative Diagnostik indiziert. Die Exploration erbrachte ein Ovarialkarzinom im Stadium I (Borderline-Tumor) und ein Endometriumkarzinom im Stadium I sowie 18 benigne Adnextumore. Daraus resultierte eine Sensitivität der präoperativen Untersuchungen von 100%; die Spezifität hinsichtlich der Entdeckung eines Ovarialkarzinoms im Stadium I lag bei 97% mit einem positiv prädiktiven Wert von 5,3%.

Die Wertigkeit der transvaginalen Sonographie und Farbdoppler-Sonographie zur Früherkennung von Ovarialkarzinomen bei Frauen mit positiver Ovarialkarzinom-Familienanamnese wurde von Muto und Mitarb. [57] bei 386 Patientinnen analysiert. In 15 Fällen wurde ein persistierender Adnextumor gefunden, die histologische Untersuchung ergab sämtlich benigne Befunde. Auch die Verlaufskontrollen zeigten bisher kein Ovarialkarzinom.

Faßt man die Ergebnisse der prospektiven Früherkennungsuntersuchungen auf der Basis transvaginaler Sonographie und Farbdoppleruntersuchung zur Erfassung von Ovarialkarzinomen zusammen, so ergibt sich ein Gesamtkollektiv von 11.283 asymptomatischen Frauen mit 486 operativen Eingriffen, bei denen in 13 Fällen ein Ovarialkarzinom im Stadium I (davon 7 Borderline-Tumore) diagnostiziert wurde.

Bildet man einen Quotienten, so wurden im Durchschnitt 32 Frauen operiert, um bei einer Patientin ein Ovarialkarzinom im Stadium I zu ermitteln. Bei alleiniger Betrachtung der Frauen mit belasteter Familienanamnese ergibt sich ein Verhältnis von 1:17.

1.5.1.7 Klinisch-praktische Aspekte

Das normale Ovar der geschlechtsreifen Frau hat einen maximalen Durchmesser von 5 cm in einer Dimension, wobei die meisten dreidimensionalen Größenmessungen Werte zwischen 1x2x3 cm und 2x3x4 cm ergeben [24]. Aufgrund der postmenopausalen Involution der Ovarien kann die sonographische Darstellung jenseits der Geschlechtsreife schwierig sein.

Durch die transvaginale Sonographie gelingt der Nachweis eines Tumors im Kleinen Becken mit großer Wahrscheinlichkeit, eine sichere Diagnose ist jedoch aufgrund der häufig unspezifischen Befunde erschwert. In Abb. 1.1 sind fünf Beispiele von einkammerig glattwandigen Ovarialtumoren mit der entsprechenden histologischen Diagnose – nach operativer Entfernung – zusammengestellt.

Neben zystischen Tumoren lassen sich auch solide Neoplasien im Kleinen Becken sonographisch darstellen. Bei soliden Tumoren müssen differentialdiagnostisch sowohl Keimzelltumore als auch Brennertumore des Ovars erwogen werden [1, 48]. Die letztgenannten wurden sonographisch als echoarme solide Struktur beschrieben, die oft von einer peripheren Kalzifikation begleitet ist [19]. Sie können sonographisch nicht sicher von anderen Adnextumoren (z.B. Fibrome oder Thekome) unterschieden werden. Differentialdiagnostisch kommen bei soliden Tumoren auch Myome und Metastasen gastrointestinaler Malignome in Betracht.

Das vielgestaltige sonographische Bild primärer Ovarialkarzinome ist differentialdignostisch gegenüber verschiedenen anderen Erkrankungen abzugrenzen. Hierzu gehören metastatisch befallene Adnexe, denen zumeist ein gastrointestinaler Primärtumor oder ein Mammakarzinom zugrunde liegen [70]. Sonographisch kann sich in diesen Fällen – wie bei Ovarialkarzinomen – ein Tumor mit multiplen zystischen und soliden Anteilen darstellen. Bei soliden Metastasen kommen differentialdiagnostisch auch Lymphome oder Leukämien in Betracht [8].

Zu den benignen Tumoren, die das sonographische Bild eines Ovarialkarzinoms vortäuschen können, gehören ovarielle Veränderungen bei Tuboovarialabszeß sowie Konglomerattumore auf der Basis einer Divertikulitis, Appendizitis oder Mukozele der Appendix [28, 56, 67].

Zur differenzierteren Diagnostik von Adnextumoren stehen Farbdopplergeräte und hinreichende Erfahrungen mit dieser Technik bisher nur in einem begrenzten Umfang zur Verfügung. Vor der Indikationsstellung zu einer derartigen Untersuchung wird man daher in den meisten Fällen in Klinik und Praxis zunächst das leichter verfügbare und etabliertere diagnostische Repertoire einsetzen.

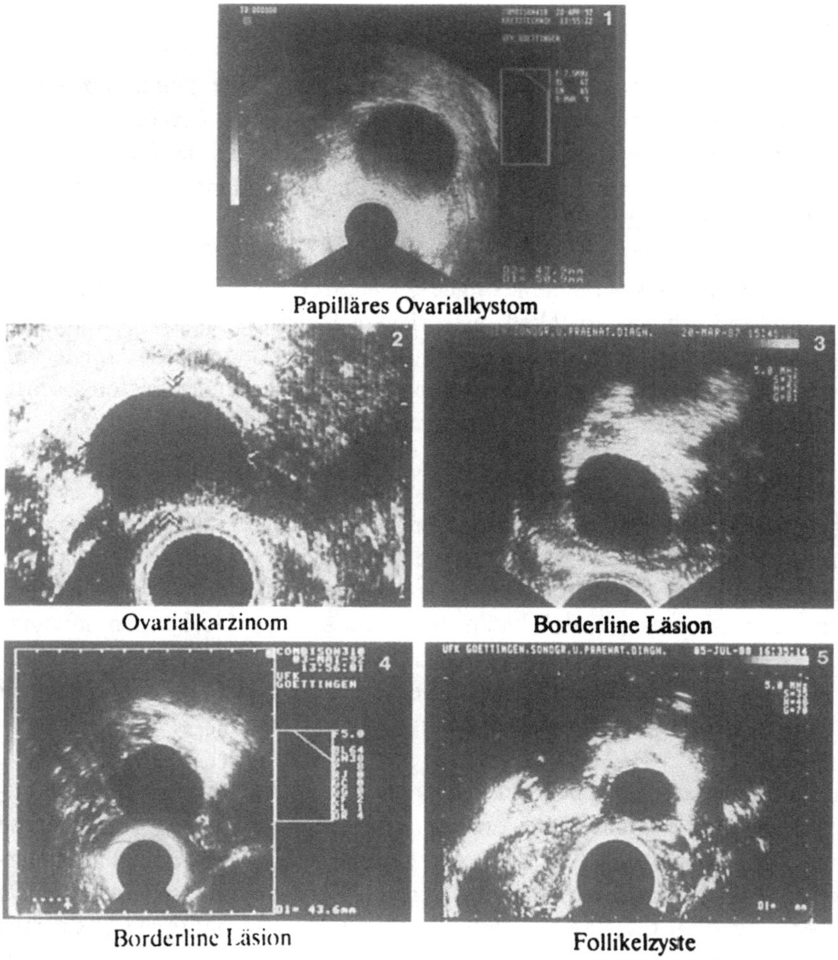

Abb. 1.1: Sonographische Darstellung von fünf einkammerig glattwandigen Ovarialtumoren mit der nach operativer Entfernung jeweils ermittelten histologischen Diagnose [44]

Mit der Anamnese, dem gynäkologischen Tastbefund, der transvaginalen Sonographie und dem CA 125-Serumspiegel ist bei Adnextumoren unklarer Dignität eine erste Orientierung möglich. Eine praxisrelevante Gewichtung der auf diese Weise erhobenen Befunde wurde von Curtin et al. [19] beschrieben und ist in Tab. 1.3 zusammengestellt.

Tab. 1.3: Prädiktive Faktoren bei Adnextumoren unklarer Dignität [19]

	eher benigne	unklar	eher maligne
Alter	< 35 Jahre	35–50 Jahre	> 50 Jahre
Tastbefund	weich, mobil	bilateral	im Douglas fixierte Tumore
Sonographie	einkammerige, dünn-wandige Zyste	septierter Tumor, Durchm. 5–10 cm	solide Anteile, Aszites, Durchm. >10 cm
CA 125 im Serum	< 35 U/ml	35–65 U/ml	> 65 U/ml
Anamnese	regelrechte Zyklen, Multiparität, orale Kontrazeptiva		Infertilität, Nulligravidität

Tab. 1.4: Diagnostisches Konzept der UFK Göttingen bei zystischen Ovarialtumoren [modif. nach 45]

- sofortige Operation bei akuter Symptomatik („akutes Abdomen")
- Entfernung von Zysten (Tumoren) bei suspekter Sonomorphologie
- Entfernung aller Zysten (Tumoren) bei postmenopausalen Frauen (>3 cm Durchmesser)
- Vaginalsonographische und klinische Kontrolle von Zysten bei prämenopausalen Frauen nach 6–8 Wochen. Entfernung bei Persistenz oder Progression

Mit diesem Vorgehen zeigte sich bei 713 prämenopausalen Patientinnen in 283 Fällen eine Tumorpersistenz oder -progredienz; in 2,5% handelte es sich histologisch um maligne Kystome. Bei 292 postmenopausalen Patientinnen ergaben sich 1,7% funktionelle Zysten, 51,4% benigne und 19,5% maligne Kystome. Die malignen Befunde (prä- und postmenopausal) lagen ausschließlich in den Stadien I und II vor [45].

1.5.1.8 Perspektiven sonographischer Diagnostik

Neue diagnostische Perspektiven ergeben sich durch die 3-dimensionale Sonographie. Mit dieser Technik kann das Ovar, ähnlich wie ein Hologrammbild, von innen und außen dargestellt werden. Derzeit werden Programme entwickelt, die eine Kombination der 3-dimensionalen Technologie mit der Farbdoppler-Sonographie ermöglichen sollen. Für klinische Studien wird ein derartiges Konzept möglicherweise innerhalb der nächsten 3–5 Jahre zur Verfügung stehen [40].

Hieraus ergibt sich die Möglichkeit, erhöhten Blutfluß im Ovar anatomisch exakt zu lokalisieren. Durch diese zusätzlich gewonnenen Daten könnten sonographische Bilder entstehen, die zu einer Steigerung der Präzision in der präoperativen Dignitätsbeurteilung führen.

Ein weiteres bildgebendes Verfahren mit innovativem Potential ist die Positron-Emissionstomographie (PET), womit verschiedene Gewebe auf der Basis ihrer unterschiedlichen biochemischen Charakteristika dargestellt werden können. Mit Hilfe von 2-[^{18}F]-Fluoro-2-deoxy-D-Glukose (FDG) ließen sich primäre und sekundäre Ovarialkarzinome mit der PET-Technik aufgrund der unterschiedlichen Metabolisierung von Glukose abbilden [39]. Durch die Entwicklung neuer Radiopharmaka und zunehmender Auflösung der PET-Systeme mit Erhöhung der Sensitivität könnte dieses Verfahren eine Bedeutung für die Ovarialkarzinomdiagnostik gewinnen [39].

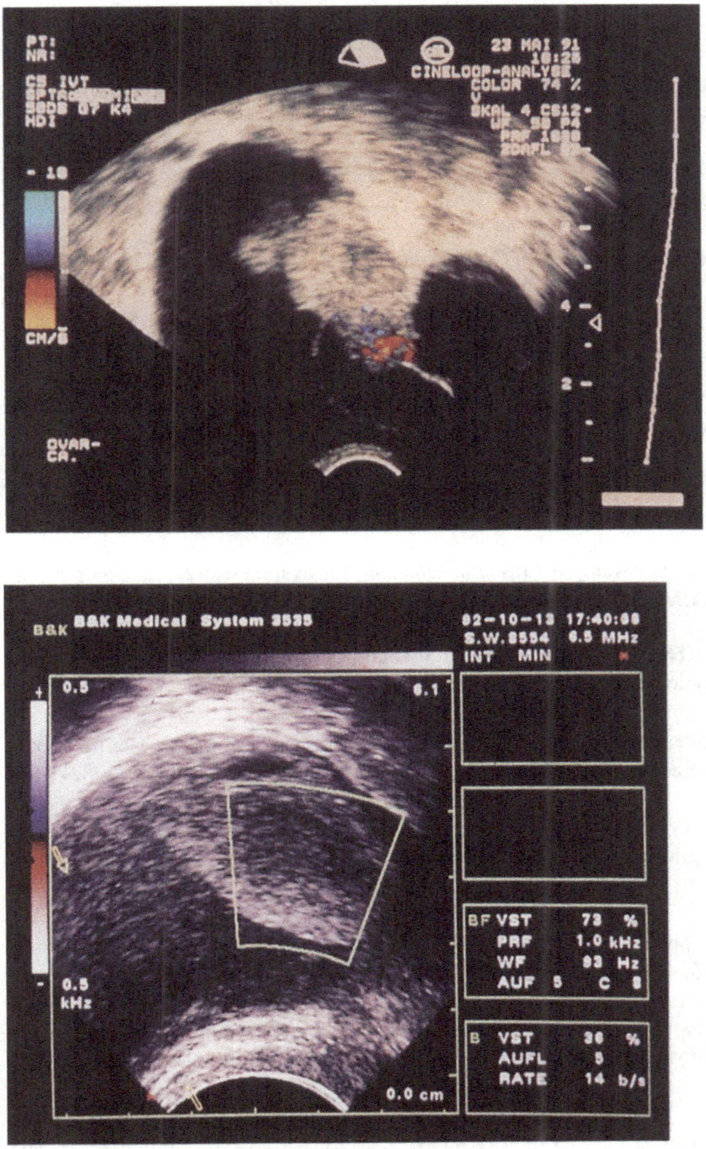

Abb. 1.2: Pathologischer sonographischer Farbdopplerbefund beim Ovarialkarzinom (oben) im Vergleich zu einer eingebluteten Ovarialzyste nach Aspirinmedikation (unten). Bildmaterial: Priv.-Doz. Dr. Osmers, UFK Göttingen.

Literatur

1. Athey, P.A., M.F. Siegal: Sonographic features of Brenner tumors of the ovary. J. Ultrasound Med. *6* (1987) 367–372.

2. August, C.Z., T.M. Murad, M. Newton: Multiple focal extraovarian serous carcinoma. Int. J. Gynecol. Pathol. *4* (1985) 11–23.

3. Barber, H.R.K., E.A. Grabner: The PMPO syndrome. Obstet. Gynecol. *38* (1971) 921–923.

4. Barber, H.R.K.: Epidemiology of the cancer of the ovary. In: Barber H.R.K. (ed.): Ovarian carcinoma, 3rd ed., S. 25–38. Springer Verlag, New York 1983.

5. Beral, V., P. Fraser, C. Chilvers: Does pregnancy protect against ovarian cancer? Lancet *1978 II* (1983) 1083–1086.

6. Bhan, V., S. Campbell: Ultraschall als Screening-Verfahren zur Entdeckung von Ovarialtumoren. Gynäkologe *19* (1986) 135–141.

7. Bhan, V., N. Amso, R. Goswamy: Ultrasound screening for ovarian cancer. In: Sharp F., W. P. Soutter (eds.): Ovarian cancer – the way ahead, 117–123. RCOG London 1987.

8. Bickers, G.H., J.J. Siebert, J.C. Anderson et al.: Sonography of ovarian involvement in childhood acute lymphocytic leukemia. Am. J. Roentgenol. *137* (1981) 399–401.

9. Bjorkholm, E., F. Petterson, N. Einhorn: Long term follow-up and prognostic factors in ovarian carcinoma. The Radiumhemmet series 1953–1973. Acta Radiat. Oncol. *21* (1982) 413–419.

10. Boring, C.C., T.S. Squires, T. Tong: Cancer statistics, 1993. Ca. Cancer J. Clin. *43* (1993) 7–26.

11. Bourne, T.H., S. Campbell, C. Steer et al.: Transvaginal colour flow imaging: A possible new screening technique for ovarian cancer. Br. Med. J. *3299* (1989) 1367–1370.

12. Bourne, T.H., S. Campbell, K. Reynolds et al.: Screening for early familiar ovarian cancer with transvaginal ultrasonography and colour blood flow imaging. Br. Med. J. *306* (1993) 1025–1029.

13. Bowcock, A.M.: Molecular cloning of BRCA1: A gene for early onset familial breast and ovarian cancer. Breast Cancer Res. Treat. *28* (1993) 121–135.

14. Brinton, L.A., R.N. Hoover: Epidemiology of gynecologic cancers. In: W.J. Hoskins, C.A. Perez, R.C. Young (eds.): Principles and practice of gynecologic oncology, S. 3–26. J.B. Lippincott company, Philadelphia 1992.

15. Bromley, B., H. Goodman, B.R. Benacerraf: Comparison between sonographic morphology and doppler waveform for the diagnosis of ovarian malignancy. Obstet. Gynecol. *83* (1994) 434–437.

16. Campbell, S., L. Goessens, R. Goswamy et al.: Real time ultrasonography for determination of ovarian morphology and volume. Lancet *I* (1982) 425–426.

17. Campbell, S., V. Bhan, P. Royston et al.: Transabdominal ultrasound screening for early ovarian cancer. Br. Med. J. *299* (1989) 1363–1367.

18. Cramer, D.W., W.R. Welch, R.E. Scully et al.: Ovarian cancer and talc. Cancer *50* (1982) 372–376.

19. Curtin, J.P.: Diagnosis and staging of epithelial ovarian cancer. In: M. Markman, W.J. Hoskins (eds.): Cancer of the ovary, S. 153–162. Raven Press New York 1993.

20. Czernobilsky B.: Primary epithelial tumors of the ovary. In: A. Blaustein (ed.): Pathology of the female tract. S. 511–560 Springer Verlag New York 1982.

21. Dalrymple, J.C., P. Bannatyne, P. Russel et al.: Extraovarian peritoneal serous papillary carcinoma. A clinicopathologic study of 31 cases. Cancer *64* (1989) 110–115.

22. DePriest, P.D., J.R. van Nagell, H.H. Gallion et al.: Ovarian cancer screening in asymptomatic postmenopausal women. Gynecol. Oncol. *51* (1993a) 205–209.

23. DePriest, P.D., B.S. Shenson, A. Fried: A morphology index based on sonographic findings in ovarian cancer. Gynecol. Oncol. *51* (1993b) 7–11.

24. Dershaw, D.D., D.M. Panicek: Radiologic evaluation of ovarian cancer. In: M. Markman and W.J. Hoskins: Cancer of the ovary, S.134–141. Raven Press New York 1993.

25. Dietrich, M., R.G.W. Osmers, W. Kuhn: Ultraschalldiagnostik ovarieller Raumforderungen. Speculum *13* (1995) (im Druck).

26. Fisher, R.I., R.C. Young: Advances in the staging and treatment of ovarian cancer. Cancer *39* (1977) 967–972.

27. Fisher, R.I., R.C. Young: Chemotherapy of ovarian cancer. Surg. Clin. North. Am. *58* (1978) 143–150.

28. Fleischer, A.C., A.E. James, J.B. Millis et al.: Differential diagnosis of pelvic masses by gray scale sonography. Am. J. Roentgenol. *131* (1978) 469–476.

29. Folkman, J., K. Watson, D. Ingber: Induction of angiogenesis during transition from hyperplasia to neoplasia. Nature *339* (1989) 58–61.

30. Foyle, A., M. Al-Jabi, W.T. McCaughey: Papillary peritoneal tumors in women. Am. J. Surg. Pathol. *5* (1981) 241–249.

31. Goldgar, D.E., P. Fields, C.M. Lewis et al.: A large kindred with 17q-linked breast and ovarian cancer: Genetic, phenotypic, and genealogical analysis. J. Natl. Cancer Inst. *86* (1994) 200–209.

32. Gooneratne, S., M. Sassone, A. Blaustein et al.: Serous surface papillary carcinoma of the ovary. A clinicopathologic study of 16 cases. Int. J. Gynecol. Pathol. *1* (1982) 258–269.

33. Granberg, S., M. Wikland, I. Jansson: Macroscopic characterisation of ovarian tumors and the relation to the histological diagnosis: Criteria to be used for ultrasound evaluation. Gynecol. Oncol. *35* (1991) 139–144.

34. Grospietsch, G., H. Kühnle, G. Knappe et al.: Aktuelle Aspekte der Therapie des Ovarialkarzinoms. Geburtsh. u. Frauenheilk. *46* (1986) 588–594.

35. Harlap, S.: The epidemiology of ovarian cancer. In: M. Markman, W.J. Hoskins (eds.): Cancer of the ovary. S. 79–93 Raven Press, New York 1993.

36. Janovski, N.A., T.L. Paramandandhan: Tumors and tumor-like conditions of ovaries, fallopian tubes and ligaments of the uterus. In: E.A. Fridman (eds.): Major problems in obstetrics and gynecology, Vol. 4, 12. W.B. Saunders, Philadelphia 1973.

37. Joly, D.J., A.M. Lilienfield, E.L. Diamond: An epidemiologic study of the relationship of reproductive experience to cancer of the ovary. Am. J. Epidemiol. *99* (1974) 190–209.

38. Karlan, B.J., L. Raffel, J. Crvenkovic et al.: A multidisciplinary approach to the early detection of ovarian carcinoma: Rationale, protocol, design and early results. Am. J. Obstet. Gynecol. *169* (1993a) 494–501.

39. Karlan, B.J., R. Hawkins, C. Hoh et al.: Whole body positron emission tomography with 2-[^{18}F]-fluoro-2-deoxy-D-glucose can detect recurrent ovarian carcinoma. Gynecol. Oncol. *51* (1993b) 175–181.

40. Karlan, B.Y., L.D. Platt: The current status of ultrasound and color Doppler imaging in screening for ovarian cancer. Gynecol. Oncol. *55* (1994) 28–33.

41. Kerlikowske, K., J.S. Brown, D.G. Grady: Should women with familial ovarian cancer undergo prophylactic oophorectomy? Obstet. Gynecol. *80* (1992) 700–707.

42. Kramer, B.S., J. Gohagan, P.C. Prorok et al.: A national cancer institute sponsored screening trial for prostatic, lung, colorectal, and ovarian cancers. Cancer *71* (1993) 589–593.

43. Kühn, W., T. Pietrowski, H.H. Rummel et al.: Klinik und Morphologie des extraovariellen serösen Karzinoms des kleinen Beckens. Geburtsh. u. Frauenheilk. *50* (1990) 777–780.

44. Kuhn, W., R. Osmers: Frühdiagnostik und Management von Ovarialtumoren. In: W. Künzel, M. Kirschbaum (Hrsg.): Gießener Gynäkologische Fortbildung 1993, S. 271–276. Springer Verlag, Heidelberg, New York 1993.

45. Kuhn, W., R. Osmers: Dignität und adäquates klinisches Management von „Ovarialzysten". Zentralbl. Gynäkol. *116* (1994) 614–618.

46. Kurjak, A., I. Zalud, Z. Alfirevic: Evaluation of adnexal masses with transvaginal color ultrasound. J. Ultrasound Med. *10* (1991) 309–314.

47. Kumar, L., V.L. Bhargava, R.C. Rao et al.: Bone metastasis in ovarian cancer. Asia Oceanea J. Obstet. Gynecol. *18* (1992) 309–313.

48. Lewis, E., S. Wallace: Radiologic diagnosis of ovarian cancer. In: Piver M.S. (ed.): Ovarian malignancies. Diagnostic and therapeutic advances. S. 59–80 Churchill Livingstone, Edinburgh 1987.

49. Lingeman, C.H.: Etiology of cancer of the human ovary. A review. J. Natl. Cancer Inst. *53* (1974) 1603–1618.

50. Longo, D.L., R.C. Young: Cosmetic talc and ovarian carcinoma. Lancet *II* (1979) 349–351.

51. Lynch, H.T., C. Bewtra, J.F. Lynch: Familial ovarian carcinoma. Am. J. Med. *81* (1986) 1073–1076.

52. Lynch, H.T., P. Watson, J. F. Lynch et al.: Hereditary ovarian cancer: Heterogeneity in age at onset. Cancer *71* (1993) 573–581.

53. McCaughey, W.T.E., M.J.P. Schryer, X. Lin et al.: Extraovarian pelvic serous tumor with marked calcification. Arch. Pathol. Lab. Med. *110* (1986) 78–80.

54. Meden, H., A. Teichmann, W. Rath et al.: Präoperative computertomographische Befunde im Vergleich zum Tumorstatus bei der Second look-Operation des Ovarialkarzinoms. Tumordiagn. u. Ther. *11* (1990) 157–161.

55. Meden, H., W. Rath, A. Teichmann et al.: Lymphadenectomy and retroperitoneal lymph node metastases in ovarian cancer. J. Cancer Res. Clin. Oncol. (Suppl) *116* (1990) 693.

56. Meden H., A. Conrad, U. Brinck et al.: Pathologische Appendixbefunde bei gynäkologischen Operationen. Zentralbl. Gynäkol. *116* (1994) 456–460.

57. Muto, M.G., D.W. Cramer, D.L. Brown et al.: Screening for ovarian cancer: The preliminary experience of a Familial Ovarian Cancer Center. Gynecol. Oncol. *51* (1993) 12–20.

58. Nikrui, N.: Survey of clinical behavior of patients with borderline epithelial tumors of the ovary. Gynecol. Oncol. *12* (1981) 107–119.

59. Osmers, R., M. Völksen, B. Hinney et al.: Klinisches Management von zystischen Ovarialtumoren. Geburtshilfe u. Frauenheilkd. *50* (1990) 20–28.

60. Osmers, R., M. Völksen, W. Rath et al.: Vaginosonographie als Screeningmethode zur Erkennung von Adnextumoren in der Menopause? Onkologie *13* (1990) 268–270.

61. Osmers, R., W. Kuhn: Diagnostik und Therapie bei Ovarialtumoren. Der Frauenarzt *36* (1995) 925–932.

62. Pfleiderer, A.: Epidemiologie maligner Ovarialtumoren. In: A. Pfleiderer (Hrsg.): Maligne Tumoren der Ovarien, S. 1–12. Enke Verlag, Stuttgart 1986.

63. Piver, M.S., J.J. Barlow, S.B. Lele: Incidence of sub-clinical metastasis in stage I and II ovarian carcinoma. Obstet. Gynecol. *52* (1978) 100–104.

64. Piver, M.S.: Optimal surgical therapy in stage I and II ovarian malignancies. Int. J. Rad. Oncol. Biol. Phys. *8* (1981) 247–249.

65. Piver, M.S., T. Baker: The potential of optimal (≤ 2) cytoreductive surgery in advanced ovarian carcinoma at a tertiary medical center: A prospective study. Gynecol. Oncol. *24* (1986) 1–8.

66. Plentl, A.A., E.A. Friedman: Lymphatic system of the female genitalia: The morpholgic basis of oncologic diagnosis and therapy, S. 168–180. W.B. Saunders, Philadelphia 1973.

67. Rankin, R.N., L.C. Hutton: Ultrasound in ovarian hyperstimulation syndrome. J. Clin. Ultrasound *9* (1981) 473–476.

68. Rath, W., H. Meden: Das therapeutische Konzept beim Ovarialkarzinom. Med. Klinik. *86* (1991) 263–268.

69. Resta, L., E. Maiorano, F.A. Zito et al.: Multifocal extraovarian serous carcinoma. A histochemical and immunohistochemical study. Eur. J. Gynecol. Oncol. *9* (1988) 474–478.

70. Rochester, D., B. Levin, J.D. Bowie et al.: Ultrasonic appearance of the Krukenberg Tumor. Am. J. Roentgenol. *129* (1977) 919–920.

71. Rodriguez, C., E.E. Calle, R.L. Coates et al.: Estrogen replacement therapy and fatal ovarian cancer. Am. J. Epidemiol. *141* (1995) 828–835.

72. Sall, S., M.L. Stone: The treatment of ovarian cancer. Prog. Clin. Cancer *5* (1973) 249.

73. Sassone, A., I. Timor, A. Artner et al.: Transvaginal sonographic charactarization of ovarian disease: Evaluation of a new scoring system to predict ovarian malignancy. Obstet. Gynecol. *78* (1991) 70-76.

74. Serov, S.F., R.E. Scully, L.H. Sobin: Histological typing of ovarian tumors. In: International histological classification of tumors *9*. Geneva, Switzerland, WHO (1973) 37–42.

75. Steinberg, J.J., R.I. Demopoulos, B. Bigelow: The evaluation of the omentum in ovarian cancer. Gynecol. Oncol. *2* (1975) 253.

76. Tekay, A., P. Jouppila: Validity of pulsatility and resistance indices in classification of adnexal tumors with transvaginal color Doppler ultrasound. Ultrasound Obstet. Gynecol. *2* (1992) 338–344.

77. Weber, B.L., K.J. Abel, L.C. Brody: Familial breast cancer. Approaching the isolation of a susceptibility gene. Cancer *74* (1994) 1013–1020.

78. Yancik, R., L. Gloeckler Ries, J.W. Yates: Ovarian cancer in the elderly: An analysis of surveillance, epidemiology, and end results program data. Am. J. Obstet. Gynecol. *154* (1986) 639–647.

2 Intraoperative Diagnostik und chirurgische Therapie

2.1 Intraoperative Diagnostik

Die chirurgische Therapie hat im Behandlungskonzept des Ovarialkarzinoms eine zentrale Bedeutung. Die Primäroperation ist der wichtigste Schritt zur Behandlung dieser Erkrankung, auch wenn mit der alleinigen Operation nur bei einem kleinen Teil der Patientinnen eine vollständige Kontrolle der Erkrankung möglich ist.

Die intraoperative Diagnostik und chirurgische Therapie umfaßt die Sicherung der Diagnose, die präzise Stadienzuordnung, die primäre vollständige Tumorentfernung oder Tumorreduktion, die Tumorentfernung im Intervall, die sekundäre Tumorentfernung, die Evaluierung des Tumorstatus und die Palliation.

Nachdem klinisch und durch bildgebende Diagnostik ein Tumor im Adnexbereich festgestellt wurde (s. Kap. 1.5.1) oder bei Aszites durch Punktionszytologie maligne Zellen nachgewiesen wurden, kann die Diagnose eines Ovarialkarzinoms nur durch die operative Exploration gestellt werden. Ist bei dieser Operation die Erkrankung makroskopisch auf ein Ovar, beide Ovarien oder das Kleine Becken beschränkt, so ist dennoch eine vollständige operative Diagnostik erforderlich, um das Tumorstadium zu objektivieren.

Anders als bei den meisten gynäkologischen Karzinomen erfolgt die Stadienzuordnung beim Ovarialkarzinom nicht klinisch, sondern auf der Basis der *operativ* und *histologisch* erhobenen Befunde. Die Kriterien der aktuellen FIGO-Klassifikation sind in Tab. 2.1 zusammengefaßt.

Zur exakten Stadieneinteilung ist ein adäquater operativer Zugang erforderlich. Besteht der Verdacht auf das Vorliegen eines Ovarialkarzinoms, so erfolgt der operative Zugang über einen medianen Unterbauchlängsschnitt, der bei linksseitiger Umschneidung des Nabels in den Mittel- und Oberbauch erweitert wird. Auf diese Weise ist eine Exploration der gesamten Abdominalhöhle – insbesondere des Oberbauches – möglich. Nur durch eine *systematische* und *konsequente* intraoperative Diagnostik kann eine *präzise* Stadieneinteilung von Ovarialkarzinomen durchgeführt werden.

Tab. 2.1: Stadieneinteilung des primären Ovarialkarzinoms (International Federation of Gynecology and Obstetrics, FIGO) [25]

Stadium		Beschreibung
Stadium I		Tumorwachstum auf die Ovarien begrenzt.
	I a	Tumorwachstum auf ein Ovar beschränkt; kein Aszites. Kein Tumor auf der Oberfläche des Ovars.
	I b	Tumorwachstum auf beide Ovarien begrenzt; kein Aszites. Kein Tumor auf der Oberfläche des Ovars. Kapsel intakt.
	I c	Tumorwachstum wie im Stadium I a oder I b, jedoch mit Tumor auf der Oberfläche eines Ovars oder beider Ovarien oder Kapselruptur oder Aszites mit Tumorzellen oder Nachweis von malignen Zellen in der peritonealen Spülflüssigkeit.
Stadium II		Tumorwachstum in einem Ovar oder beiden Ovarien mit Ausdehnung innerhalb des Kleinen Beckens.
	II a	Tumorwachstum in einem Ovar oder beiden Ovarien mit Ausdehnung innerhalb des Kleinen Beckens.
	II b	Tumorausbreitung mit Einbeziehung des Uterus und/oder der Tuben
	II c	Tumorwachstum wie im Stadium II a oder II b, jedoch mit Tumornachweis auf der Oberfläche eines Ovars oder beider Ovarien oder mit Kapselruptur oder mit zytologisch positivem Aszites oder mit malignen Zellen in der peritonealen Lavage.
Stadium III		Tumorwachstum in einem Ovar oder beiden Ovarien mit peritonealer Metastasierung außerhalb des Kleinen Beckens und/ oder positiven retroperitonealen oder inguinalen Lymphknoten. Metastasen an der Leberoberfläche entsprechen dem Tumorstadium III. Tumorwachstum auf das Kleine Becken beschränkt, jedoch histologisch nachgewiesene Metastasierung in den Dünndarm oder das Omentum.
	III a	Tumorwachstum auf das Kleine Becken beschränkt. Keine Lymphknotenmetastasen, jedoch histologisch nachgewiesene mikroskopische Metastasierung in die Peritonealoberfläche.
	III b	Tumorwachstum in einem oder beiden Ovarien mit histologisch gesicherter intraabdominaler Peritonealmetastasierung, deren größter Einzeldurchmesser ≤ 2 cm ist. Keine Lymphknotenmetastasierung.
	III c	Intraabdominale Metastasierung mit einem maximalen Einzeldurchmesser von >2 cm und/oder retroperitoneale oder inguinale Lymphknotenmetastasierung.
Stadium IV		Fernmetastasen. Leberparenchymmetastasen entsprechen dem Stadium IV, ebenso Pleuraerguß mit zytologischem Nachweis von Tumorzellen.

Die operative Diagnostik beim Ovarialkarzinom umfaßt, auch im „Frühstadium“, die Aspiration von Aszites – bzw. eine Peritoneallavage – und Veranlassung der zytologischen Diagnostik und die Entnahme zahlreicher Biopsien aus Becken und Abdomen. In Kenntnis des intraabdominalen Ausbreitungsmusters von Ovarialkarzinomen gehört hierzu – auch bei makroskopischer Begrenzung der Erkrankung auf ein Ovar oder auf das Kleine Becken – die Entnahme von Gewebeproben von den Beckenwänden, des Blasenperitoneums, der Rektumoberfläche, der Excavatio rectouterina (Douglas) und der parakolischen Gruben. Es folgt dann die vollständige infrakolische Omentektomie und mindestens die Entnahme von Biopsien aus den pelvinen und paraaortalen Lymphknoten. Weitere Einzelheiten zum operativen Vorgehen mit den aktuellen Empfehlungen der amerikanischen Arbeitsgruppe *Gynäkologische Onkologie* (Gynecologic Oncology Group) sind in Tab. 2.2 zusammengestellt.

In mehreren Studien konnte gezeigt werden, daß nach abdominaler Hysterektomie und beidseitiger Adnexektomie bei makroskopischer Begrenzung auf die Ovarien bei durchschnittlich 30% der Patientinnen durch die vollständige intraoperative Diagnostik ein weiter fortgeschrittenes Ovarialkarzinom diagnostiziert wurde [52, 64, 95].

2.2 Chirurgische Primärtherapie

Als primäre zytoreduktive Therapie („Debulking surgery") oder radikale operative Primärtherapie wird die maximal mögliche Entfernung von Tumorgewebe bei der Erstoperation von Patientinnen mit Ovarialkarzinom bezeichnet [37]. Die Forderung einer maximalen Tumorentfernung, um die Effizienz der postoperativen Therapie zu verbessern, wurde erstmals von Meigs [50] geäußert. Später führte Munnel [56] das Konzept der maximalen Tumorreduktion ein.

Dieses Vorgehen basiert auf der Vorstellung, eine günstige Ausgangssituation für die Effizienz der postoperativen Chemotherapie zu schaffen. Somit können verbliebene – makroskopisch oft nicht erkennbare – Tumorzellen durch die Chemotherapie zerstört werden, bevor sie eine Resistenz gegenüber den Zytostatika entwickeln (s. Kap. 3). Ist lediglich eine Tumorreduktion möglich, so führt die Entfernung grosser Tumormassen zum Verbleib kleinerer Tumore mit rascherer Zellteilung, die dann infolge einer verbesserten Durchblutung eine größere Chemosensitivität aufweisen [34, 36].

Tab. 2.2: Operative Diagnostik und Therapie beim Ovarialkarzinom nach den Empfehlungen der Gynecologic Oncology Group [37]

Ziele	1. Maximale Tumorentfernung. 2. Präzise Stadieneinteilung, um die optimale postoperative Therapie bestimmen zu können.
Indikationen	Alle Patientinnen mit Ovarialkarzinom, incl. der Borderline-Tumore.
Kontraindikationen	Hohes Narkose- und Operationsrisiko.
Operatives Vorgehen	1. Der operative Zugang muß groß genug sein, um die gesamte Bauchhöhle explorieren und die Tumorentfernung mit hinreichender Sicherheit durchführen zu können. Hierzu wird ein Längsschnitt empfohlen. 2. Freie Flüssigkeit im Abdomen wird aspiriert. Es folgt die Bestimmung des Volumens und die Veranlassung einer zytologischen Untersuchung. Wird keine freie Flüssigkeit vorgefunden, erfolgt die Peritoneallavage unter Einbeziehung des Beckens, der parakolischen Gruben und der Zwerchfellregion. 3. Die gesamte Peritonealhöhle einschließlich der Innenseite des Diaphragmas rechts und links, des Mesenteriums und des Gastrointestinaltrakts wird inspektorisch und palpatorisch nach Metastasen abgesucht. 4. Nach sorgfältiger Inspektion von Omentum majus und minus erfolgt die vollständige infrakolische Omentektomie. 5. Dann erfolgt die Hysterektomie und beidseitige Adnexektomie. 6. Alle innerhalb der Bauchhöhle erkennbaren Metastasen werden, soweit möglich, entfernt. 7. Zeigt sich zu Beginn der Operation, daß die Erkrankung das Ovar oder das Kleine Becken makrokopisch nicht überschritten hat, und sind alle makroskopisch erkennbaren Tumore entfernt, muß die Operation in folgender Weise erweitert werden: a) Entnahme peritonealer Biopsien aus 1. der Excavatio rectouterina (Douglas) 2. der rechten und linken Beckenwand 3. der rechten und linken parakolischen Grube. b) Materialgewinnung vom Diaphragma (Biopsien, Kürettage oder Abstriche). c) Selektive Gewinnung von Gewebeproben aus den pelvinen und paraaortalen Lymphknoten. 8. Die selektive pelvine und paraaortale Lymphonodektomie ist in folgenden Situationen indiziert: a) Bei allen Patientinnen ohne verbleibenden Resttumor, unabhängig vom Tumorstadium. b) Allein im Becken verbleibender Resttumor. c) Resttumor außerhalb des Beckens mit einem maximalen Durchmesser <1 cm. Bei histologischem Nachweis von Lymphknotenmetastasen erübrigt sich die weitere Gewinnung von Lymphknoten.

Im Jahre 1975 berichtete Griffith [29], daß die Überlebenszeit von Ovarialkarzinom-Patientinnen in direkter Beziehung zum Durchmesser des größten am Ende der operativen Primärtherapie verbliebenen Resttumors steht. Später beschrieben Hacker et al. [31], daß die Prognose der operativ behandelten Patientinnen in Abhängigkeit von dem Ausmaß der Tumorreduktion zunimmt. Dabei hatten Patientinnen mit einem verbleibenden Tumordurchmesser von 0,5 cm eine mediane Überlebenszeit von 40 Monaten im Vergleich zu 18 Monaten bei einem Durchmesser von 1,5 cm und 6 Monaten bei größeren Tumoren.

Der Tumorrest am Ende der Primäroperation hat nicht nur eine zentrale prognostische Bedeutung für die Überlebenszeit der Patientin; er ist darüber hinaus der einzige Prognosefaktor, der ärztlicherseits beeinflußt werden kann.

Durch zahlreiche nachfolgende Studien konnte aufgezeigt werden, daß die Größe des verbliebenen Resttumors direkt assoziiert ist mit dem Ansprechen auf die Chemotherapie, dem progressionsfreien Intervall, der Wahrscheinlichkeit von Tumorfreiheit bei einer Second look-Operation und der Überlebenszeit [3, 4, 13, 14, 16, 17, 19, 20, 21, 24, 28, 46, 58, 61, 65, 67, 71, 75, 76, 79, 84, 87, 90, 94].

Weitere Studien belegten, daß nicht allein der Tumordurchmesser für die Prognose der Patientin relevant ist, sondern auch das Alter der Patientin, der histologische Differenzierungsgrad und die Anzahl der intraabdominalen Metastasen [35] sowie weitere Faktoren, die mit der sogenannten „Tumorbiologie" assoziiert sind (weitere Einzelheiten hierzu s. Kap. 8 u. 9).

Welcher Zusammenhang besteht – bei fehlender Erreichbarkeit von Tumorfreiheit – zwischen der Größe des verbleibenden Resttumors und der Prognose der Patientin? Diese Frage wurde in einer multizentrischen Studie untersucht, deren Ergebnisse von Hoskins et al. [37] veröffentlicht wurden. Dabei zeigte sich, daß die Verkleinerung des größten Tumors auf einen Durchmesser von weniger als 2 cm zu einem signifikanten Überlebensvorteil führte, während in der Gruppe der Patientinnen mit einem Resttumordurchmesser von mehr als 2 cm alle Frauen eine ähnliche Prognose hatten. Mit anderen Worten: Die Überlebenszeit ließ sich nur dann verbessern, wenn am Ende der Primäroperation verbleibende Tumore einen maximalen Einzeldurchmesser von <2 cm hatten.

In dieser Studie wurde auch deutlich, wie sich die Größe des verbleibenden Resttumors auf die Prognose auswirkt: Bei makroskopischer Tumorfreiheit ergab sich eine 4-Jahresüberlebensrate von 60%, bei Tumorresten <2 cm im Einzeldurchmesser lag diese bei 35% und bei Tumorresten ≥ 2 cm unter 20%.

Das wichtigste Ergebnis dieser Studie liegt darin, daß die operative Therapie nur dann einen prognostischen Vorteil erbringt, wenn bei ausgedehnter Metastasierung eine Tumormassenreduktion auf einen Maximaldurchmesser <2 cm gelingt. Das Konzept der operativen Primärtherapie ist in Tab. 2.2 zusammengestellt.

Bei ungünstiger Tumorlokalisation (z.B. Mesenterialwurzel, Magen, Leber) oder schlechtem Allgemeinzustand der Patientin sollte – trotz der Forderung nach einem radikalen operativen Vorgehen – nicht unter Inkaufnahme schwerwiegender Komplikationen eine Tumorreduktion auf eine Restgröße von <2 cm erzwungen werden. In diesen Fällen muß auf der Basis der Erfahrung des Operateurs der Eingriff rechtzeitig beendet und die Patientin baldmöglichst einer Chemotherapie zugeführt werden. Oft lassen sich bei guter Ansprechbarkeit auf die Chemotherapie die noch verbliebenen Resttumore mit geringerer Gefährdung der Patientin im Rahmen einer späteren *Interventionslaparotomie* (s. Kap. 2.4) entfernen [7, 20, 74].

Die ausgedehnte operative Therapie wird von den meisten Patientinnen insgesamt *gut* toleriert, obwohl in vielen Fällen internistische Risikofaktoren vorhanden sind [30]. Die operative Mortalität liegt in entsprechend spezialisierten Zentren, trotz ausgedehnter Operationen, bei 1–2%. Nach eigenen Untersuchungen haben 73% der primär operativ behandelten Patientinnen mindestens einen internistischen Risikofaktor, wie z.B. kardiopulmonale Erkrankungen, Adipositas, Diabetes mellitus, Leber- oder Nierenerkrankungen [75]. Bei der Analyse der Patientinnen mit operativer Primärtherapie in unserer Klinik zeigte sich auf der Basis von 310 Patientinnen der zurückliegenden 10 Jahre ein intraoperativer Todesfall. Vier weitere Patientinnen starben innerhalb der ersten 14 Tage post operationem. In all diesen Fällen handelte es sich um ältere Patientinnen mit internistischer Multimorbidität und sehr ungünstigen onkologischen Befunden. Diese Daten sind vor dem Hintergrund des mit 80% überproportional hohen Anteils von Patientinnen in den fortgeschrittenen Stadien III und IV zu sehen.

Im Vergleich zur operativen Therapie wird die *postoperative Zytostase* als wesentlich *belastender* empfunden und bestimmt in erster Linie die *Lebensqualität* von operativ und zytostatisch behandelten Ovarialkarzinompatientinnen [49].

In Abhängigkeit vom Alter der Patientin zum Zeitpunkt der Erkrankung bzw. der operativen Primärtherapie, bei der u.a. die beidseitige Ovarektomie durchgeführt wird, kann sich postoperativ ein Klimakterisches Syndrom manifestieren. Angesichts der ungünstigen Prognose der meisten Patientinnen und als Beitrag zur Lebensqualität führen wir in diesen Fällen eine aus Östrogenen und Gestagenen bestehende kombinierte Substitutionstherapie durch (z.B. Presomen® 0,6 compositum oder

Gynodian® Depot). Das als Ergebnis einzelner Untersuchungen beschriebene erhöhte Ovarialkarzinomrisiko nach Östrogensubstitution relativiert sich nach eigener Ansicht dadurch, daß diese Resultate zumeist auf einer – heute nicht mehr üblichen – langjährigen Monotherapie mit hochdosierten Östrogenen basieren (s. Kap. 1.1).

2.3 Lymphatische Metastasierung und Lymphonodektomie

Die intraabdominale Disseminierung ist die am häufigsten beobachtete Tumorausbreitung bei Patientinnen mit Ovarialkarzinom, wobei sich die Metastasen bevorzugt im Omentum majus und im Peritoneum implantieren.

Seit vielen Jahren ist bekannt, daß zusätzlich eine Metastasierung in die retroperitonealen Lymphknoten erfolgt [1, 8, 50]. Trotz dieser Erkenntnisse wurde die Häufigkeit und Bedeutung dieses Metastasierungsweges lange Zeit nicht gezielt und systematisch untersucht.

Das Ausbreitungsmuster von Ovarialkarzinomzellen auf ihrem Weg in die retroperitonealen Lymphknoten wurde von Plentl und Friedman [66] ausführlich beschrieben. Es konnte gezeigt werden, daß die parenchymatösen Lymphgefäße des Ovars am Hilus zusammenlaufen und dort den subovariellen lymphatischen Plexus bilden. Von diesem Plexus ausgehend, gibt es drei verschiedene Lymphabflußwege. Die Hauptroute verläuft von dort beidseits an den ovariellen Gefäßen entlang bis zu den paraaortalen Lymphknoten in Höhe des Abgangs der Nierengefäße. Die zweite Route der lymphatischen Zirkulation geht durch die Parametrien zur lateralen und dorsalen Beckenwand und mündet in den externen und internen iliakalen Lymphknoten. Von dort setzt sich der lymphatische Abfluß in die Lymphknoten, die die A. und V. iliaca communis begleiten, fort. Der dritte lymphatische Zirkulationsweg verläuft parallel zum Ligamentum rotundum und drainiert in die externen iliakalen und inguinalen Lymphknoten.

In mehreren wissenschaftlichen Arbeiten wurden Lymphknotenmetastasen bei Patientinnen beschrieben, bei denen das Ovarialkarzinom die Organgrenzen scheinbar nicht überschritten hatte [41, 64]. Die lymphatische Metastasierung wurde jedoch nur sporadisch und weitgehend unsystematisch durch selektive Biopsien untersucht. Nachfolgend konnten detaillierte Daten über die Häufigkeit von Lymphknotenmetastasen erarbeitet werden. Histologisch objektivierte Lymphknotenmetastasen wurden mit einer Gesamthäufigkeit von 50–60% angegeben [2, 15, 48, 63, 92].

Der Tumorbefall verschiedener Lymphknotenstationen beim Ovarialkarzinom ist Ausdruck der unterschiedlichen Drainagerouten. Eine alleinige pelvine Lymphknotenmetastasierung liegt bei nur 25–30% vor, eine alleinige paraaortale Lymphknotenmetastasierung in durchschnittlich 20% der Fälle und eine Ausbreitung in die pelvinen und paraaortalen Lymphknoten in 50–60% [2, 15, 48, 63, 92].

Die Lymphknotenmetastasierung wurde bei der letzten Novellierung der Stadieneinteilung als neues Kriterium von der FIGO in die Klassifizierung von Ovarialkarzinomen aufgenommen (s. Tab. 2.1).

Histologisch nachweisbare Lymphknotenmetastasen sind bei Patientinnen mit Ovarialkarzinom offensichtlich häufiger als bei anderen gynäkologischen Karzinomen. Burghardt und Mitarb. [12] berichteten, daß bei 80% der Patientinnen mit fortgeschrittenem Ovarialkarzinom mindestens eine Metastase in den Lymphknoten nachweisbar war und in 40% mehr als vier Metastasen.

Die meisten Autoren gehen davon aus, daß Lymphknotenmetastasen durch eine systemische Chemotherapie vernichtet werden. In Analogie zu anderen Karzinomen (z.B. Mammakarzinom, Zervixkarzinom) liegt die Vermutung nahe, daß eine derartige Chemotherapie auf Metastasen in Lymphknoten in gleicher Weise wirkt wie auf Metastasen in der Peritonealhöhle. Analysiert man die Häufigkeit retroperitonealer Lymphknotenmetastasen zum Zeitpunkt der Second look-Laparotomie, kommt man jedoch zu einem anderen Ergebnis: Histologisch objektivierte Lymphknotenmetastasen finden sich bei 40–50% der Patientinnen, bei denen die Lymphonodektomie nach einer Chemotherapie durchgeführt wurde; in 15–20% der Fälle waren Metastasen in den Lymphknoten die einzige Tumormanifestation [10, 11, 22].

In eigenen Untersuchungen auf der Basis von 119 Patientinnen zur Frage der Häufigkeit von Lymphknotenmetastasen bei der im Rahmen der operativen Primärtherapie durchgeführten Lymphonodektomie im Vergleich zu der nach Chemotherapie anläßlich der Second look-Operation durchgeführten Entfernung der Lymphknoten zeigte sich in beiden Gruppen insgesamt und auch innerhalb der einzelnen Tumorstadien eine identische Metastasenhäufigkeit [48]. Podratz et al. [68] berichteten, daß sich bei 20% der Patientinnen mit einer pathologisch-anatomischen Komplettremission ein Rezidiv ausschließlich im Retroperitoneum manifestiert.

Die bildgebenden Verfahren zur Lymphknotendiagnostik (Lymphographie, Immunszintigraphie, Sonographie, Computertomographie, Kernspintomographie) erscheinen primär recht attraktiv, sind jedoch bisher hinter den Erwartungen zurückgeblieben; die Rate der falsch-positiven und falsch-negativen Resultate der einzelnen Methoden ist zu groß. Somit ist die Lymphonodektomie die zuverlässigste Methode zur Erfassung des Lymphknotenstatus.

Das Spektrum dessen, was als Lymphonodektomie bezeichnet wird, reicht jedoch von der ungezielten Biopsie über die Entfernung suspekter Lymphknoten bis hin zur systematischen Dissektion des gesamten pelvinen und paraaortalen Lymphknotengewebes (Abb. 2.1).

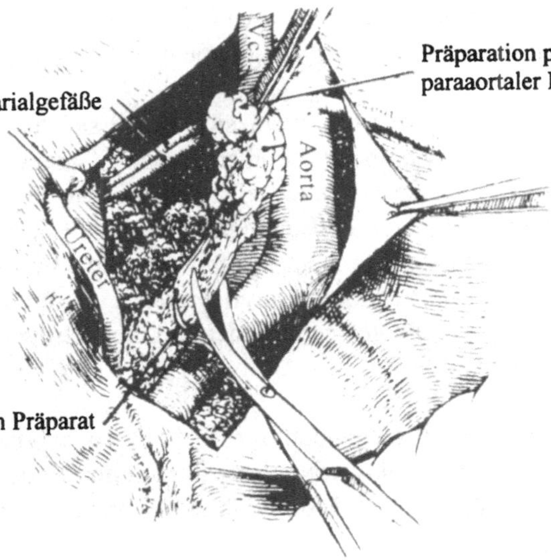

Abb. 2.1: Technik der retroperitonealen Lymphonodektomie

Es ist sehr schwierig, die onkologische Bedeutung der radikalen pelvinen und paraaortalen Lymphonodektomie beim Ovarialkarzinom herauszuarbeiten, da es hierzu nur wenige Berichte gibt. Die Lymphonodektomie hat mit Sicherheit eine prognostische Bedeutung beim Ovarialkarzinom; zudem fließen die Lymphknotenbefunde in die Stadienzuordnung ein. Von mehreren Autoren wurden unterschiedliche Überlebenszeiten in Abhängigkeit vom histologisch nachgewiesenen Befall der retroperitonealen Lymphknoten beschrieben [12, 22, 93]. Auch wenn diese Untersuchungen als univariate Analysen ohne Berücksichtigung anderer Prognosefaktoren durchgeführt wurden, so legen die vorliegenden Ergebnisse doch nahe, daß die Metastasierung in die retroperitonealen Lymphknoten einen ungünstigen Prognosefaktor darstellt.

Die Frage, ob die operative Entfernung der retroperitonealen Lymphknoten eine prognostische Bedeutung hat, wird kontrovers diskutiert. Es ist das Ziel der operativen Strategie beim Ovarialkarzinom, alle erkennbaren Tumore zu entfernen, und hierzu kann man auch vergrößerte retroperitoneale Lymphknoten zählen.

Burghardt et al. [11] analysierten retrospektiv die 5-Jahresüberlebensrate von Patientinnen mit Ovarialkarzinom im Stadium III. Bei 70 Frauen war eine Lymphonodektomie erfolgt, in diesen Fällen zeigte sich eine Überlebensrate von 53%. Im Gegensatz dazu lag die 5-Jahresüberlebensrate bei den 40 Patientinnen einer Kontrollgruppe ohne Lymphonodektomie bei 13%. Der Anteil der Patientinnen mit histologisch nachgewiesenen Lymphknotenmetastasen beim Ovarialkarzinom im Stadium III wird nach den Analysen der Grazer Arbeitsgruppe mit 73% angegeben.

Aus den dargelegten Untersuchungsergebnissen lassen sich keine sicheren Rückschlüsse ziehen, da es sich nicht um randomisierte Studien handelt. Darüber hinaus fällt die Einführung des Zytostatikums Cisplatin in dieselbe Zeit wie die zunehmend routinemäßig durchgeführte Lymphonodektomie. Ein weiterer methodischer Kritikpunkt besteht darin, daß diese Studienresultate nicht auf multivariaten statistischen Analysen unter Einbeziehung weiterer Prognosefaktoren basieren. Somit ist eine prospektive Studie erforderlich, um die onkologische Bedeutung der retroperitonealen Lymphonodektomie zu ermitteln.

Bisher wurde nur in wenigen Arbeiten über die operative Technik der pelvinen und paraaortalen Lymphonodektomie bei gynäkologischen Karzinomen im Detail berichtet [5, 22, 43, 91]. Auch über die Praktikabilität, Morbidität und Mortalität existieren nur wenig Berichte [53, 72, 89].

Wir führen die retroperitoneale Lymphonodektomie durch, wenn durch die operative Primärtherapie alle intraabdominalen Tumormanifestationen entfernt werden können oder Tumorreste mit einem maximalen Durchmesser von weniger als 2 cm verbleiben und die durch diesen Eingriff bedingten operativen und anästhesiologischen Risiken im Einzelfall vertretbar erscheinen. Die operativen Risiken sind etwa mit denen einer Lymphonodektomie im Rahmen einer Operation nach Wertheim-Meigs vergleichbar. In einer bisher unveröffentlichten retrospektiven Untersuchung analysierten wir die Prognose von Patientinnen im Stadium III nach pelviner und z.T. paraaortaler Lymphonodektomie mit histologisch positiven (n = 32) im Vergleich zu histologisch negativen Lymphknoten (n = 32). Dabei ergab sich bei der Berechnung der 5-Jahresüberlebensrate kein signifikanter Unterschied zwischen beiden Gruppen (38% vs. 31%).

2.3.1 Risiken und Komplikationen der Lymphonodektomie

In einer Untersuchung von Benedetti-Panici [6] wurden die Ergebnisse einer prospektiven Studie zur Praktikabilität der radikalen Lymphonodektomie bei 284 Patientinnen mit gynäkologischen Karzinomen beschrieben. Es wurde gezeigt, daß die systematische pelvine und paraaortale Lymphonodektomie mit einer akzeptablen Morbidität und ohne Mortalität durchgeführt werden konnte. Nur in 11% der Patientinnen, bei denen die Lymphonodektomie onkologisch relevant gewesen wäre, wurde auf die Durchführung des Eingriffs aufgrund von Begleiterkrankungen verzichtet, um die Ausdehnung des operativen Eingriffs zu begrenzen. Bis auf eine Ausnahme (retroperitoneale Fibrose) wurde eine einmal begonnenen Lymphonodektomie in allen Fällen zu Ende geführt.

43 Patientinnen aus dem Gesamtkollektiv wurden wegen eines Ovarialkarzinoms lymphonodektomiert. Als häufigste *intraoperative* Komplikation wurden kleine Blutungen infolge kleiner Gefäßverletzungen beschrieben. Blutungen mit einem Verlust von mehr als 1.000 ml traten bei 6 Patientinnen (3%) auf, in erster Linie als Resultat von Venenverletzungen. Als weitere Komplikation wurde in einem Fall eine Läsion des N. obturatorius und in einem weiteren Fall eine Ureterläsion beschrieben. Die sofortige operative Behandlung dieser beiden Komplikationen führte zu einer vollständigen Ausheilung ohne verbleibenden Schaden.

Die häufigste *postoperative* Komplikation nach Lymphonodektomie ist die Entstehung von Lymphozelen im retroperitonealen Wundgebiet. Die Häufigkeit dieser Komplikation wird in der Literatur mit 1,5 bis 48,4% angegeben [23, 38, 54, 72, 88].

Lymphozelen resultieren aus der kontinuierlichen Ansammlung von Lymphflüssigkeit im Retroperitonealraum. Über 60% der Patientinnen haben klinische Symptome. Lymphozelen entwickeln sich durchschnittlich 3–4 Wochen nach Durchführung der Lymphonodektomie [23, 40].

Wird nach der Lymphonodektomie intraoperativ der Peritonealraum nicht vollständig verschlossen oder vollständig offengelassen, resultiert eine geringere Rate an Lymphozelen. In einer Untersuchung von Dimpfl et al. [23] konnte die Rate postoperativer Lymphozelen von 40,2% auf 20,4% durch das Offenlassen des parietalen Peritoneums erzielt werden. Der Nachteil dieses Vorgehens besteht in z.T. ausgedehnten Adhäsionen, die bei Folgeoperationen operationstechnische Schwierigkeiten bereiten können. Das Risiko eines Ileus scheint nach fehlendem Verschluß des parietalen Beckenperitoneums nicht erhöht zu sein [23, 57, 80, 82].

Prädisponierende Faktoren für die Entstehung von Lymphozelen sind ausgedehnte operative Radikalität und Heparinbehandlung. Klinische Charakteristika zur Symptomatik, Diagnostik und Therapie sind in Tab. 2.3 zusammengestellt.

Tab. 2.3: Postoperative Lymphozele: Klinische Charakteristika

Häufigkeit:	5% (1–49%)
Größe:	3–10 cm bei 75% der Patientinnen
Manifestation:	innerhalb eines Jahres post op.
Klinische Befunde:	meist asymptomatisch, evtl. abdominale Schmerzen Beinödem Vulvaödem Beckenvenenthrombose Beinvenenthrombose Fieber
Differentialdiagnose:	Rezidiv / Serom
Diagnostik:	Sonographie, CT, Feinnadelpunktion → Zytologie → Bakteriologie
Therapiemöglichkeiten:	Punktion (Sonographie, CT) Sklerosierung (z.B. Tetrazyklin-Instillation) Drainage via Katheter Intraperitoneale Marsupialisation

2.4 Interventionslaparotomie

Ist bei der Primäroperation aufgrund einer sehr ausgedehnten Metastasierung nach Einschätzung durch einen onkologisch erfahrenen und motivierten Operateur keine quantitative Tumorreduktion möglich, so ist der Beginn einer Chemotherapie (3 Zyklen) indiziert, um nach einer Remissionsinduktion die initial nicht mögliche operative Therapie durchzuführen (Interventionslaparotomie).

In einer europaweit durchgeführten prospektiv randomisierten Studie wurde die Effizienz der Interventionslaparotomie bei Patientinnen mit fortgeschrittenen Ovarialkarzinomen und Resttumor geprüft. Nach 3 Zyklen einer Chemotherapie mit Cisplatin in Kombination mit Cyclophosphamid erfolgte nach Randomisierung die Entscheidung, eine Interventionslaparotomie durchzuführen oder nicht. Die zytostatische Behandlung wurde danach mit demselben Regime über weitere 3 Zyklen fortgesetzt. Als Ergebnis dieser Untersuchung ergab sich auf der Basis von 278 Patientinnen ein – statistisch signifikant – längeres progressionsfreies Intervall und längeres Gesamtüberleben für die Patientinnen mit Interventionslaparotomie [83].

Wenn sich diese Resultate in nachfolgenden Studien bestätigen, sollten Patientinnen, bei denen – trotz eines entsprechenden Engagements – während der Erstoperation keine Tumorreduktion mit einem maximalen Durchmesser <2 cm gelingt, einer Interventionslaparotomie zugeführt werden.

Aus der Analyse der Literatur zur operativen Diagnostik und Therapie ergeben sich zusammenfassend folgende Ergebnisse:

1. Die radikale operative Primärtherapie basiert auf einer soliden onkologischen Rationale und resultiert in signifikant besseren Überlebenszeiten.

2. Auch bei Patientinnen mit einem Ovarialkarzinom im vermeintlichen Frühstadium ist eine sorgfältige und differenzierte operative Diagnostik von zentraler Bedeutung, da sonst bei etwa einem Drittel der Patientinnen ein falsches und zu niedriges Tumorstadium diagnostiziert wird.

3. Die Bedeutung der Tumorbiologie für die Prognose wird in zunehmendem Maße erkannt, und bei einem Teil der Patientinnen ist eine Interventionslaparotomie oder eine tumorreduktive Zweitoperation nach Abschluß der initialen Chemotherapie indiziert.

2.5 Second look-Operation

Die Second look-Operation ist eine elektiver Zweiteingriff nach operativer Primärtherapie und Abschluß der postoperativen Zytostase (6 Zyklen). Zumeist wurde dieser Eingriff in Form einer Laparotomie durchgeführt, um durch Inspektion und Palpation sowie zytologische und histologische Diagnostik eine hinreichende onkologische Beurteilung der Peritonealhöhle und des Retroperitonealraums zu ermöglichen.

Über mehrere Jahrzehnte war die Second look-Laparotomie ein fester Bestandteil im Behandlungskonzept des Ovarialkarzinoms, ohne daß zuvor der Beweis erbracht wurde, daß sich hierdurch die Prognose deutlich verbessern läßt.

Das Konzept der Second look-Operation geht zurück auf Wangensteen [85] und beinhaltete eine zweite Laparotomie bei Patienten mit intraabdominalen Karziomen. Somit wurden Second look-Laparotomien auch bei Patientinnen mit Ovarialkarzinom durchgeführt [62]. Die Rationale für eine Second look-Operation lag in der Überprüfung des intraabdominalen Tumorstatus nach Chemotherapie mit klinischer Komplettremission. Als Konsequenz aus diesem Eingriff wurde die Chemotherapie bei operativ gesicherter Tumorfreiheit beendet. Auf diese Weise wurden zytostatische Dauertherapien und die damit verbundene Morbidität (und auch die damit verbundenen Kosten) vermieden.

Ergänzend zu dieser initialen Funktion der Second look-Laparotomie kamen nachfolgend weitere Aspekte hinzu. Bei Tumornachweis durch diesen Eingriff wurde die onkologische Therapie geändert. Hierbei erkannte man in zunehmendem Maße die nur sehr begrenzte Wirksamkeit weiterer Chemotherapieregimes nach tumorpositiver Second look-Operation. Auch die Strahlentherapie des Kleinen Beckens oder gesamten Abdomens nach tumorpositiver Second look-Laparotomie hat sich – aufgrund der begrenzten Wirksamkeit und hohen Komplikationsrate – nicht durchgesetzt (s. Kap. 5).

Eignet sich die Second look-Laparotomie zur operativen Tumorreduktion mit Verbesserung der Prognose? Bei Patientinnen mit klinischer Komplettremission, jedoch makroskopischem Tumornachweis bei der Second look-Laparotomie, führte die erneute tumorreduktive Behandlung zu einer Verbesserung der Prognose, im Vergleich zu Frauen, bei denen eine Resektion von Metastasen im Rahmen der Second look-Operation nicht möglich war. Auch für Patientinnen mit Tumorpersistenz nach operativer Primärtherapie und postoperativer Zytostase wurde eine Second look- Operation als tumorreduktive Zweitoperation empfohlen. In prospektiv randomisierten Studien zur Überprüfung der Wirksamkeit neuer Chemotherapien erfüllte die Second look-Laparotomie eine wichtige Funktion zur Evaluierung des Tumorstatus nach Abschluß des Therapieprotokolls.

Der abschließende Stellenwert der Second look-Laparotomie ist bisher nicht definiert, da noch zahlreiche Fragen offen sind. Bislang gibt es kein allgemein akzeptiertes Indiktionsspektrum und kein einheitliches operationstechnisches Vorgehen. Einigkeit besteht darüber, daß die Größe des am Ende der operativen Primärtherapie verbliebenen Resttumors der wichtigste Prognosefaktor für den bei der Second look-Laparotomie vorgefundenen Tumorstatus ist.

Die Beurteilung der Wertigkeit von Second look-Operationen beim Ovarialkarzinom ist u.a. dadurch erschwert, daß in zahlreichen Veröffentlichungen keine stadiendifferenzierte Analyse vorgenommen wurde.

In vielen Untersuchungen zur Second look-Laparotomie wurden Patientinnen im Stadium I und II miteinbezogen. Hierbei ist zu berücksichtigen, daß bei nahezu allen Patientinnen in diesen Tumorstadien Tumorfreiheit durch die Primäroperation zu erzielen ist. In einer von Walton et al. [86] veröffentlichten Untersuchung waren 112 Patientinnen mit Tumorstadien I und II einer Second look-Laparotomie zugeführt worden. Nur bei 5 von 95 (5,2%) der klinisch asymptomatischen Patientinnen wurde im Rahmen der Second look-Operation Tumorgewebe gefunden. Bei 11 Patientinnen mit klinischem Verdacht auf Tumorpersistenz oder Rezidiv ließ sich diese Diagnose in 8 Fällen durch eine Second look-Laparotomie bestätigen. Bei 6 Patientinnen mußte eine Laparotomie wegen eines Ileus durchgeführt werden, jedoch nur in 1 Fall fand sich Tumorgewebe. Insgesamt fand sich bei 14 von 112 Patientinnen (13%) Tumorgewebe bei der Second look-Laparotomie. Alle Patientinnen starben anschließend infolge der Tumorprogression trotz verschiedener zytostatischer Therapien. In dieser Studie wird zusätzlich eine große Gruppe von Patientinnen im Stadium I und II beschrieben, bei denen aus verschiedenen Gründen keine Second look-Operation durchgeführt wurde. Die Gruppe der Patientinnen ohne Second look-Operation umfaßte 105 Frauen. Bei den Patientinnen mit Second look-Operation lag die Rezidivrate bei 13%, in der Gruppe ohne Second look-Laparotomie manifestierte sich bei 12% der Frauen ein Rezidiv. Alle Frauen mit Rezidiv und ohne Second look-Operation starben an den Folgen der Erkrankung trotz Rezidivtherapie.

Aus dieser Untersuchung – der größten zu dieser Fragestellung bei Patientinnen im Stadium I und II – geht hervor, daß sich durch die Second look-Operation im Stadium I und II allenfalls minimale Vorteile ergeben.

Die meisten Erfahrungen mit Second look-Operationen liegen bei Patientinnen mit den Tumorstadien III und IV vor. Obwohl durch die Einführung platinhaltiger Kombinationszytostasen die Remissionsraten erhöht werden konnten, fand sich bei den meisten Patientinnen in diesen fortgeschrittenen Tumorstadien Karzinomgewebe bei der Second look-Operation. Darüber hinaus zeigte sich, daß sich bei der Hälfte der Patientinnen, die bei der Second look-Laparotomie tumorfrei waren, nachfolgend innerhalb von zwei bis drei Jahren ein Rezidiv entwickelte.

Untersuchungsergebnisse von Omura et al. [60] verdeutlichen die Problematik der Second look-Laparotomie bei Patientinnen in den Stadien III und IV. In diese prospektive Studie wurden 440 Patientinnen aufgenommen. 35% der Patientinnen konnten einer Second look-Laparotomie zugeführt werden; die übrigen Frauen hatten entweder eine Tumorpersistenz oder eine Tumorprogression während der Chemotherapie. Von den Frauen, die der Second look-Laparotomie zugeführt wurden, waren nur 22% tumorfrei. Dies entsprach einem Anteil von 7% des Gesamtkollektivs. Von den 34 Frauen, die bei der Second look-Laparotomie tumorfrei waren, entwickelte sich in 18 Fällen (53%) nachfolgend ein Rezidiv.

Somit ergab sich ein Langzeitüberleben nur bei 16 von 440 Frauen (4%). Aus diesen Studienresultaten ergibt sich die Frage, ob sich die Second look-Laparotomie ausschließlich dazu eignet, die Effizienz eines bestimmten Chemotherapieregimes zu objektivieren oder ob daraus ein wirklicher prognostischer Nutzen für die Patientin resultiert.

Patientinnen mit kleinem Tumorrest am Ende der operativen Primärtherapie haben eine größere Chance, durch die nachfolgende Chemotherapie tumorfrei zu werden. In einer prospektiven und randomisierten Studie bei Patientinnen im Stadium III wurden 180 Frauen in das Protokoll aufgenommen [27]. 84 Patientinnen mit einem Tumorrest von <3 cm am Ende der Primäroperation erfüllten für das Studienprotokoll die Voraussetzungen für eine Second look-Operation und wurden diesem Eingriff zugeführt. Bei 41 Patientinnen (49%) wurde durch die Second look-Laparotomie Tumorfreiheit objektiviert. 15 weitere Frauen, die die Kriterien für die Durchführung einer Second look-Laparotomie erfüllten, lehnten diesen Eingriff ab. Somit hatten in der Gruppe der Patientinnen mit einem Resttumor am Ende der Primäroperation von <3 cm nur 24% der Frauen eine negative Second look-Laparotomie.

Im Gegensatz dazu konnte für Patientinnen mit einem Tumorrest von >3 cm am Ende der Primäroperation durch die Second look-Laparotomie nur in 7,5% Tumorfreiheit nachgewiesen werden. Die Prognose der 15 Patientinnen, die die Durchführung der Second look-Laparotomie abgelehnt hatten, entsprach denen, die der erneuten operativen Exploration zugestimmt hatten.

2.5.1 Tumorreduktion bei der Second look-Operation

Da bei vielen Patientinnen zum Zeitpunkt der Second look-Operation Tumorgewebe gefunden wurde und zytostische Folgebehandlungen nur eine begrenzte Wirksamkeit haben, wurde davon ausgegangen, daß die sekundäre tumorreduktive Behandlung im Rahmen der Second look-Operation die Prognose bei einem Teil der Patientinnen verbessern kann, wenn eine entsprechende Tumorverkleinerung oder -entfernung gelingt. Dies erfolgte unter der Vorstellung, die Effizienz der nachfolgenden onkologischen Therapie (systemische Chemotherapie, intraperitoneale Chemotherapie, Bestrahlung des Abdomens oder intraabdominale Radio-Phosphor-Therapie) zu verbessern. Die Frage, ob eine erneute tumorreduktive Behandlung im Rahmen der Second look-Operation die Prognose der Patientinnen verbessert, wurde in der Literatur bisher aufgrund unterschiedlicher Studienresultate kontrovers diskutiert. Den meisten Untersuchungen liegen nur kleine Fallzahlen zugrunde, so daß keine definitiven Schlußfolgerungen gezogen werden konnten. Analysiert man die aktuellere Literatur, so erscheint die Bildung von zwei verschiedenen Gruppen sinnvoll:

1. Patientinnen mit klinischem Tumornachweis vor der therapeutischen Second look-Operation.

2. Patientinnen mit klinischer Komplettremission vor der Second look-Operation.

2.5.2 Second look-Operation bei Patientinnen mit klinisch nachgewiesenem Tumor

Die Bedeutung der therapeutischen Second look-Operation bei Patientinnen mit klinischem Tumornachweis wurde in mehreren Studien geprüft [7, 26, 44, 51, 59, 73]. Diese Gruppe umfaßt Patientinnen, bei denen im Rahmen der klinischen Diagnostik nach planmäßiger Beendigung der postoperativen Chemotherapie weiterhin Tumor nachweisbar war. Zusammengenommen wurden 193 Patientinnen einer Second look-Operation zugeführt, um eine sekundäre Tumorreduktion vorzunehmen. Nur in 11 Fällen (5,6%) gelang eine vollständige Tumorentfernung durch diese Operation. Bei 74 Patientinnen gelang eine sekundäre Tumorreduktion auf einen maximalen Einzeldurchmesser von <2 cm.

Aus dieser letztgenannten Gruppe lebten bei der abschließenden Auswertung noch 15 Patientinnen (20%). Im Gegensatz dazu lebten zum Zeitpunkt der Auswertung noch 3 von 11 Frauen (27%), bei denen eine vollständige sekundäre Tumorentfernung gelungen war.

Zusammengenommen muß man feststellen, daß nur bei einem kleinen Teil der Patientinnen das Ziel der vollständigen Tumorentfernung im Rahmen der Zweitoperation erreicht werden kann.

Die meisten Autoren kommen zu dem Schluß, daß die geplante Tumorreduktion im Rahmen einer Second look-Operation – außerhalb klinischer Studien – eine geringe oder keine Bedeutung im Behandlungskonzept von Ovarialkarzinom-Patientinnen hat. Signifikante Überlebensvorteile durch eine therapeutische Second look-Laparotomie bei Patientinnen mit klinischer Tumorpersistenz oder -progression ließen sich bisher nicht belegen.

2.5.3. Tumorreduktive Behandlung bei klinischer Komplettremission

In zahlreichen Untersuchungen wurde die klinische Bedeutung der tumorreduktiven Behandlung im Rahmen der Second look-Operation bei Patientinnen mit klinischer Komplettremission evaluiert [7, 9, 18, 20, 26, 32, 33, 42, 44, 45, 46, 59, 69, 70, 77, 78].

In diesen Untersuchungen wurden die Befunde von insgesamt 1.207 Patientinnen ausgewertet. Die klinische Komplettremission ließ sich bei 414 Frauen (30%) durch die Second look-Laparotomie bestätigen. In dieser Gruppe lebten zum Zeitpunkt der Auswertung noch 71% der Frauen, während dieser Anteil bei alleinigen mikroskopischem Nachweis auf 47% reduzierte und bei makroskopischem Tumornachweis nur noch 18% betrug.

Leider handelt es sich bei all diesen Studien um retrospektive Analysen, die Patientinnen aller Stadien beinhalten. Darüber hinaus bestehen Unterschiede in der Radikalität der operativen Primärtherapie und der Art der postoperativen Zytostatika. Aus den Untersuchungsergebnissen wird auch deutlich, daß die Prognose durch das Ausmaß der intraabdominalen Metastasierung zum Zeitpunkt der Second look-Laparotomie bestimmt wird. Zweifelsohne kommt der Qualifikation des Operateurs eine große Bedeutung zu. Bisher ist jedoch unklar, inwieweit durch die Tumorbiologie und die daraus resultierende Tumorausbreitung die Möglichkeit zur Tumorentfernung durch operative Maßnahmen bestimmt wird (s. Kap. 9). Ob und inwieweit die sekundäre Tumorreduktion im Rahmen der Second look-Operation die Prognose der Patientinnen beeinflußt, ist bisher unklar, auch wenn die Befürworter der therapeutischen Second look-Operation davon ausgehen, daß der Überlebensvorteil durch das operative Vorgehen selbst bedingt ist.

2.5.4. Prognoseverbesserung durch Second look-Laparotomie?

Die im Rahmen einer Second look-Laparotomie erhobenen onkologischen Befunde erlauben eine Beurteilung des weiteren Krankheitsverlaufs und der Überlebenszeit. Wird jedoch die Prognose auch durch die Second look-Laparotomie beeinflußt ?

Die mögliche Bedeutung der tumorreduktiven Behandlung im Rahmen der Second look-Laparotomie wurde bereits diskutiert, ebenso die Bedeutung der im Rahmen der Second look-Laparotomie erhobenen Befunde für die Entscheidung über die onkologischen Anschlußbehandlung. Zur Frage, ob die Second look-Operation *per se* die Prognose beeinflußt wird, existieren bisher nur wenige Daten.

Ändert sich die Prognose von Patientinnen mit klinischer Komplettremission, wenn nach Abschluß der initialen postoperativen Zytostase die onkologische Behandlung beendet wird? Diese Frage wurde von Cohen et al. [16] untersucht. Die Autoren fanden keine Überlebensunterschiede zwischen vergleichbaren Patientinnen mit und ohne Second look-Laparotomie. Creasman et al. [18] kamen zu ähnlichen Ergebnissen. In beiden Studien entsprachen die Patientinnen, bei denen keine Second look-Laparotomie durchgeführt wurde, dem Protokoll. Lediglich die Second look-Laparotomie wurde nicht durchgeführt, in erster Linie aufgrund der Ablehnung durch die Patientin. Bei fehlender Randomisierung können zahlreiche Einflußfaktoren wirksam werden, ohne daß dies erkannt wird und das Ergebnis bestimmen oder mitbestimmen (Bias).

Die Ergebnisse einer prospektiven randomisierten Studie wurden von Luesley und Mitarbeiter [45] auf der Basis von 166 Patientinnen vorgelegt. Bei allen Frauen war nach der operativen Primärtherapie eine Zytostase mit Cisplatin durchgeführt worden. Gruppe A wurde dann einer Second look-Laparotomie zugeführt, gefolgt von einer oralen Zytostase mit Chlorambucil. Gruppe B wurde ebenfalls der Second look- Laparotomie zugeführt und nachfolgend abdominal bestrahlt. Die Patientinnen der Gruppe C erhielten eine orale Chlorambucil-Therapie – wie Gruppe A – , ohne daß eine Second look-Laparotomie durchgeführt wurde. Durch die Second look-Laparotomie nach der operativen Primärbehandlung mit anschließender Cisplatin-Therapie wurden die Überlebenszeiten nicht beeinflußt.

2.5.5 Prognosefaktoren

Es ist allgemein akzeptiert, daß zahlreiche Prognosefaktoren die Überlebenszeit von Ovarialkarzinom-Patientinnen beeinflussen bzw. reflektieren können. Das Tumorstadium, der histologische Differenzierungsgrad, die klinische Verfassung der Patientin, die Überexpression des Onkogens c-erbB-2 und weitere Parameter wurden als unabhängige Prognosefaktoren beschrieben (s. Kap. 9.1). Nach heutigen Erkenntnissen ist die am Ende der operativen Primärtherapie verbleibende Tumormasse der wichtigste Prognosefaktor.

Möglicherweise können neue Prognosefaktoren dazu beitragen, eine Gruppe von Patientinnen zu identifizieren, die von der Durchführung einer Second look-Operation profitiert. Die kritische Analyse der Literatur zur Second look-Laparotomie erlaubt folgende Schlußfolgerungen:

1. Patientinnen im Stadium I und II mit vollständiger operativer Diagnostik und adäquater postoperativer Therapie profitieren wahrscheinlich nur wenig oder gar nicht von einer Second look-Laparotomie.

2. Für Patientinnen im Stadium III und IV hat die Durchführung einer Second look-Laparotomie im Rahmen der klinischen Routine angesichts der schlechten Prognose eine fragliche Bedeutung.

3. Für Patientinnen mit Tumorpersistenz oder -progression nach operativer Primärtherapie und postoperativer Zytostase ist ein Prognosevorteil durch die therapeutische Second look-Operation bisher nicht eindeutig belegt.

4. Mit Hilfe neuer Prognosefaktoren sollte evaluiert werden, welche Patientinnen voraussichtlich von einer Second look-Laparotomie profitieren.

5. In klinischen Therapiestudien ist die Second look-Laparotomie das wichtigste Instrument zur Beurteilung der onkologischen Effizienz. Der Einsatz der Second look-Laparotomie bei Patientinnen nach onkologischer Therapie unter Studienbedingungen ist die bisher am meisten akzeptierte Indikation für diesen Eingriff. Hieraus ergibt sich die Perspektive, unser Wissen über das Ovarialkarzinom zu erweitern und – hoffentlich – bessere onkologische Anschlußtherapien entwickeln zu können.

2.6 Rezidivoperation

Trotz ausgedehnter operativer Primärtherapie und postoperativer Zytostase erleiden die meisten Ovarialkarzinom-Patientinnen ein Rezidiv.

Die Patientin ist dann durch verschiedene Komplikationen im weiteren Krankheitsverlauf belastet und gefährdet. Hierzu gehören Subileus, Ileus, massive Aszitesbildung, abdominale Schmerzen, Blutungen und Affektionen der Harnleiter sowie der Harnblase. Durch eine rein symptomatische Behandlung kann die zumeist vor dem Rezidiv vorhandene hohe Lebensqualität bei den meisten Patientinnen nicht aufrecht erhalten werden. Daraus resultiert die Frage nach der Bedeutung einer Rezidivoperation im Anschluß an die operative Primärtherapie, die postoperative Zytostase und eine nachfolgende Phase klinischer Tumorfreiheit unterschiedlicher Dauer.

Prinzipiell lassen sich tumorreduktive Zweitoperationen bei Patientinnen mit Ovarialkarzinom in 3 Gruppen ordnen:

1. Patientinnen mit Tumorpersistenz oder -progression nach operativer Primärtherapie und postoperativer Chemotherapie.

2. Patientinnen mit klinischer Komplettremission nach operativer Primärtherapie, bei denen Tumorgewebe im Rahmen einer Second look-Laparotomie vorgefunden wird.

3. Patientinnen, bei denen sich nach operativer Primärtherapie, postoperativer Zytostase und nachfolgendem Rezidiv-freiem Intervall ein Rezidiv entwickelt.

Die meisten Untersuchungen beschäftigen sich mit den ersten beiden genannten Gruppen (s. Kap. 2.5). Zur dritten Gruppe gibt es nur wenige Untersuchungen.

Jänicke und Mitarbeiter [39] berichteten über die Ergebnisse von Rezidivoperationen bei 30 Patientinnen mit Ovarialkarzinom. Das Rezidiv war nach einer medianen krankheitsfreien Überlebenszeit von 16 Monaten aufgetreten. In allen Fällen wurde eine maximale Tumorreduktion bei dem Rezidiveingriff angestrebt. Dadurch gelang eine vollständige Tumorentfernung bei 47% der Patientinnen, während bei 12 Frauen (40%) ein Tumorrest <2cm verblieb. In 19 Fällen (63%) war eine Darmteilresektion erforderlich. Die Operationsdauer, der Transfusionsbedarf, der stationäre Aufenthalt und die Komplikationshäufigkeit entsprachen der Situation einer operativen Primärtherapie. Die Patientinnen, bei denen die vollständige Tumorentfernung gelang, hatten eine signifikant bessere Prognose im Vergleich zu den Frauen mit einem Tumorrest <2 cm (mediane Überlebenszeit 29 Mon. vs. 9 Mon.). Frauen mit einem rezidivfreien Intervall von mehr als 12 Monaten hatten eine längere Überlebenszeit, als solche mit einer kürzeren rezidivfreien Überlebenszeit (mediane Überlebenszeit

29 Mon. vs. 8 Mon.). Die Multivariatanalyse zeigte, daß der Resttumor am Ende der Rezidivoperation der wichtigste Prognosefaktor für die Überlebenszeit war.

Die Autoren schließen aus ihren Resultaten, daß durch eine ausgedehnte tumorreduktive Zweitoperation die Überlebenszeit von Patientinnen mit Ovarialkarzinomrezidiv verlängert werden kann. Den größten Nutzen von einer derartigen Operation haben Patientinnen, deren rezidivfreies Intervall länger als 12 Monate ist sowie Patientinnen, bei denen eine vollständige Tumorentfernung gelingt.

Andere Autoren kommen zu ähnlichen Resultaten [7, 55, 81]. Vor dem Hintergrund dieser Arbeit erscheint eine Rezidivoperation nach mindestens 12monatigem rezidivfreien Intervall berechtigt.

Literatur

1. Abrams, H.R., R. Spiro, N. Goldstein: Metastases in carcinoma. Analysis of 100 autopsied cases. Cancer *3* (1950) 74–85.

2. Averette, H.E., J.L. Lovecchio, P.A. Townsend et al.: Retroperitoneal lymphatic involvement by ovarian carcinoma. In: E. Grundmann (ed.): Cancer Campain: Carcinoma of the ovary. S. 101, Fischer Stuttgart 1983.

3. Ayhan, A., H. Yarali, O. Develioglu et al.: Prognosticators of second look laparotomy findings in patients with epithelial ovarian cancer. J. Surg. Oncol. *46* (1991) 222.

4. Barnhill, D.R., W.H. Hoskins, P.B. Heller et al.: The second look surgical reassessment for epithelial ovarian carcinoma. Gynecol. Oncol. *19* (1984) 148.

5. Belinson, J.L., M.I. Goldberg, H.E. Averette: Paraaortic lymphadenectomy in gynecologic cancer. Gynecol. Oncol. 7 (1979) 188–189.

6. Benedetti-Panici, P., G. Scambia, G. Baiocchi et al.: Technique and feasibility of systematic paraaortic and pelvic lymphadenectomy in gynecologic malignancies. A prospective study. Int. J. Gynecol. Cancer *1* (1991) 133–140.

7. Berek, J.S, N.F. Hacker, S.D. Lagasse et al.: Survival of patients following secondary cytoreductive surgery in ovarian cancer. Obstet. Gynecol. *61* (1983) 189–193.

8. Bergman, F.: Carcinoma of the ovary: A clinical pathological study of 86 autopsied cases with special reference to mode of spread. Acta Obstet. Gynecol. Scand. *45* (1966) 211–231.

9. Bertelsen, K., M.K. Hansen, P.H. Pedersen et al.: The progostic and therapeutic value of second look laparotomy in advanced ovarian cancer. Br. J. Obstet. Gynaecol. *95* (1988) 1231–1236.

10. Burghardt, E., H. Pickel, H. Stettner: Management of advanced ovarian cancer. Eur. J. Gynecol. Oncol. *3* (1984) 155–159.

11. Burghardt, E., R. Winter: The effect of chemotherapy on lymph node metastases in ovarian cancer. Bailliere's Clin. Obstet. Gynaecol. *3* (1989) 10.

12. Burghardt, E., F. Girardi, M. Lahousen et al.: Patterns of pelvic and paraaortic lymph node involvement in ovarian cancer. Gynecol. Oncol. *40* (1991) 103–106.

13. Cain, J., P. Saigo, V. Pierce et al.: A review of second look laparotomy for ovarian cancer. Gynecol. Oncol. *23* (1986) 14–25.

14. Chen, S.S., L. Lee: Incidence of para-aortic and pelvic lymph node metastases in epithelial carcinoma of the ovary. Gynecol. Oncol. *16* (1983) 95–100.

15. Carmichael, J.A., W.E. Sehlley, L.B. Brown et al.: A predictive index of cure versus no cure in advanced ovarian carcinoma patients-Replacement of second look laparotomy as a diagnostic test. Gynecol. Oncol. *27* (1987) 269–278.

16. Cohen, C.J., J.D. Goldberg, J.F. Holland et al.: Improved therapy with cisplatin regimens for patients with ovarian carcinoma (FIGO stages III and IV) as measured by surgical end-staging (second look operations). Am. J. Obstet. Gynecol. *145* (1983) 955–967.

17. Conte, P.F., M. Bruzzone, S. Chiaro et al.: A randomized trial comparing cisplatin plus cyclophosphamide versus cisplatin, doxorubicin and cyclophosphamide in advanced ovarian cancer. J. Clin. Oncol. *4* (1986) 965–971.

18. Creasman, W.T., S. Gall, B.N. Bundy et al.: Second look laparotomy in the patients with minimal residual stage III ovarian cancer. Gynecol. Oncol. *35* (1989) 378–382.

19. Curry, S., M. Zembo, W. Nahhas et al.: Second look laparotomy for ovarian cancer. Gynecol. Oncol. 11 (1981) 114.

20. Dauplat, J., J.P. Ferriere, M. Gorbinet et al.: Second look laparotomy in managing epithelial ovarian carcinoma. Cancer *57* (1986) 1627–1631.

21. Delgado, G., D.H. Oram, E.S. Petrelli: Stage III ovarian cancer: The role of maximal surgical reduction. Gynecol. Oncol. *18* (1984) 293.

22. Di Re, F., R. Fontanelli, F. Raspagliesi et al.: Pelvic and paraaortic lymphadenectomy in cancer of the ovary. Bailliere's Clin. Obstet. Gynaecol. *3* (1989) 1.

23. Dimpfl, Th., M. Stumpfe, V. Maaßen et al.: Lymphozelen und Komplikationen nach pelviner/paraarortaler Lymphadenektomie in Abhängigkeit vom Verschluß des Peritoneums. Geburtsh. u. Frauenheilk. *54* (1994) 233–236.

24. Ehrlich, C.E., L. Einhorn, S.D. Williams et al.: Chemotherapy for stage III–IV epithelial ovarian cancer with cis-dichlorodiammineplatinum (II), adriamycin and cyclophosphamide: A preliminary report. Cancer Treat. Rep. *63* (1979) 281–288.

25. FIGO Cancer Committee. Staging announcement: Gynecol. Oncol. *25* (1986) 383.

26. Free, K.E., M.J. Webb.: Second look laparotomy: Clinical correlations. Gynecol. Oncol. *26* (1987) 290–297.

27. Gall, S., B. Bundy, J. Beecham et al.: Therapy of stage 3 (optimal) epithelial carcinoma of ovary with melphalan or melphalan plus corynebacterium parvum. Gynecol. Oncol. *25* (1986) 26–36.

28. Gallup, D.G., O.E. Talledo, M.R. Dudzinski et al.: Another look at the second-assessment procedure for ovarian epithelial carcinoma. Am. J. Obstet. Gynecol. *157* (1987) 590.

29. Griffiths, C.T.H.: Surgical resection of tumor bulk in the primary treatment of ovarian carcinoma. Symposium on ovarian cancer. Nat. Cancer Inst. Mongr. *42* (1975) 1010–1014.

30. Grospietsch, G., H. Kühnle, G. Knappe et al.: Aktuelle Aspekte der Therapie des Ovarialkarzinoms. Geburtsh. u. Frauenheilk. *46* (1986) 588–594.

31. Hacker, N.F., J.S. Berek, L.D. Lagasse et al.: Primary cytoreductive surgery for epithelial ovarian cancer. Obstet. Gynecol. *61* (1983) 413–420.

32. Hainsworth, J.D., W.W. Grosh, L.S. Burnett et al.: Advanced ovarian cancer: Long-term results of treatment with intensive cisplatin-based chemotherapy of brief duration. Ann. Intern. Med. *108* (1988) 165–170.

33. Hoskins, W.J., S.C. Rubin, E. Dulaney et al.: Influence of secondary cytoreduction at the time of second look laparotomy on the survival of patients with epithelial ovarian carcinoma. Gynecol. Oncol. *34* (1989) 356–371.

34. Hoskins, W.J.: Treatment strategies for advanced ovarian cancer in gynecologic oncology: Treatment rationale and techniques. In: B.E. Greer, J.S. Berek. (eds.): Current topics in obstetrics and gynecology, Elsevier, New York 1991.

35. Hoskins, W.J., B.N. Bundy, J.T. Thigpen et al.: The influence of cytoreductive surgery on recurrence-free intervall and survival in small-volume stage III epithelial ovarian cancer: A Gynecologie Oncology Group study. Gynecol. Oncol. *47* (1992) 159–166.

36. Hoskins, W.J.: Primary cytoreduction. In: M. Markman and W.J. Hoskins (eds.): Cancer of the ovary, S. 163–174, Raven Press, New York 1993.

37. Hoskins, W.J., W.P. McGuire, M.F. Brady et al.: The effect of diameter of largest residual disease on survival after primary cytoreductive surgery in patients with suboptimal residual epithelial ovarian carcinoma. Am. J. Obstet. Gynecol. *170* (1994) 974–980.

38. Ilancheran, A., J.M. Monaghan: Pelvic lymphocytes – A 10 year experience. Gynecol. Oncol. *29* (1988) 333.

39. Jänicke, F., M. Hölscher, W. Kuhn et al.: Radical surgical procedure improves survival time in patients with recurrent ovarian cancer. Cancer *70* (1992) 2129–2136.

40. Kindermann, G.: The value of pelvic lymphadenectomy in endometrial cancer. Clinical & Exper. Obst. & Gynecol. XIX, *4* (1992) 281–283.

41. Knapp, R.C., E.A. Friedman: Aortic lymph node metastases in early ovarian cancer. Am. J. Obstet. Gynecol. *119* (1974) 1013–1017.

42. Lippmann, S.M., D.S. Alberts, D.J. Slymen et al.: Second look laparotomy in epithelial ovarian carcinoma. Cancer *61* (1988) 2571–2577.

43. Lubicz, S.: Approach to the abdominal retroperitoneum in patients with gynecologic malignancies. Gynecol. Oncol. *22* (1985) 32–39.

44. Luesley, D.M., K.K. Chan, J.W.L. Fieding et al.: Second look laparotomy in the management of epithelial ovarian carcinoma. An evaluation of fifty cases. Obstet. Gynecol. *64* (1984) 421–426.

45. Luesley, D.M., G. Blacklegde, K. Kelly et al.: Failure of second look laparotomy to influence survival in epithelial ovarian cancer. Lancet (1988) 599–603.

46. Lund, B., K. Jacobsen, L. Rasch et al.: Correlation of abdominal ultrasound and computed tomography scans with second- or third-look laparotomy in patients with ovarian carcinoma. Gynecol. Oncol. *37* (1990) 279–283.

47. Mead, S.M., C.J. Williams, F.R. MacBeth et al.: Second look laparotomy in the management of epithelial cell carcinoma of the ovary. Br. J. Cancer *50* (1984) 198–191.

48. Meden, H., W. Rath, A. Teichmann et al.: Lymphadenectomy and retroperitoenal lymph node metastases in ovarian cancer. J. Cancer Res. Clin. Oncol. (Suppl.) *116* (1990) 693.

49. Meden, H., A. Metz, E. Mönkeberg-Tun: The quality of life of patients with ovarian cancer after surgery and chemotherapy. Onkologie *17* (1994) 50–56.

50. Meigs, J.V.: Tumors of the female pelvic organs. Mc Millan New York 1934.

51. Michel, G., D. Zarca, D. Casaige et al.: Secondary cytoreductive surgery in ovarian cancer. Eur. J. Surg. Oncol. *15* (1989) 201–204.

52. Monga, M., J.A. Carmichael, W.E. Shelly et al.: Surgery without adjuvant chemotherapy for early epithelial ovarian carcinoma after comprehensive surgical staging. Gynecol. Oncol. *43* (1991) 195–197.

53. Moore, D.H., W.C. Fowler, L.A. Walton et al.: Morbidity af lymph node sampling in cancers of the uterine corpus and cervix. Obstet. Gynecol. *74* (1988) 180–184.

54. Mori, N.: Clinical and experimental studies on so-called lymphocysts which develop after radical hysterectomy in cancer of uterine cervix. J. Jpn. Obstet. Gynecol. Soc. *2* (1955) 178.

55. Morris, M., D.M. Gerhenson, J.T. Wharton et al.: Secondary cytoreductive surgery for reccurent epithelial ovarian cancer. Gynecol. Oncol. *34* (1989) 334–338.

56. Munnel, E.W.: The changing prognosis and treatment in cancer of the ovary. Am J. Obstet Gynecol. *100* (1968) 790.

57. Nägele, F., P. Husslein: Abdominale Hysterektomie ohne Peritonealisierung? Speculum *4* (1991) 21–22.

58. Neijt, J.P., W.W. ten Bokkel Huinink, M.E. van der Burg et al.: Randomized trial comparing two combination chemotherapy regimens (Hexa-CAF vs CHAP-5) in advanced ovarian carcinoma. Lancet *2* (1984) 594–600.

59. Neijt, J.P., T.B. Huinink, M.E. van der Burg et al.: Randomized trial comparing two combination chemotherapy regimens (CHAP-5 v CP) in advanced ovarian carcinoma, J. Clin. Oncol. *5* (1987) 1157–1168.

60. Omura, G., J.A. Blessing, C. Ehrlich et al.: A randomized trial of cyclophosphamide and doxorubicin with and without cisplatin in advanced ovarian carcinoma, Cancer *57* (1986) 1725–1730.

61. Omura, G.A., B.N. Bundy, J.S. Berek et al.: Randomized trial of cyclophosphamide plus cisplatin with or without doxorubicin in ovarian carcinoma: A Gynecologic Oncology Group Study. J. Clin. Oncol. *7* (1989) 457 465.

62. Parks, T.J.: Carcinoma of the ovary treated preoperatively with deep x-ray: Report of three cases. Am. J. Obstet. Gynecol. *49* (1945) 676–685.

63. Pickel, H., M. Lahousen, H. Stettner et al.: The spread of ovarian cancer. Bailliere's Clin. Obstet. Gynaecol. *3* (1989) 3–12.

64. Piver, M.S., J.J. Barlow, S.B. Lele: Incidence of subclinical metastasis in stage I and II ovarian carcinoma. Obstet. Gyneceol. *52* (1978) 100–104.

65. Piver, M.S., S.B. Lele, D.L. Marchetti: The impact of aggressive debulking surgery and cisplatin chemotherapy on progression-free survival in stage III and IV ovarian carcinoma. J. Clin. Oncol. *6* (1988) 983–989.

66. Plentl, A.A., E.A. Friedman: Lymphatic system or the female genitalia. In: E.A. Friedman (ed.): Major problems in obstetrics and gynecology, S. 173. W.B. Saunders Philadelphia 1971.

67. Podratz, K.C., G. jr. Malkasian, J.F. Hilton et al.: Second look laparotomy in ovarian cancer: Evaluation of pathologic variables. Am. J. Obstet. Gynecol. *152* (1985) 230.

68. Podratz, K.C., M.F. Schray, H.S. Wieand et al.: Evaluation of treatment and survival after positiv second look laparotomy. Gynecol. Oncol. *31* (1988) 9–21.

69. Podratz, K.C., G.D. Malkasian, H.S. Wieand et al.: Recurrent disease after negative second look laparotomy in stage III and IV ovarian carcinoma. Gynecol. Oncol. *29* (1988) 274–282.

70. Podczaski, E., A. Manetta, P. Kaminski et al.: Survival of patients with ovarian epithelial carcinomas after second look laparotomy. Gynecol. Oncol. *36* (1990) 43–47.

71. Pohl, R., G. Dallenbach-Hellweg, T. Plugge et al.: Prognostic parameters in patients with advanced malignant ovarian tumors. Eur. J. Gynaecol. Oncol. *3* (1984) 160–169.

72. Powell, J.L., M.O. Burell, E.W. Franklin: Radical hysterectomy and pelvic lymphadenectomy. Gynecol. Oncol. *12* (1981) 23–32.

73. Raju, K.S., J.A. McKinna, G.H. Barker et al.: Second look operations in the planned management of advanced ovarian carcinoma. Am. J. Obstet. Gynecol. *144* (1982) 650–654.

74. Rath, W., H. Meden: Das therapeutische Konzept beim Ovarialkarzinom. Med. Klin. *86* (1991) 263–268.

75. Rath, W., H. Meden, U. Brill et al.: Surgical treatment of ovarian cancer at the Department of Obstretrics and Gynecology, University of Göttingen, Germany. In: H.G. Meerpohl, A. Pfleiderer, C.Z. Profus (Hrsg.): Das Ovarialkarzinom *2*, Therapie, S. 212–216. Springer Verlag 1993.

76. Redman, J.R., G.R. Petroni, P.E. Saigo et al.: Prognostic factors in advanced ovarian cancer. J. Clin. Oncol. *4* (1986) 515.

77. Sevelda, P., C. Dittrich, H. Salzer: The value of second look operation in patients with advanced epithelial ovarian carcinoma. Arch. Gynecol. Obstet. *244* (1989) 79–86.

78. Schwartz, P.E., J.P. Smith: Second look operations in ovarian cancer. Am. J. Obstet. Gynecol. *138* (1980) 1124–1130.

79. Smirtz, L.R., F.B. Stehman, T.M. Ulbright et al.: Second look laparotomy after chemotherapy in the management of ovarian malignancy. Am. J. Obstet. Gynecol. *20* (1985) 152–661.

80. Spernol, R., K. Hecher, H. Görzer et al.: Komplikationen nach Radikaloperation der Uteruskarzinome. Verschluß der Peritonealdefekte – ja oder nein? Geburtsh. u. Frauenheilk. *52* (1992) 210–213.

81. Teufel, G., M. Nicolai, U. Aisslinger et al.: Operative Therapie progredienter oder rezidiverender maligner Overarialtumoren. Geburtsh. u. Frauenheilk. *51* (1991) 186–193.

82. Tulandi, T., H.S. Hum, M.M. Gelfand: Closure of laparotomy incisions with or without peritoneal suturing and second look laparoscopy. Amer. J. Obstet. Gynecol. *158* (1988) 536–537.

83. van der Burg, M.E.L., M. van Lent, M. Buyse et al.: The effect of debulking surgery after induction chemotherapy on the prognosis in advanced epithelial ovarian cancer. N. Engl. J. Med. *332* (1995) 629–634.

84. Vogl, S.E., M. Pagano, B.H. Kaplan et al.: Cisplatin based combination chemotherapy for advanced ovarian cancer: High overall response rate with curative potential only in women with small tumors burdens. Cancer *51* (1983) 2024–2030.

85. Wagensteen, O.H., F.J. Lewis, L.A. Tongen: Second look in cancer surgery. Lancet 71 (1951) 303–307.

86. Walton, L., S.S. Ellenberg, F. Major et al.: Results of second look laparotomy in patients with early-staged ovarian carcinoma. Obstet. Gynecol. *70* (1987) 770–773.

87. Webb, M.J., J.J. Snyder, T.J. Williams et al.: Second look laparotomy in the management of gynecologic malignancy. Gynecol. Oncol. *13* (1982) 345.

88. Webb, M.J., R.E. Symmonds: Wertheim Hysterectomy: A Reappraisal. Obstet. Gynecol. *54* (1979) 140–145.

89. Weiser, E. B., B.N. Sundy, W.J. Hoskins: Extraperitoneal versus transperitoneal selective paraaortic lymphadenectomy in the pretreatment of surgical staging of advanced cervical carcinoma. Gynecol. Oncol. *32* (1989) 283–289.

90. Wharton, J.T., J. Herson: Surgery for common epithelial tumors of the ovary. Cancer *48* (1981) 582.

91. Winter, R., E. Petru, J. Haas: Pelvic and paraaortic lymphadenectomy in cervical cancer. In: Burghardt, E., J.M. Monaghan (eds.): Operative treatment of cervical cancer. Bailliere´s Tindal *4* (1988) 857–866.

92. Wu, P.C., J.Y. Qu. J.H. Lang et al.: Lymph node metastasis of ovarian cancer: A preliminary survey of 74 cases of lymphadenectomy. Am. J. Obstet. Gynecol. *155* (1986) 1103–1108.

93. Wu, P.C., J.H. Lang, R.L. Huang: et al.: Lymph node metastasis and retroperitoneal lymphadenectomy in ovarian cancer. Bailliere´s Clin. Obstet. Gynaecol. *3* (1989) 17.

94. Young, R.C., B.A. Chabner, S.P. Hubbard et al.: Advanced ovarian adenocarcinoma: A prospective clinical trial of Mephalan (L-PAM) versus combination chemotherapy. N. Engl. J. Med. *299* (1978) 1261.

95. Young, R.C., D.G. Decker, J.R. Wharton et al.: Staging laparotomy in early ovarian cancer. JAMA *250* (1983) 3072–3076.

3 Chemotherapie

Das Ovarialkarzinom ist das einzige Genitalkarzinom, bei dem die Erkennung im Frühstadium nicht die Regel, sondern die Ausnahme darstellt. 75–80% der Fälle zeigen eine Tumorausbreitung jenseits der Ovarien und des Kleinen Beckens zum Zeitpunkt der Diagnosestellung. Auch wenn im Rahmen der maximalen tumorreduktiven Behandlung alle makroskopisch erkennbaren Tumormanifestationen entfernt werden können, bleibt die Gesamtprognose der meisten Frauen ungünstig. Somit kommt - nach der operativen Diagnostik und Primärtherapie (s. Kap. 2) - der zytostatischen Chemotherapie eine zentrale Bedeutung im Konzept zur Therapie von Ovarialkarzinom-Patientinnen zu.

Die Prognose von Ovarialkarzinom-Patientinnen wird von zahlreichen Charakteristika beeinflußt. Hierzu gehören das Alter der Patientin, der histologische Differenzierungsgrad des Tumors, der histologische Wachstumstyp, die Tumorbiologie, die Überexpression des Onkogens c-erbB-2, die Ausdehnung der Erkrankung zum Zeitpunkt der Diagnosestellung (Tumorstadium) und der Tumorstatus am Ende der operativen Primärtherapie [81, 126, 129]. Auf die Tumorausbreitung und die Bedeutung der Stadienzuordnung wurde bereits hingewiesen (s. Kap. 2).

Durch zahlreiche Studien konnte nachgewiesen werden, daß die Effizienz der Chemotherapie um so größer wird, je kleiner der maximale Tumorrest am Ende der Primäroperation ist. Somit bildet die ausgedehnte operative Diagnostik und Therapie die wichtigste Grundlage für die nachfolgende Chemotherapie [35, 38, 41, 86, 87, 144].

3.1 Wirksame Substanzen beim Ovarialkarzinom

Von zahlreichen Substanzen ist eine wachstumshemmende Wirkung gegenüber Ovarialkarzinomzellen bekannt. Hierzu gehören zytostatisch wirksame Chemotherapeutika, Hormone und biologisch wirksame Substanzen (Tab. 3.1).

Tab. 3.1: Wirksame Substanzen zur Behandlung des Ovarialkarzinoms [130]

Substanz	Patientinnen (n)	Ansprechrate (%)
Verfügbare Zytostatika		
Cisplatin	190	32
Carboplatin	82	24
Paclitaxel	189	29
Alkylanzien	1371	33
Ifosfamid	37	22
Doxorubicin	102	33
Hexamethylmelamin	215	24
5-Fluorouracil	26	29
Methotrexat	34	18
Mitomycin C	49	16
In klinischen Studien		
Prednimustin	36	28
Dihydroxybusulfan	26	27
Galactitol	39	15
Hormone und biologisch aktive Substanzen		
Interferon-Alpha	21	19
Interferon-Gamma	14	29
Gestagene	176	12
Tamoxifen	105	18

3.1.1 Platinderivate

Platinpräperate sind die wirksamsten Substanzen zur Behandlung von Patientinnen mit Ovarialkarzinom. Die wichtigsten Analoga sind Cisplatin und Carboplatin, deren Charakteristika in Tab. 3.2 zusammengestellt sind.

3.1.2 Taxane: Paclitaxel (Taxol®), Docetaxel (Taxotere®)

Die Taxane sind eine neue Gruppe antitumoral wirksamer Substanzen. Ihre Wirksamkeit beruht darauf, daß die Zusammenlagerung von intrazellulären Mikrotubuli erhöht wird und nachfolgend eine Stabilisierung dieser Mikrotubuli eintritt. Zwei

Zytostatika aus der Gruppe der Taxane sind beim Ovarialkarzinom wirksam: Paclitaxel und Docetaxel.

Die Taxane und ihre derzeitige Bedeutung in der Chemotherapie beim Ovarialkarzinom sind in Kap. 3.3 detaillierter beschrieben.

Tab. 3.2: Onkologische Effizienz und Nebenwirkungsprofil von Carboplatin (400 mg/m²) im Vergleich zu Cisplatin (100 mg/m²) [104]

Parameter	Cisplatin	Carboplatin
Gesamtanzahl d. Pat.	195	190
Ansprechrate	71/120 (59%)	80/142 (56%)
Komplettremission	31/120 (26%)	36/142 (25%)
Partialremission	40/120 (33%)	44/142 (31%)
Überlebenszeit (Median)	23 Mon.	22 Mon.
Nebenwirkungen (≥ WHO Grad 2)		
Leukopenie	30/171 (18%)	57/187 (30%)
Thrombopenie	2/171 (1%)	40/187 (22%)
Emesis	20/173 (69%)	100/187 (53%)
Neuropathie	30/173 (17%)	1/187 (1%)
Ototoxizität	22/173 (13%)	4/187 (2%)
Azetonämie	2/161 (1%)	1/187 (1%)
Hypomagnesämie	15/39 (38%)	11/32 (34%)

3.1.3 Alkylierende Substanzen

Die Wirksamkeit von alkylierenden Substanzen, wie Cyclophosphamid und Chlorambucil, ist durch eine Vielzahl von Untersuchungen belegt. Bis 1977 - vor Einführung des Cisplatin - war die Monotherapie mit einem Alkylanz Standard in der zytostatischen Behandlung von Ovarialkarzinom-Patientinnen.

Nach dem Wirksamkeitsnachweis von Cisplatin und nach Darlegung der Überlegenheit einer Kombinationstherapie gegenüber einer zytostatischen Monobehandlung wurde die Chemotherapie mit Cisplatin in Kombination mit einem Alkylanz zum neuen Therapiestandard. Der häufigste Kombinationspartner war dabei Cyclophosphamid. In weiteren Untersuchungen wurde das durch eine ähnliche Struktur charakterisierte Ifosfamid eingesetzt [123, 128]. Nach erfolgloser Therapie mit Cisplatin/Cyclophosphamid läßt sich mit Ifosfamid bei einem Teil der Patientinnen eine Remission induzieren.

Die wichtigste Nebenwirkung von Ifosfamid ist die Harnblasentoxizität (z.B. hämorrhagische Cystitis), der durch das spezifische Antidot Mesna entgegengewirkt werden kann. Weitere wichtige Nebenwirkungen betreffen das Zentralnervensystem und reichen von der ZNS-Irritabilität bis zum Koma.

3.1.4 Anthrazykline

Doxorubicin (z.B. Adriblastin®) und seine Analoga (z.B. Epirubicin, Farmorubicin®) gehören ebenfalls zu den beim Ovarialkarzinom wirksamen Substanzen. Gegenüber platinhaltigen Substanzen scheint eine Kreuzresistenz zu bestehen. Die Rolle der Anthrazykline als Bestandteil kombinierter Chemotherapien bei zuvor nicht zytostatisch behandelten Patientinnen ist unklar. In mehreren randomisierten Chemotherapiestudien ließ sich ergänzend zur Behandlung mit Platin/Cyclophosphamid durch die Zugabe eines Anthrazyklins kein signifikanter Vorteil aufzeigen [11, 23, 45, 88].

3.1.5 Altretamin (Hexamethylmelamin®)

Altretamin ist sowohl in der Erstlinienbehandlung als auch in der Rezidivsituation nach platinhaltiger Chemotherapie wirksam. Der genaue Wirkungsmechanismus wurde bisher nicht entschlüsselt. Die dosis-limitierende Nebenwirkung sind gastrointestinale Symptome in Form von Übelkeit und Erbrechen. Das Risiko der Myelosuppression ist relativ gering. Der Einsatz dieser Substanz ist in den einzelnen Ländern unterschiedlich und war bisher beispielsweise in den USA weiter verbreitet als in Deutschland.

Zusammengenommen gibt es zahlreiche Substanzen, deren Wirksamkeit bei Patientinnen mit Ovarialkarzinom eindeutig belegt ist. Unter den zur Verfügung stehenden Zytostatika sind Platin-Präparate die wichtigsten. Die meisten beim Ovarialkarzinom wirksamen Zytostatika zeigen eine Kreuzresistenz gegenüber Platin-Präparaten. Hiervon ausgenommen sind die Taxane, Hexamethylmelamin und Ifosfamid.

3.2 Kombinierte Chemotherapie

Die Tatsache, daß zahlreiche Substanzen zur Chemotherapie beim Ovarialkarzinom eingesetzt werden können, hat zu der Überlegung geführt, die Effizienz durch den kombinierten Einsatz von Zytostatika zu erhöhen (Tab. 3.3).

Tab. 3.3: Rationale zur Polychemotherapie beim Ovarialkarzinom

- unterschiedliche Wirkungsmechanismen
- synergistische Tumorwirkung
- unterschiedliche Toxizität

Die klinische Forschung zur Chemotherapie beim Ovarialkarzinom beschäftigte sich innerhalb der zurückliegenden 2 Jahrzehnte schwerpunktmäßig mit folgenden Themen: Wirksamkeit der kombinierten Chemotherapie im Vergleich zur zytostatischen Monotherapie, die Bedeutung von Doxorubicin als Bestandteil der Polychemotherapie, vergleichende Untersuchungen zwischen Cisplatin und Carboplatin, optimale Dosierungen und Chemotherapiepläne sowie die Bedeutung der Taxane.

Vor zwanzig Jahren war die zytostatische Monotherapie mit dem Alkylanz Melphalan der Standard in der zytostatischen Therapie von Patientinnen mit Ovarialkarzinom. In den fortgeschrittenen Tumorstadien lag die Ansprechrate bei 37% mit einem Anteil klinischer Komplettremissionen von 20% und einer medianen Überlebenszeit von 12 Monaten [86]. In zwei großen randomisierten Studien, die zwischen 1976 und 1982 durchgeführt wurden, erfolgte die Überprüfung der Wirksamkeit einer kombinierten Chemotherapie.

In der ersten dieser beiden Untersuchungen wurde die Monotherapie mit Melphalan gegenüber einer Kombination aus Melphalan und Hexamethylmelamin sowie einer Kombination aus Doxorubicin und Cyclophosphamid verglichen [86]. In einer weiteren Studie wurde die Kombination Doxorubicin/Cyclophosphamid mit einer Dreierkombination verglichen, die aus Cisplatin, Cyclophosphamid und Doxorubicin bestand [87]. Mit den platinhaltigen Kombinationsregimes ergaben sich statistisch signifikant bessere Resultate für die platinhaltige Kombinationstherapie in Bezug auf die Ansprechrate, das progressionsfreie Intervall und die Überlebenszeit.

In nachfolgenden Studien wurde die Überlegenheit platinhaltiger Kombinationsregimes im Vergleich zu kombinierten Zytostasen ohne Platin bestätigt, sowohl für Patientinnen mit großem als auch für Patientinnen mit geringem Resttumor. Weitere Untersuchungen bestätigten diese Resultate auch für Patientinnen in den Frühstadien bzw. für Frauen ohne Tumorrest am Ende bei Primäroperation.

Faßt man die wichtigsten Studienergebnisse zur zytostatischen Monotherapie im Vergleich zur kombinierten Zytostase zusammen, so ergeben sich folgende Resultate:

1. Kombinierte Chemotherapien sind einer Monotherapie überlegen.
2. Platinhaltige Chemotherapieregime sind wirksamer als Chemotherapiekombinationen ohne Platin.
3. Platinhaltige Kombinationstherapien sind wirksamer als eine platinhaltige Monotherapie.

3.2.1 Die Bedeutung der Anthrazykline

In nachfolgenden klinischen Studien wurde die Wirksamkeit von Cisplatin in Kombination mit Cyclophosphamid gegenüber einer Dreierkombination verglichen, die zusätzlich das Anthrazyklin Doxorubicin (Adriblastin®) enthielt [11, 23, 45, 88].

Hierbei ergaben sich in einzelnen Punkten Vorteile für das Doxorubicin-haltige Regime, gleichzeitig war jedoch auch die Toxizität der mit dem Dreierregime behandelten Patientinnen größer. Ähnliche Resultate ergaben sich für das weniger toxische Epirubicin (Farmorubicin®). Diese Ergebnisse führten zu der Empfehlung, die postoperative zytostatische Erstbehandlung in Form eines platinhaltigen Zweierregimes (häufigster Kombinationspartner: Cyclophosphamid) durchzuführen. Vor diesem Hintergrund ist in unserer Klinik die postoperative Zytostase mit Carboplatin und Cyclophosphamid innerhalb der letzten Jahre zum Therapiestandard geworden.

3.2.2 Cisplatin (z.B. Platiblastin®, Platinex®) und Carboplatin (z.B. Carboplat®)

Cisplatin führt aufgrund der charakteristischen Nebenwirkungen zu ausgeprägten Belastungen der Patientinnen. Hierzu gehört die Emesis, die Neuro-, Oto- und Nephrotoxizität. Durch die Einführung von Carboplatin entstand die Möglichkeit der Behandlung mit einem Platinanalogon, dessen Vorteile in einer minimalen Neurotoxizität und Nephrotoxizität liegen, begleitet von einem deutlich geringeren emetischen Potential. Des weiteren ist Carboplatin weniger ototoxisch als Cisplatin.

Im Gegensatz zu Cisplatin wirkt Carboplatin jedoch stärker myelotoxisch [95]. In mehreren prospektiv randomisierten Studien konnte bei einem Vergleich zwischen Cisplatin und Carboplatin eine identische Wirksamkeit herausgearbeitet werden.

Details zum unterschiedlichen Nebenwirkungsspektrum sind in Tab. 3.2 zusammengestellt. Somit sind zahlreiche Vergleichsstudien die Grundlage für die heutige Erkenntnis, daß Cisplatin und Carboplatin eine identische onkologische Wirksamkeit bei Patientinnen mit Ovarialkarzinom haben, vorausgesetzt, daß adäquate Dosierungen miteinander verglichen werden (z.B. Cisplatin 100 mg/m² gegenüber Carboplatin 400 mg/m²). In Deutschland ist Carboplatin seit 1988 zur Therapie des Ovarialkarzinoms zugelassen.

Um eine optimale Lebensqualität von Ovarialkarzinom-Patientinnen zu erzielen, sollte angesichts des Nebenwirkungsspektrums von Cisplatin dem Platinanalogon Carboplatin der Vorzug gegeben werden. Dieses Vorgehen hat sich nach eigenen Erfahrungen gut bewährt, so daß wir die Kombination aus Carboplatin und Cyclophosphamid als postoperative Standardtherapie in der Erstlinienbehandlung verwenden [79].

3.2.3 Dosisintensivierung

Bei der Analyse verschiedener Chemotherapien unter dem Aspekt der Dosisintensivierung ergab sich für Cisplatin ein Zusammenhang zwischen der relativen Dosisintensität und der klinischen Ansprech- bzw. Überlebenszeit [58]. Um den Einfluß der Dosisintensität auf das Ansprechen und die Überlebenszeit zu analysieren, wurden prospektive Untersuchungen durchgeführt. Die erste europäische Veröffentlichung einer derartigen Untersuchung erfolgte durch Kaye et al. [52]. In diese Studie wurden Patientinnen ohne zytostatische Vorbehandlung der Stadien Ic - IV aufgenommen. Nach der operativen Primärtherapie erfolgte eine Randomisierung, so daß die Patientinnen Cisplatin in einer Dosierung von entweder 50 mg/m² oder 100 mg/m² erhielten. Die Therapie erfolgte jeweils in Kombination mit Cyclophosphamid (750 mg/m²) mit Wiederholung im Abstand von 3 Wochen über insgesamt 6 Zyklen.

Diese Studie wurde nach der Aufnahme von 165 Patientinnen vorzeitig beendet (geplant waren 300 Patientinnen), weil eine zwischendurch berechnete Analyse einen hochsignifikanten Überlebensvorteil für die Hochdosisgruppe ergab. Die mediane Überlebenszeit in der Hochdosisgruppe lag bei 114 Wochen im Vergleich zu 69 Wochen. Allerdings waren auch die Nebenwirkungen im Hochdosisarm ausgeprägter, insbesondere die Neurotoxizität, Nephrotoxizität, Alopezie und gastrointestinale Toxizität.

In einer weiteren europaweiten Studie wurde eine konventionelle Cisplatin-Monotherapie mit einer dosisintensivierten Behandlung verglichen, die darin bestand, dieselbe Dosis in der Hälfte der Zeit zu applizieren [25]. In der Zeit von 1988 bis 1992 wurden in dieser Untersuchung 305 Patientinnen randomisiert. Eine Gruppe erhielt Cisplatin mit einer Dosierung von 50 mg/m² pro Woche über insgesamt 9 Wochen, die andere Gruppe erhielt Cisplatin in einer Dosierung von 75 mg/m² im Abstand von 3 Wochen über insgesamt 6 Zyklen. Die erste Gruppe sollte die doppelte Dosisintensität (50 mg/m² vs. 25 mg/m²) pro Woche erhalten mit einer insgesamt ähnlichen Gesamtdosis (450 mg/m²).

Als Ergebnis ergab sich kein statistisch signifikanter Unterschied hinsichtlich der pathologisch-anatomischen Komplettremission (24% vs. 29%) und in der Gesamtansprechrate (76% vs. 71%). Bei einer medianen Überlebenszeit von 34 Monaten zeigte sich auch kein statistischer Unterschied hinsichtlich des Überlebens in beiden Armen (mediane Überlebenszeit 36 Monate vs. 33 Monate).

Somit erbringt die Verdoppelung der Dosisintensität für Cisplatin keine verbesserten Ansprechraten und keine erhöhten Überlebenszeiten im Vergleich zu einem Standardregime mit der halben Dosisintensität und einer identischen Gesamtdosis. Diese prospektiv randomisierte Studie unterstützt nicht das Konzept einer linearen Beziehung zwischen Dosisintensität und Ansprechraten für Cisplatin beim Ovarialkarzinom, zumindest nicht in allgemein klinisch praktischen Dosierungen. Die beschriebenen Ergebnisse wurden in einer weiteren prospektiven Studie bestätigt [76].

3.3 Taxane: Studienresultate und klinische Bedeutung

Taxane sind eine neue Substanzgruppe, die das Spektrum der Zytostatika zur Behandlung von Ovarialkarzinom-Patientinnen bereichern. Die Wirksamkeit der Taxane beruht auf einem Mechanismus, der sich von dem anderer Zytostatika unterscheidet. Taxane wirken durch eine Förderung der Zusammenlagerung von intrazellulären Mikrotubuli mit nachfolgender Stabilisierung der auf diese Weise formierten Mikrotubuli [80].

Für zwei Vertreter dieser Substanzgruppe, Paclitaxel und Docetaxel, ist eine klinische Aktivität beim Ovarialkarzinom nachgewiesen (Abb. 3.1). Eine Besonderheit liegt in der zytostatischen Wirksamkeit auch bei platinresistenten Tumoren. Hierdurch erweitern sich insbesondere die Therapiemöglichkeiten in der Rezidivsituation.

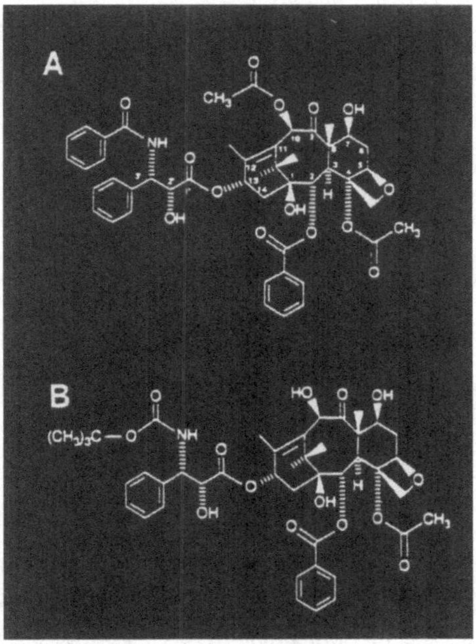

Abb. 3.1: Strukturformel von Paclitaxel (Taxol®) und Docetaxel (Taxotere®)

3.3.1 Paclitaxel (Taxol®)

3.3.1.1 Vorklinische Studien

Im Jahre 1963 wurden Extrakte aus der Pazifischen Eibe (Taxus brevifolia) im Rahmen eines wissenschaftlichen Programms gesammelt, dessen Ziel darin bestand, Naturprodukte zu onkologisch einsetzbaren Substanzen weiterzuentwickeln [93]. Paclitaxel, die aktive Komponente dieses Extrakts, wurde im Jahre 1969 isoliert.

1971 beschrieben Wani et al. [139] die Molekülstruktur. Nachfolgend wurde der besondere Wirkmechanismus von Schiff et al. [113] dargestellt.

Neuere Untersuchungsergebnisse zeigen, daß Paclitaxel und andere Taxane durch den im inneren Anteil der Rinde der Pazifischen Eibe nachgewiesenen Pilz *Taxomyces andreanae* gebildet wird und nach den bisher vorliegenden massenspektrometrischen und chromatografischen Resultaten mit dem aus der Trockensubstanz der Rinde gewonnenen Paclitaxel identisch ist und in gleicher Weise zytotoxisch wirkt [120]. Die Wirkungsmechanismen von Paclitaxel sind in Tab. 3.4 zusammengestellt.

Tab. 3.4: Wirkungsweise von Paclitaxel (Taxol®)

- Mikrotubuli-Anlagerung
- Mikrotubuli-Bündelung
- Mikrotubuli-Stabilisierung
- Depolymerisations-Hemmung
- Aktivität im gesamten Zellzyklus

In neuesten Untersuchungen ließ sich über die bisher bekannten Wirkungsmechanismen hinaus eine *radiosensibilisierende* Wirkung an humanen Ovarialkarzinom-Zellinien nachweisen [98, 119]. Bei Bestätigung in klinischen Studien könnte sich hieraus ein zusätzlicher neuer Therapieansatz ergeben.

Paclitaxel (Taxol®) ist in Deutschland seit Januar 1994 zur Behandlung von Patientinnen mit Ovarialkarzinom-Rezidiv zugelassen.

3.3.1.2 Phase I-Studien und Toxizität

Klinische Phase I-Studien zur Dokumentation der klinisch relevanten Toxizität und zur Ermittlung geeigneter Dosierungen für nachfolgende Phase II-Studien begannen 1984. In den frühen Phase I-Studien trat eine sogenannte Hypersensitivitätsreaktion bei 18% der Patientinnen auf [141]. Dieses Hypersensitivitätssyndrom äußerte sich in Form von Anaphylaxie, Dyspnoe, Hypotonie, Hautrötungen, Urtikaria sowie

Pruritus und Hautexanthem. Diese Reaktionen entsprachen den Nebenwirkungen von jodhaltigen Kontrastmitteln.

Daher wurde nachfolgend zur Prophylaxe dieses Hypersensitivitätssyndroms eine Prämedikation eingesetzt, wie sie zur Behandlung bzw. Prophylaxe von Kontrastmittelzwischenfällen verwendet wurde. Bei 24stündiger Infusionsdauer trat das Hypersensitivitätssyndrom seltener auf als nach 1- oder 3stündiger Infusionsdauer von Paclitaxel.

Als Konsequenz wurde in nachfolgenden Phase II-Studien die 24stündige Applikationsdauer gewählt, begleitet von einer oralen oder intravenösen Prämedikation mit Dexamethason sowie Diphenhydramin und einem H2-Blocker (zumeist Cimetidin) vor der Paclitaxelinfusion. Auf diese Weise konnte die Häufigkeit ernsthafter anaphylaktischer bzw. anaphylaktoider Reaktionen auf weniger als 3% reduziert werden [89]. Aufgrund der geringen Wasserlöslichkeit wurde Paclitaxel in einer Trägersubstanz gelöst, die aus polyoxethyliertem Biberöl (Cremophor EL) und Alkohol besteht. Wahrscheinlich ist die Hypersensitivitätsreaktion durch Cremophor EL hervorgerufen, möglicherweise ist diese Nebenwirkung jedoch auch durch die Taxane selbst mitbedingt. Anaphylaxie und Angioödeme wurden kasuistisch nach dem Kauen von Eibennadeln berichtet [16]. Hypersensitivitätsreaktionen wurden auch bei Patientinnen beobachtet, die mit Docetaxel behandelt wurden. Als Lösungsvermittler für Docetaxel dient Polysorbat (Tween 80), einer Substanz, die ebenfalls zu Hypersensitivitätsreaktionen mit begleitenden Hauterscheinungen führt. Zum heutigen Zeitpunkt kann nicht gesagt werden, wie hoch der Anteil der Taxane an der Verursachung der Hypersensitivitätsreaktion im Vergleich zu den genannten Lösungsmitteln ist.

Neuere Untersuchungen zur Toxizität von Paclitaxel zeigen, daß nach Anwendung der genannten Prämedikation das Risiko der Hypersensitivitätsreaktion auch von der Infusionsdauer abhängt. Das Risiko beträgt 2,2% bei der 3stündigen Infusionsdauer im Vergleich zu 1,2% bei der 24stündigen Infusionsdauer [34, 125]. Alle Ärzte, die Paclitaxel verwenden, müssen über das Risiko einer Hypersensitivitätsreaktion informiert sein und entsprechende Medikamente für die sofortige Therapie bereithalten.

Die Leukopenie ist die häufigste und gleichzeitig dosislimitierende Nebenwirkung nach Appliktion von Paclitaxel. Thrombozytopenien sind selten. Das Ausmaß der Leukopenie ist abhängig von der Paclitaxeldosis und hängt u.a. vom Therapieplan ab. Die Leukopenie ist auch nach 3stündiger Infusionsdauer geringer ausgeprägt als nach 24stündiger Infusionsdauer. Bei 24stündiger Infusionsdauer mit Paclitaxeldosierungen zwischen 135 und 250 mg/m² hatten die meisten Patientinnen ausgeprägte Neutropenien (WHO Grad 3 und 4). Diese Leukopenie manifestiert sich zumeist zwischen dem 8. und 11. Tag post infusionem. Die Normalisierung der Leukozyten tritt meist zwischen dem 15. und 21. Tag ein, wodurch 3wöchige Therapiezyklen möglich sind. Die wiederholte Gabe von Paclitaxel führt im allgemeinen nicht zu einer stärkeren Ausprägung der Leukopenie in nachfolgenden Therapiezyklen [34].

Bei höherer Dosierung (250 mg/m² oder mehr im Abstand von 3 Wochen) wirkt die Neurotoxizität dosislimitierend [106, 114]. Die Neurotoxizität zeigt sich klinisch als periphere Neuropathie in Form von Parästhesien und einem Taubheitsgefühl in den Händen und Füßen, das innerhalb von 24–72 Stunden nach der Applikation beginnt. Auch wenn die Neurotoxizität in den meisten Fällen reversibel ist, kann diese Nebenwirkung kumulativ sein und die Rückbildung kann sich über mehrere Monate erstrecken. Patientinnen mit ausgeprägten neurologischen Nebenwirkungen (schwere Sensibilitätsverluste, Parästhesien oder Schwäche mit Funktionseinschränkung) können nach Manifestation dieser Symptomatik zwar erneut mit Paclitaxel behandelt werden; in diesen Fällen sollte dann jedoch eine Dosisreduktion erfolgen. Selten – nach einer Therapie mit sehr hoher Dosierung – ist über die sensorische Neuropathie hinaus die Entstehung einer motorischen Neuropathie möglich [109].

Muskelschmerzen gehören ebenfalls zum Nebenwirkungsprofil von Paclitaxel und können bereits nach mittelhoher Dosierung auftreten. Typischerweise tritt diese Nebenwirkung 2–3 Tage nach der Therapie auf und bildet sich innerhalb der nachfolgenden 5–6 Tage meist zurück [114]. Das Nebenwirkungsprofil von Paclitaxel ist in Tab. 3.5 zusammengestellt.

In ersten klinischen Untersuchungen führte die Sorge über die Entwicklung einer Anaphylaxie als Nebenwirkung der Paclitaxel-Therapie zu einer kontinuierlichen kardialen Überwachung (EKG-Monitoring). Dabei ließ sich bei 30% der Patientinnen eine Sinusbradykardie objektivieren, die jedoch selten klinisch relevant wurde [75]. Andere kardiale Veränderungen, wie Überleitungsstörungen, ventrikuläre Tachykardie, Sinusarrhythmie und Myokardischämie sowie Infarkt, fanden sich bei 144 kardial überwachten Patientinnen in 5% der Fälle.

Zusammengenommen ist das Risiko klinisch relevanter kardialer Nebenwirkungen nach Paclitaxel-Therapie bei Patientinnen ohne kardiale Risiken gering [6]. Nach Bekanntwerden der möglichen kardialen Risiken wurden in vielen klinischen Studien Patientinnen mit potentiell kardialen Risiken nicht in das Therapieprotokoll aufgenommen.

Tab. 3.5: Nebenwirkungsprofil von Paclitaxel (Taxol®) [46]

Alopezie	(100%)
Neuropathie	(36–52%)
Hautrötung	(4–56%)
Stomatitis	(32–52%)
Müdigkeit	(24–36%)
Myalgie/Arthralgie	(12–68%)
Kardiale Nebenwirkungen	(5–30%)
Myelosuppression	dosislimitierende Nebenwirkung

Insbesondere wurden Patientinnen mit folgenden Charakteristika ausgespart: Anamnestisch bekannte kongestive Herzinsuffizienz, Myokardinfarkt innerhalb der zurückliegenden 6 Monate, Arrhythmien, aktuelle kardiale Medikation mit Digoxin, Kalziumantagonisten und Betablocker. Die Höhe des Risikos dieser einzelnen kardialen Vorbelastung ist nicht bekannt und diese Charakteristika wurden auch nicht in die Liste der Ausschlußkriterien aufgenommen. Da eine abschließende Bewertung der potentiellen kardialen Risiken von Paclitaxel zum jetzigen Zeitpunkt nicht möglich ist, sollte jeder behandelnde Arzt im Einzelfall eine sorgfältige Abwägung zwischen Risiken und Nutzen vornehmen.

Die häufigste Nebenwirkung nach Paclitaxel-Therapie ist die Alopezie, die praktisch bei allen Patientinnen beobachtet wird. Müdigkeit und Arthralgien treten vornehmlich nach höherdosierter Therapie auf. Dies gilt auch für das Risiko einer Mukositis, die insbesondere nach 96stündiger Infusionsdauer hochdosierter Therapien auftritt. Das Nebenwirkungsprofil von Paclitaxel ist in mehreren Veröffentlichungen ausführlich beschrieben [89, 107].

3.3.1.3 Phase II-Studien

Bei Patientinnen mit Tumorpersistenz bzw. Frauen in der Rezidivsituation wurde nach Paclitaxel-Therapie eine Ansprechrate von 30% beschrieben [75]. Weitere

Studienresultate sind in Tab. 3.6 zusammengestellt. Als Besonderheit ist in diesem Zusammenhang zu erwähnen, daß Remissionsinduktionen auch nach Vorbehandlung mit platinhaltigen Regimes erzielt werden konnten.

Tab. 3.6: Resultate der Rezidivtherapie mit Paclitaxel (Taxol®) in Phase-II Studien bei Patientinnen mit Ovarialkarzinom

Autor	Dosis (mg/m²)	Pat. (n)	Ansprechraten CR (n)	PR (n)	gesamt (%)
Einzig et al. [32]	180–250	30	1	5	20%
McGuire et al. [75]	110–250	40	1	11	30%
Thigpen et al. [127]	175	41	5	10	36%
Sarosy et al. [112]	250*	44	5	15	48%
Trimble et al. [133]	135	652	23	118	22%
gesamt		807	35	159	24%

CR = Komplettremission / PR = Partialremission / * mit G-CSF

3.3.1.4 Paclitaxel (Taxol®) in Phase III-Studien

1991 wurden Phase III-Studien mit Paclitaxel begonnen. Die amerikanische Arbeitsgruppe *Gynäkologische Onkologie (Gynecologic Oncology Group)* begann eine zweiarmige Studie, in der prospektiv die Kombination aus Cisplatin/Paclitaxel mit der Standard-Therapie (Cisplatin/Cyclophosphamid) verglichen wurde. Bei Patientinnen mit Tumorrest am Ende der operativen Primärtherapie ist diese Therapie als postoperative Erstlinienbehandlung durchgeführt worden. Vorläufige Ergebnisse wurden 1993 publiziert [76]. Hierbei zeigten sich Vorteile für die mit Paclitaxel behandelten Patientinnen: Klinische Ansprechrate 79% vs. 62%, makroskopische Tumorfreiheit bei der Second look-Operation 41% vs. 25%.

Somit erscheint der Therapieansatz Cisplatin/Paclitaxel als Erstlinienbehandlung sehr vielversprechend; zur abschließenden Beurteilung ist jedoch eine längere Nachbeobachtungsphase und eine Prüfung an einer größeren Patientengruppe erforderlich. Eine ähnliche Untersuchung wurde als eurokanadisches Kooperationsprojekt begonnen (OV10).

Eine weitere Phase III-Studie der amerikanischen Arbeitsgruppe *Gynäkologische Onkologie* vergleicht als dreiarmiges Protokoll die Wirksamkeit von Paclitaxel nach operativer Primärtherapie.

Da es nach den alleinigen Resultaten der Studie GOG 111 (noch) nicht gerechtfertigt ist, Cisplatin/Paclitaxel als neue Standardtherapie nach postoperativer Primärbehandlung einzusetzen, kommt den Ergebnissen analog ausgerichteter Folgestudien eine große Bedeutung zu.

In einer kanadisch-europäischen Phase III-Studie mit Paclitaxel bei Patientinnen mit Tumorprogression nach platinhaltiger Vorbehandlung wurden 135 mg/m² gegenüber 175 mg/m² und eine 3stündige gegenüber einer 24stündigen Infusionsdauer verglichen. Als Resultat ergab sich ein signifikant längeres progressionsfreies Intervall (19 vs. 14 Wochen) für die mit 175 mg/m² behandelten Patientinnen. Ferner konnte in der Therapie mit dieser Dosierung eine erhöhte Ansprechrate beobachtet werden (20% gegenüber 50%).

Die unterschiedliche Infusionsdauer beeinflußte das progressionsfreie Intervall nicht (17 Wochen gegenüber 16 Wochen). Dies gilt auch für die Ansprechrate (24stündige Infusion: 19%, 3stündige Infusion: 16%). Allerdings zeigte sich nach 24stündiger Infusionsdauer ein signifikant erhöhter Anteil ausgeprägter Neutropenien (WHO Grad 4), diese lag mit 71% gegenüber 80% signifikant höher als nach der 3stündigen Infusion. In einer weiteren Studie (GOG 134) werden Paclitaxeldosierungen von 135 mg/m² gegenüber 175 und 250 mg/m² untersucht.

Nach Vorliegen der Resultate aus diesen zumeist noch laufenden klinischen Studien wird eine bessere Bewertung von Paclitaxel in der postoperativen Erstlinienbehandlung möglich sein.

3.3.1.5 Polychemotherapie mit Paclitaxel (Taxol®)

Die optimale Einbindung von Paclitaxel in Polychemotherapie-Regimes ist bisher nicht definiert. Die ergänzend zur Monotherapie mit Paclitaxel durchgeführten Kombinationstherapien wurden zumeist mit Cisplatin durchgeführt. In einer neueren Untersuchung (GOG 114) wird die Kombination aus Paclitaxel und Carboplatin geprüft.

In einer Phase I-Studie konnte gezeigt werden, daß bei der Kombination von Paclitaxel mit Carboplatin eine Paclitaxeldosis von 135 mg/m^2 als 24stündige Infusion nach der Carboplatin-Applikation gut toleriert wird und über 6 Zyklen in 3wöchigen Abständen praktikabel ist [90]. Über die Effizienz der Kombination Paclitaxel/Carboplatin gegenüber der Kombination Paclitaxel/Cisplatin kann zum jetzigen Zeitpunkt noch keine sichere Aussage getroffen werden. In weiteren Untersuchungen konnte gezeigt werden, daß mit zusätzlicher Gabe von G-CSF eine höher dosierte Kombinationstherapie (Paclitaxel 250 mg/m^2 über 24 Stunden) in Kombination mit Cisplatin (75 mg/m^2) und Cyclophosphamid (750 mg/m^2) möglich ist [54]. Zusätzlich wurden weitere Untersuchungen zum kombinierten Ansatz von Paclitaxel durchgeführt. Als Kombinationspartner wurden dabei folgende Zytostatika eingesetzt: Doxorubicin, Cyclophosphamid, Etoposid, Ifosfamid, Hexamethylmelamin und Topotecan.

3.3.1.6 Intraperitoneale Therapie mit Paclitaxel (Taxol®)

Im Rahmen einer Phase I-Studie wurden erste Erfahrungen mit Paclitaxel zur intraperitonealen Therapie bei 17 Patientinnen, von denen 16 an einem Ovarialkarzinom erkrankt waren, gesammelt. Bei einer Patientin mit platinrefraktärem Ovarialkarzinom bildete sich der Aszites zurück bei gleichzeitiger Normalisierung der CA 125-Spiegel. Als Nebenwirkungen der intraperitonealen Therapie wurden eine leichte Myelosuppression, leichte bis mäßige Abdominalschmerzen und Überempfindlichkeitsreaktionen beschrieben [68, 70]. Die intraperitoneale Chemotherapie mit Paclitaxel ist momentan Gegenstand wissenschaftlicher Untersuchungen und bisher nicht für den klinischen Einsatz etabliert.

3.3.1.7 Infusionsdauer

Die optimale Infusionsdauer bei Chemotherapie mit Paclitaxel ist bislang noch nicht ermittelt [7]. In ersten Phase I- und Phase II-Studien erfolgte die intravenöse

Infusion über die Dauer von 24 Stunden. In nachfolgenden Studien konnte gezeigt werden, daß die 3stündige Infusionsdauer mit einer geringeren Neutropenie-Rate assoziiert ist. Es ist bisher unklar, ob die antitumorale Wirksamkeit bei kürzerer Infusionsdauer geringer ist. Bisher gibt es nur eine Studie, die darauf hinweist, daß die 3stündige und die 24stündige Infusionsdauer zu einer vergleichbaren onkologischen Wirksamkeit führt [34]. Die Bestätigung, daß die Paclitaxel-Therapie nach 3stündiger Infusionsdauer wirksamer ist als nach 24stündiger Infusionsdauer, steht noch aus.

3.3.1.8 Dosierung

Für die optimale Dosierung von Paclitaxel gilt dasselbe wie für die Infusionsdauer: Der Optimalwert ist bisher nicht definiert. Beim Dosisvergleich zwischen 135 und 175 mg/m² führte die höhere Dosierung zu einem um 5 Wochen längeren progressionsfreien Intervall [34]. Es zeichnet sich ab, daß die maximale Dosis, die mit hinreichender klinischer Sicherheit appliziert werden kann, über 175 mg/m² liegt. Dieser Punkt wird momentan durch weitere klinische Untersuchungen analysiert. In Deutschland ist Paclitaxel bisher zur Therapie des Ovarialkarzinoms nach platinhaltiger Vorbehandlung zugelassen. Die aktuell empfohlene Dosierung beträgt 175 mg/m².

3.3.2 Docetaxel (Taxotere®)

Bei dem Paclitaxel-Analogon Docetaxel (Taxotere®) handelt es sich ebenfalls um eine Substanz, deren Wirkung auf einer Stabilisierung der intrazellulären Mikrotubuli basiert. Docetaxel wurde im Jahre 1985 von der Firma Rhône-Poulenc-Rorer entwickelt. Der Wirkstoff läßt sich semisynthetisch aus 10-Deacetylbaccatin III herstellen, das aus den Nadeln der Europäischen Eibe, *Taxus baccata,* gewonnen wird, indem in der C-13-Position des Moleküls eine Veresterung mit einer synthetischen Seitenkette erfolgt [27, 65]. Docetaxel unterscheidet sich von Paclitaxel an zwei Stellen in der Molekularstruktur (Abb. 3.1).

Docetaxel fördert in vitro die Zusammenlagerung stabilisierter Mikrotubuli und induziert ihre Formation zu Bündeln. Im Vergleich zu Paclitaxel ist Docetaxel besser wasserlöslich und zeigt eine stärkere Wirkung auf die Tubulin-Polymerisation [101]. In den bisher durchgeführten Phase I-Studien mit Docetaxel erwies sich die Myelosuppression als dosislimitierende Nebenwirkung [12, 17, 94, 132] (Tab. 3.7).

Tab. 3.7: Nebenwirkungsprofil von Docetaxel (Taxotere®) in Phase I-Studien [81]

Autor	Therapie	Empfehlung	DLNW*	andere Nebenwirkungen
Burris et al. [17]	6-h-Infusion	80 mg/m² 100 mg/m²	Neutropenie	HSR**, Alopezie, Erbrechen, Phlebitis
Pazdur et al. [94]	1-h-Infusion	120 mg/m²	Neutropenie	HSR, Mukositis
Tomiak et al. [132]	1-h-Infusion	100 mg/m²	Neutropenie	HSR, Rash, Alopezie
Bisset et al. [12]	24-h-Infusion	90 mg/m²	Neutropenie	Alopezie, Diarrhoe, HSR, periphere Neuropathie, Mukositis, Erbrechen
Rousseau et al. [105]	1–2-h-Infusion	85 mg/m²	Neutropenie	Hautausschlag

*DLNW = dosislimitierende Nebenwirkung / **HSR = Hypersensitivitätsreaktion

In Phase II-Studien wurde Docetaxel in einer Dosierung von 100 mg/m² als 1stündige Infusion verabreicht; diese Zyklen wurden im Abstand von 3 Wochen wiederholt.

Zum Nebenwirkungsspektrum von Docetaxel gehören juckende Hautveränderungen, periphere Ödeme sowie Pleura- und Perikardergüsse [132]. Weitere Nebenwirkungen - wie Hypersensivitätsreaktionen, periphere Neuropathie und Alopezie - sind ähnlich wie nach Anwendung von Paclitaxel.

Die Vorbehandlung mit Dexamethason, Diphenhydramin und einem H_2-Blocker verringerten die Häufigkeit der Hypersensitivitätsreaktionen in ähnlicher Weise wie in entsprechenden Paclitaxel-Studien. Periphere Ödeme wurden bei 59% der Patientinnen mit mehr als 4 Therapiezyklen beobachtet (kumulative Dosis >400 mg/m²). Bei mehr als 50% der auf Docetaxel ansprechenden Patientinnen war diese Nebenwirkung so ausgeprägt, daß die Therapie nicht fortgesetzt werden konnte. Mit Hautveränderungen ist bei 60% der Patientinnen zu rechnen [115].

Die Wirksamkeit von Docetaxel in Phase II-Studien bei Patientinnen mit zytostatisch vorbehandelten Ovarialkarzinomen lag zwischen 33 und 35% [1, 36, 51]. In all diesen Studien standen periphere Ödeme als klinisch relevante Nebenwirkung im Vordergrund.

Zusammenfassend läßt sich zum heutigen Zeitpunkt sagen, daß Paclitaxel und Docetaxel aktive Substanzen einer neuen Kategorie von Zytostatika sind. Eine weitere Besonderheit besteht darin, daß die Substanzen aus Pflanzen gewonnen werden und daß es sich somit um nachwachsende Rohstoffe handelt. Die klinisch nachgewiesene Wirksamkeit der Taxane bei Patientinnen mit Ovarialkarzinom deutet darauf hin, daß diese Substanzen eine ähnliche Bedeutung erlangen könnten wie Platin-Präparate.

Die aktuelle klinische Forschung ist darauf ausgerichtet, die optimale Dosierung und die optimale Infusionsdauer zu ermitteln sowie die Bedeutung von Polychemotherapien mit Einbeziehung von Taxanen zu prüfen.

3.4 Chemotherapie in der Rezidivsituation

Mit Ansprechraten von 70–80% bei der postoperativen zytostatischen Erstbehandlung gehört das Ovarialkarzinom zu den Tumoren mit hoher Chemosensitivität. Die meisten Patientinnen erleiden jedoch – nach unterschiedlicher Latenzzeit – ein Rezidiv und versterben im weiteren Verlauf an den Folgen der Erkrankung. Auch nach operativer Primärtherapie und postoperativer Platin-Therapie liegt die 5-Jahres-Überlebensrate der Patientinnen in den Tumorstadien III und IV zumeist unter 25% [91]. Wenn auch die Heilungserwartung in der Rezidivsituation ausgesprochen gering ist, bleiben diese Tumore relativ lange chemosensibel.

Die Therapie von Patientinnen mit Ovarialkarzinom in der Rezidivsituation ist und bleibt eine Herausforderung für die behandelnden Ärzte, insbesondere in der Klinik. Die Palette der Behandlungsmöglichkeiten in der Rezidivsituation ist innerhalb der letzten Jahre größer geworden. Die Ansprechraten sind jedoch nicht hoch und einmal eingetretene Remissionsinduktionen nur von begrenzter Dauer.

3.4.1 Platinsensitivität

Als Platinsensitivität wird das Ansprechen auf eine platinhaltige Erstbehandlung definiert. Es ist bekannt, daß diese Patientinnen auch in der Rezidivsituation auf eine platinhaltige Chemotherapie ansprechen [69]. Patientinnen, die unter der platinhaltigen Chemotherapie eine Tumorprogression zeigen oder die innerhalb von 6 Monaten ein Rezidiv entwickeln, werden als platinrefraktär betrachtet. Patientinnen mit Tumorrückbildung unter Platin-Therapie und einem progressionsfreien Intervall von 6 Monaten ohne onkologische Behandlung werden als platinsensitiv definiert.

Die Ansprechraten bei palliativer Chemotherapie ist in diesen beiden Gruppen völlig unterschiedlich. Für Patientinnen mit einem Rezidiv nach Ablauf eines therapiefreien Intervalls von weniger als 6 Monaten ist eine Ansprechrate von weniger als 10% zu erwarten, für Patientinnen mit einem therapiefreien Intervall von mehr als 21 Monaten wurden dagegen Ansprechraten bis zu 90% beobachtet (Tab. 3.8).

Tab. 3.8: Ansprechrate nach erneuter Platin-Therapie in Abhängigkeit vom zwischenzeitlichen therapiefreien Intervall [13]

Intervall (Monate)	Gesamtzahl (n)	Ansprechrate (n)	(%)
< 3	39	4	10
4–6	11	1	9
7–9	11	4	36
10–12	6	1	17
13–15	4	2	50
16–18	4	3	75
19–21	1	1	100
> 21	16	15	94

Studien mit Carboplatin und Studien mit hochdosierter Platin-Therapie (z.B. Cisplatin 40 mg/m² für 5 Tage oder Carboplatin 800 mg/m²) zeigten keine oder eine nur geringe Wirksamkeit bei Patientinnen mit platinrefraktären Tumoren [92]. Neuere Untersuchungen weisen darauf hin, daß nach einer Zytostase mit Paclitaxel die Chemosensitivität gegenüber einer sich anschließenden erneuten Platin-Therapie möglicherweise erhöht ist.

3.4.2 Cisplatin oder Carboplatin ?

Die erneute Behandlung mit einem platinhaltigen Chemotherapieregime ist sinnvoll, wenn es sich um einen platinsensitiven Tumor (s.o.) handelt und das Rezidiv sich nach Ablauf von mindestens 6 Monaten nach Abschluß der platinhaltigen Vorbehandlung manifestiert hat. Für die Entscheidung, Cisplatin oder Carboplatin zu verwenden, sollten mehrere Faktoren berücksichtigt werden.

Hierzu gehört die Frage, welche Substanz in der Erstlinienbehandlung verwendet wurde, wie diese subjektiv und objektiv vertragen wurde, ob und in welchem Umfang im Rahmen der Erstlinienbehandlung dauerhafte Schäden eingetreten sind und ob nun nachfolgend eine Mono- und Polychemotherapie geplant ist.

Studienresultate nach palliativer Monotherapie mit Carboplatin sind in Tab. 3.9 zusammengestellt.

Tab. 3.9: Carboplatin-Monotherapie in der Rezidivsituation

Autor	Patientinnen (n)	CR und PR
Chawla et al. [22]	27	37%
Colombo et al. [24]	17	17%
Eisenhauer et al. [33]	43	28%
Kjorstad et al. [53]	82	24%
Markman et al. [67]	72	43%
Pohl et al. [96]	22	14%
Ogawa et al. [85]	24	38%
Williams et al. [143]	15	27%

CR = Komplettremission / PR = Partialremmission

Bei platinrefraktären Tumoren liegt die Ansprechrate nur bei 7%, bei platinsensiblen Tumoren bei 25%. Zur Überprüfung des Stellenwertes einer dosisintensivierten Therapie in der Rezidivsituation liegen nur wenige Studien vor. Beispielsweise führte die Hochdosistherapie mit Carboplatin (800 mg/m² in 5wöchentlichen Abständen) bei insgesamt 30 Patientinnen in der Rezidivsituation zu einer Ansprechrate von 27% mit einer medianen Ansprechdauer von 7 Monaten [92]. Die Ergebnisse entsprechen den Resultaten einer normal dosierten Monotherapie in der Rezidivsituation. Mit diesem Konzept konnte bei Frauen mit primärer Tumorprogression unter Cisplatin keine Remissionsinduktion erzielt werden.

3.4.3 Hochdosis-Chemotherapie mit Stammzelltransplantation

Hochdosis-Chemotherapien mit Stammzelltransplantation führten zu guten Ansprechraten, jedoch nur kurzer Ansprechdauer in der Rezidivsituation. Die beste Tumorkontrolle wurde bei Patientinnen mit platinsensitiven Tumoren und nur geringem Resttumor gefunden.

Die vorliegenden Ergebnisse weisen darauf hin, daß Studien zu Hochdosis-Therapie mit Stammzelltransplantation am ehesten für Patientinnen mit geringem Resttumor geeignet sind, nicht jedoch für Patientinnen mit platinresistenten Tumoren oder sehr großen Tumormassen.

In einer Untersuchung von Stiff et al. [121] wurden 146 Patientinnen beschrieben, bei denen in der Ovarialkarzinom-Rezidivsituation eine Hochdosis-Chemotherapie mit Stammzelltransplantation durchgeführt wurde. Bei 80 Patientinnen war die Beurteilung der Therapieergebnisse möglich. Hierbei zeigte sich eine Ansprechrate von 73% bei Patientinnen mit platinsensitiven Tumoren gegenüber einer Ansprechrate von 34% für Patientinnen mit platinresistenten Tumoren. Die mediane Zeit bis zur erneuten Tumorprogression lag allerdings nur bei 6 Monaten. Diese Ergebnisse entsprechen denen ähnlich konzeptionierter Studien, die in Tab. 3.10 zusammengestellt sind.

Aus heutiger Sicht handelt es sich bei der Hochdosis-Chemotherapie um einen klinisch-experimentellen Therapieansatz. Die Überlegenheit gegenüber konventionell dosierten Chemotherapien ist bisher nicht bewiesen. Daher sollten Hochdosis-Chemotherapien nach eigener Auffassung derzeit ausschließlich unter Studienbedingungen in entsprechend spezialisierten Kliniken durchgeführt werden.

Tab. 3.10: Hochdosis-Chemotherapie mit Stammzelltransplantation in der Rezidivsituation beim Ovarialkarzinom

Autor	Patientinnen (n)	CR und PR	Ansprechdauer (Monate)	Regime
Shea et al. [117]	11	54%	n.a.	CBDCA + ABMT
Shea et al. [116]	5	80%	8	CBDCA + PBSC
Shpall et al. [118]	8	75%	6	CDDP i.p. + CTX + Thiotepa + ABMT
Stiff et al. [122]	11	100%	4	CBDCA + CTX + Mitoxantron + ABMT
Viens et al. [138]	17	50%	n.a.	Melphalan + ABMT

CR = Komplettremission / PR = Partialremission / CBDCA = Carboplatin /
CDDP = Cisplatin / ABMT = autologe Knochenmarkstransplantation /
PBSC = periphere Stammzellen / CTX = Cyclophosphamid / n.a. = nicht angegeben

3.4.4 Paclitaxel (Taxol®)

Bei Patientinnen mit platinrefraktären Tumoren führte eine normal dosierte Paclitaxel-Therapie zu Ansprechraten von 22–33% [75, 127, 133]. Kohn et al. [55] analysierten die Wirksamkeit höherer Dosierungen von Paclitaxel und ermittelten eine Ansprechrate von 48% bei platinrefraktären Tumoren. Die Bedeutung der dosisintensivierten Therapie wird in randomisierten Phase III-Studien geprüft (weitere Einzelheiten zu Paclitaxel s. Kap. 3.3).

Ovarialkarzinomzellen können – ähnlich wie gegenüber anderen antitumoral wirksamen Substanzen – auch gegenüber Paclitaxel eine Resistenz entwickeln. Zwei der zugrunde liegenden Mechanismen konnten entschlüsselt werden [14, 19, 42, 47, 97]: An ovariellen Zellinien zeigte sich eine sekundäre Resistenz gegenüber Paclitaxel in Zellen mit verändertem alpha- und beta-Tubulin [19]. Nach eigenen Erfahrungen liegt die Ansprechrate einer Paclitaxel-Therapie in der Rezidivsituation nach Platinhaltiger Vorbehandlung bei 20%.

Tab. 3.11: Resistenzmechanismen gegenüber Paclitaxel (Taxol®)

• Veränderung von alpha- und beta-Tubulin [19]
• multi drug resistance [42]

3.4.5 Etoposid (Vepesid®)

In der Rezidivtherapie des Ovarialkarzinoms mit Etoposid werden Remissionsraten zwischen 8,4% und 56% angegeben [31, 48, 56]. Bei der kumulativen Analyse 6 internationaler Arbeiten zu dieser Fragestellung mit insgesamt 272 Patientinnen ergibt sich eine durchschnittliche Remissionrate von 25,4% und eine unveränderte onkologische Situation (no change) bei 34,6% der Patientinnen. Dabei wird die durchschnittliche Remissionsdauer mit 2 bis 11 Monaten angegeben.

Unter den Nebenwirkungen stehen die Alopezie (reversibel) und die Myelosuppression im Vordergrund. Eine Besonderheit der Etoposid-Therapie liegt darin, daß die Myelotoxizität nicht kumulativ ist.

3.4.6 Treosulfan (Ovastat®)

Treosulfan ist ein bifunktionell wirkendes Alkylanz, das 1966 entwickelt wurde. Treosulfan wird im physiologischen Milieu (pH 7,4, Temperatur 37°C) nichtenzymatisch zu den aktiven Bestandteilen Mono- und Diepoxin umgewandelt. Die Ausgangssubstanz ist nicht wirksam und gilt somit als Vorstufe für die onkologisch wirksamen Epoxidverbindungen.

Die chemische Struktur des Treosulfans ähnelt der des Busulfans (Myleran®). Die Ergebnisse nach Rezidivtherapie mit Treosulfan sind mit denen anderer alkylierender Substanzen vergleichbar.

Die wichtigste Nebenwirkung der Treosulfan-Therapie ist die hämatologische Toxizität, die – im Gegensatz zum Etoposid – bei längerer Therapiedauer kumulativ ist. Im Vordergrund steht hierbei die Anämie und die Leukopenie; eine Thrombopenie tritt selten auf. Der Leukozyten- und Thrombozytennadir tritt i.d.R. in der zweiten oder dritten Woche des therapiefreien Intervalls auf. Bei länger andauernder Behandlung kann diese Erholungsphase verzögert sein.

Eine Alopezie ist in ca. 5% der Fälle zu erwarten; gastrointestinale Beschwerden treten in ca. 10% der Fälle auf. Bei Langzeittherapie mit Treosulfan wurde in 1,4% der Fälle die Manifestation einer akuten nicht-lymphatischen Leukämie beobachtet, die im Median 50 Monate nach Therapiebeginn auftrat.

3.4.7 Gemcitabine (Gemzar®)

Gemcitabine ist ein Pyrimidin-Nucleosid-Analog. Dieser Antimetabolit wirkt in erster Linie zellzyklus-spezifisch in der S-Phase und blockiert den G1/S-Übergang. Die Beeinträchtigung der DNS-Synthese basiert auf einer Hemmung von DNS-Polymerasen und Inkorporation als „falsche Base“ in die DNS und RNS.

Die Substanz ist bei verschiedenen Tumoren wirksam, so auch beim Ovarialkarzinom. Als Dosisempfehlung gelten 1000 mg/m² i.v. als Kurzinfusion (30 Min.). Damit eignet sich dieses Therapiekonzept prinzipiell für die ambulante Behandlung. Dosislimitierend ist die Myelosuppression (Leuko- und Thrombozytopenie). Weitere Nebenwirkungen sind grippeähnliche Symptome. Das Alopezierisiko ist minimal [111]. Mit der Zulassung der Substanz zur Behandlung von Ovarialkarzinom-Patientinnen ist in Kürze zu rechnen.

3.4.8 Andere Zytostatika

Zur Rezidivtherapie beim Ovarialkarzinom wurden zahlreiche Substanzen eingesetzt. Die damit erzielten Therapieergebnisse sind in Tab. 3.12 zusammengestellt.

Tab. 3.12: Monotherapie in der Rezidivsituation beim Ovarialkarzinom

Substanz	Autor	Patientinnen (n)	CP und PR	mediane Dauer (Monate)
Altretamin	Manetta et al. [64]	52	15%	n.a.
	Rosen et al. [102]	20	25%	n.a.
	Vergote et al. [137]	50	14% R	8
Ifosfamid	Markman et al. [73]	52	14%	n.a.
		41 R	12% R	
Echinomycin	Sutton et al. [124]	41	20%	7+
Etoposid p.o.	Muss et al. [83]	22	9%	7–10+
	Garrow et al. [39]	17	18%	n.a.
	Hoskins und Swenerton [49]	31	26%, 21% R	n.a.
	Markman et al. [72]	18	6%	11
Etoposid i.v.	Marzola et al. [74]	17	6%	9
	Eckhardt et al. [31]	71	8%	6
	Kavanagh et al. [50]	20	0%	n.a.
5-Fluorouracil/ Leukovorin	Look et al. [60]	22	18%	n.a.
	McCormik et al. [62]	22	18%	n.a.
	Reed et al. [99]	29	10%	7–36 +
Gemcitabin	Lund et al. [61]	35	23%	5 +
Iproplatin	Weiss et al. [140]	60 R	12% R	5 +
		19 S	26% S	
Mitomycin	Creech et al. [26]	42	23%	n.a.
Suramin	Reed et al. [100]	10	0%	n.a.
	Alberts et al. [5]	18	20% R	2–8 +
		7 S	43% S	
Zeniplatin	Markman et al. [66]	20 R	10% R	n.a.
	Willemse et al. [142]	14	29%	n.a.

CR = Komplettremission / PR = Partialremission / n.a. = nicht angegeben / R= platinrestistent / S = platinsensitiv

Insgesamt sind die Ansprechraten gering. Die Dauer des Ansprechens zumeist kurz. Auch Polychemotherapien wurden zur Rezidivtherapie eingesetzt. Die Ergebnisse dieser Studien sind in Tab. 3.13 zusammengestellt.

Tab. 3.13: Kombinierte Chemotherapie in der Rezidivsituation

Kombination	Autor	Patientinnen (n)	CR u. PR	mediane Dauer (Monate)
CDDP + IFX + VP-16	Baker et al. [8]	11 R 9 S	0% R 44% S	n.a.
CDDP + VP-16	Chambers et al. [21] Dottino et al. [30]	18 13	9% 54%	3–8 8,3–14
CDDP + CTX + 5FU oder FUDR	Goodman et al. [40]	9	89%	9
CDDP i.p. + VP-16	Markman et al. [71]	25 S 16 R	40% 19%	n.a.
CDDP + Epirubicin oder VP-16	Zanaboni et al. [145]	40	60%	7
CBDCA + VP-16 + IFX	Beddoe et al. [9]	16	54,5% S 0% R	8,6
CBDCA + IFX	Catino et al. [20]	35	46%	7
CBDCA + VP-16	Dittrich et al. [29]	20	15%	7
CBDCA + CTX	van der Burg et al. [135]	28	33%	8
Mitomycin + 5FU	Alberts et al. [4] Benedetti Panici et al. [10]	25 24	40% 21%	4 15
Mitoxantron + IFX	DiLeo et al. [28]	24	17%	4

CR = Komplettremission / PR = Partialremission / n.a.= nicht angegeben / R = platinrestistent / S = platinsensitiv / CBDCA = Carboplatin / IFX = Ifosfamid / VP-16 = Etoposid / CTX = Cyclophosphamid / 5FU = 5-Fluorouracil / CDDP = Cisplatin

3.4.9 Hormontherapie

Die Zellen der epithelialen Oberfläche der Ovarien enthalten Östrogen- und Progesteron-Rezeptoren. Diese epithelialen Zellen unterliegen dem Einfluß hormoneller Veränderungen im Rahmen der menstruellen Zyklen, der Schwangerschaft und der Menopause. Die Anwendung oraler Kontrazeptiva, Schwangerschaft und Stillen reduzieren das Risiko, an einem Ovarialkarzinom zu erkranken (s. Kap. 1). Es wird davon ausgegangen, daß dieser protektive Effekt durch die Unterdrückung der Ovulation beeinflußt wird. In vielen Ovarialkarzinomen sind Östrogen- und Progesteron-Rezeptoren nachweisbar, allerdings fehlt die Expression dieser Rezeptoren oft in schlecht differenzierten bzw. entdiffenzierten Karzinomen. Die Effizienz von Hormontherapien bei anderen hormonabhängigen Tumoren (z.B. Mamma-, Endometrium- und Prostatakarzinom) führten zu der Überlegung, die Wertigkeit der Hormontherapie bei Patientinnen mit Ovarialkarzinom zu prüfen. Die Ergebnisse dieses Therapieansatzes beim Ovarialkarzinom sind jedoch enttäuschend. Zur endokrinen Therapie in der Rezidivsituation beim Ovarialkarzinom wurden Aminoglutethimid, Cyproteronazetat, Ethinylestradiol, Medroxyprogesteronazetat, Goserelin, Megestrolazetat und Tamoxifen eingesetzt. Die Ansprechraten lagen dabei zwischen 0 und 18% (Tab. 3.14).

3.4.10 Neue Therapieansätze

Zur Behandlung von Ovarialkarzinom-Patientinnen in der Rezidivtherapie werden zahlreiche neue Wege beschritten. Zu den neuen zytotoxischen Substanzen, die derzeit geprüft werden, gehören Topoisomerase-I-Inhibitoren (z.B. Topotecan, 9-Aminocamptothekin und Irinotecan) sowie der neue DNA/RNA-Inhibitor Pyrazoloakridin. In Phase I-Studien konnte die Wirksamkeit dieser Substanzen bei Patientinnen mit Ovarialkarzinom nachgewiesen werden. Weitere neue Substanzgruppen, die auf molekularer Ebene ansetzen, sind antiangiogenetische Substanzen und Inhibitoren der Signaltransduktion.

Zu den immunologischen Therapieansätzen gehört die Radioimmun-Therapie, der Einsatz von Immuntoxinen und der Einsatz monoklonaler Antikörper mit direkter antitumoraler Wirksamkeit [110].

Tab. 3.14: Palliative Hormontherapie in der Rezidivsituation

Substanz	Autor	Patientinnen (n)	CR und PR	Mediane Dauer (Monate)
Aminoglutethimid	Ahlgren et al. [3] Rothschild et al. [103]	15 14	 0%	n.a. n.a.
Cyproteronacetat	Thompson et al. [131]	55	7%	3–10 +
Ethinylestradiol – Medroxyprogesteronacetat	Freedman et al. [37]	65	14%	< 5–<12
Goserelin	Lind et al. [59]	26	8%	6
Leuproid	Miller et al. [82]	25	4%	n.a.
Medroxyprogesteronacetat	Maleftano et al. [63]	24	4%	n.a.
Megesterolacetat	Ahlgren et al. [3]	30		n.a.
Tamoxifen	Ahlgren et al. [3] Hamerlynck et al. [43] Hatch et al. [44]	29 18 105	 6% 18%	n.a. n.a. 8 CR, 3 PR

CR = Komplettremission / PR = Partialremission / n.a. = nicht angegeben

Nachdem die Überexpression des Onkogens c-erbB-2 als neuer Prognosefaktor für Patientinnen mit Ovarialkarzinom herausgearbeitet werden konnte [81], sind in der Folge c-erbB-2-Antikörper entwickelt worden, deren antitumorale Wirksamkeit geprüft wird. Auch die Wirksamkeit von Zytokinen wird momentan untersucht; hierbei scheint die intraperitoneale Therapie mit Interferon bei Patientinnen mit Ovarialkarzinom von besonderen Interesse zu sein [15].

Ferner ist ein besseres Verständnis der molekularen Pathologie beim Ovarialkarzinom erforderlich, um die Entwicklung wirksamer onkologischer Therapien effizienter zu gestalten.

3.4.11 Zusammenfassende Beurteilung

Für Patientinnen mit Ovarialkarzinom in der Rezidivsituation stehen zwar zahlreiche Substanzen zur Verfügung, insgesamt sind die Ansprechraten jedoch gering, und die Dauer des Ansprechens ist zumeist kurz. In künftigen klinischen Studien zur Rezidivtherapie beim Ovarialkarzinom sollten eindeutige Definitionen hinsichtlich der Platinsensibilität der Tumore vorgenommen werden. Darüber hinaus sollten standardisierte Endpunkte nach Rezidivtherapie geprüft werden, wie mediane Überlebenszeit, mediane Zeit bis zur Tumorprogression und mediane Dauer des Ansprechens auf die Chemotherapie.

Die hohe Rezidivrate und die ungünstige Gesamtprognose von Patientinnen, die an einem Ovarialkarzinom erkranken, unterstreichen die Notwendigkeit, wirksamere Therapien zur Behandlung dieser Erkrankung zu entwickeln. Durch die Entwicklung neuer Therapien mit größerer onkologischer Wirksamkeit in der Erstlinienbehandlung kann die Notwendigkeit zur Durchführung von Rezidivtherapien reduziert werden. Um diese Entwicklung zu fördern und um mehr Kenntnisse über das Ovarialkarzinom zu gewinnen, sollten möglichst viele Patientinnen in klinische Studien eingebracht werden. Dies gilt insbesondere für Patientinnen mit platinresistenten Tumoren.

3.5 Klinisch-praktische Aspekte

Die postoperative Chemotherapie hat sich zu einem festen Bestandteil im Behandlungskonzept des Ovarialkarzinoms entwickelt und wird bei den meisten Patientinnen nach maximaler Tumorreduktion durchgeführt.

Platinhaltige Kombinationsregimes bilden heute den Therapiestandard. Seit ihrer Einführung haben sich die 5-Jahres-Überlebensraten im Vergleich zu einen Monotherapie mit Alkylantien verdoppelt [84]. Mehr als 75% der klinischen Therapieresultate lassen sich nach 3 Zyklen einer solchen Chemotherapie beurteilen [57]. Die in Kombinationsregimes am meisten verwendeten Substanzen sind Carboplatin und Cyclophosphamid bzw. Cisplatin und Cyclophosphamid. Wir bevorzugen angesichts der geringeren Nebenwirkungen die erstgenannte Kombination. Kriterien zur Beurteilung der Chemotherapiewirksamkeit sind in Tab. 3.15 zusammengestellt

Tab. 3.15: Kriterien zur Beurteilung der Chemotherapie

Vollremission (complete remission, CR):

- Kein Nachweis direkter und indirekter Tumorparameter für mindestens 4 Wochen
- Normalisierung der Laborwerte

Teilremission (partial remission, PR):

- Reduktion der meßbaren Tumorparameter um > 50% im Vergleich zur Situation vor Behandlungsbeginn
- Dauer dieser Reduktion ≥ 4 Wochen
- Keine neuen Metastasen aufgetreten

Stabile Krankheitsphase (no change, NC):

- Tumorrückbildung um < 50% oder
- Tumorgröße unverändert
- Kein Tumorwachstum > 25%

Progredienz (progression, P):

- Tumorwachstum > 25% gegenüber Vortherapie

Die Analyse von Remissionsraten ist ein wesentlicher Parameter für die Beurteilung der Effizienz einer Chemotherapie. Aus klinischer Sicht mindestens ebenso wichtig ist das Nebenwirkungsspektrum der Zytostatikaregimes, das für die Lebensqualität der betroffenen Ovarialkarzinom-Patientinnen eine zentrale Bedeutung hat.

Hinsichtlich der subjektiven Verträglichkeit ergeben sich für das Carboplatin dabei deutliche Vorteile gegenüber Cisplatin: Übelkeit, Erbrechen, Oto-, Neuro- und Nephrotoxizität sind deutlich geringer ausgeprägt.

Der Nachteil von Carboplatin im Vergleich zu Cisplatin in die deutlich ausgeprägtere Myelosuppression. Hierin liegt die Dosis-limitierende Nebenwirkung von Carboplatin, die durch hämatopoetische Wachstumsfaktoren reduziert werden kann [78].

Dosierungen und Applikationsarten verschiedener Platin-haltiger Kombinationsregimes sind in den Tab. 3.16 bis Tab. 3.18 zusammengestellt.

Tab. 3.16: Beispiel postoperativer platinhaltiger Polychemotherapie (1)

Präparat	Dosierung	Applikation	Zeit
Carboplatin	350 mg/m²	Kurzinfusion 2 Std.	Tag 1
Cyclophosphamid	600 mg/m²	Kurzinfusion 2 Std.	Tag 1

Wiederholung ab Tag 29 bzw. nach Knochenmarksregeneration

Tab. 3.17: Beispiel postoperativer platinhaltiger Polychemotherapie (2)

Präparat	Dosierung	Applikation	Zeit
Cisplatin	80 mg/m²	Kurzinfusion 30–40 Min.	Tag 1
Cyclophosphamid	1000 mg/m²	Kurzinfusion 2 Std.	Tag 1

Wiederholung ab Tag 29 bzw. nach Knochemarksregeneration

Bei der sehr seltenen Cisplatin- bzw. Carboplatinunverträglichkeit kann primär eine Kombinationstherapie ohne Platin eingesetzt werden (z.B. Epirubicin 40 mg/m² i.v. Tag 1, Cyclophosphamid 600 mg/m² i.v. Tag 1, Wiederholung in dreiwöchentlichen Abständen oder nach Knochenmarksregeneration).

Tab. 3.18: Beispiel postoperativer platinhaltiger Polychemotherapie (3)

Präparat	Dosierung	Applikation	Zeit
Cisplatin	70 mg/m²	Kurzinfusion 30–40 Min.	Tag 1
Treosulfan	5000 mg/m²	Kurzinfusion 30 Min.	Tag 1

Wiederholung ab Tag 29 bzw. nach Knochenmarksregeneration

Bei der Kombination Cisplatin/Treosulfan (70 mg/m² bzw. 5000 mg/m²) handelt es sich um ein Regime mit insgesamt guter Verträglichkeit, das sich in erster Linie für Patientinnen im fortgeschrittenen Tumorstadium und ausgedehnter Metastasierung eignet. Eine Alopezie (WHO Grad III–IV) ist hierbei nur in ca. 10% der Fälle zu erwarten.

3.5.1 Indikationsstellung im Einzelfall

Die Entscheidung, eine von der onkologischen Befundkonstellation indizierte Chemotherapie im Einzelfall durchzuführen, wird von zahlreichen Faktoren bestimmt und muß für jede Patientin sorgfältig geprüft werden.

3.5.2 Indikation zur Chemotherapie im Stadium I und II

Bei 75–80% der Patientinnen wird das Ovarialkarzinom in den fortgeschrittenen Stadien III und IV diagnostiziert. Die Indikation zur postoperativen Chemotherapie ist in dieser Situation eindeutig. Die Empfehlungen zur Chemotherapie in den Tumorstadien I und II sind im Gegensatz dazu international nicht einheitlich. Dies gilt insbesondere für Patientinnen im Stadium I.

Daher sollten für die individualisierte und risikoadaptierte Indikationsstellung zur Chemotherapie zusätzliche Parameter mit einbezogen werden (Tab. 3.19).

Tab. 3.19: Prognose von Ovarialkarzinomen im Stadium I und II und Indikation zur Chemotherapie

günstig	ungünstig
• Stadium Ia G1, (G2 ?) • Stadium Ib G1, (G2 ?) ↓ keine weitere Therapie, da 5-J-ÜLR > 90%	• Stadium Ia, G3 • Stadium Ib, G3 • Tumor an der Oberfläche des Ovars • Kapselruptur • Aszites oder positive Zytologie (Ic, IIc) • c-erbB-2-positive Tumore • Stadium II (alle) ↓ Carboplatin/Cyclophosphamid (3–6 Zyklen) oder Cisplatin/Cyclophosphamid (3–6 Zyklen)

3.5.3 Überwachung der Chemotherapie mit Hilfe des Tumormarkers CA 125

Die Effizienz der Chemotherapie wird in erster Linie durch die *Verlaufskontrolle* des Tumormarkers *CA 125* überprüft. Bei Patientinnen mit erhöhten CA 125-Spiegeln im Serum zu Beginn der Zytostase ist ein Abfall dieses Markers mit einer Tumor-Regression assoziiert [18].

Bei der serologischen Verlaufskontrolle der Erkrankung ist zu berücksichtigen, daß die CA 125-Spiegel nach einer Laparotomie ansteigen können; dies ist bei 80% der laparotomierten Patientinnen der Fall. Die höchsten CA 125-Spiegel werden in der zweiten Woche post operationem beobachtet (3–336 U/ml). Anschließend wird ein kontinuierliches *Absinken* des CA 125-Spiegels registriert, der sich acht Wochen nach der operativen Behandlung normalisiert [136]. Die CA 125-Spiegel steigen durchschnittlich 4,5 Monate *vor* der klinischen Manifestation eines Rezidivs an [134].

3.5.4 Chemotherapie in der Rezidivsituation und bei Tumorprogession

In der Rezidivsituation und bei Tumorprogression ist je nach Ausdehnung der Befunde und in Abhängigkeit der Dauer des Rezidivintervalls zunächst die Indikation für eine erneute tumorreduktive Operation zu prüfen. Eine primär erfolgreiche Zytostase kann dann – in Abhängigkeit von der Länge des therapiefreien Intervalls – erneut eine Remission induzieren.

Alternativ kommen – allein oder in Kombintion – Paclitaxel, Etoposid oder Treosulfan zur intravenösen Rezidivzytostase in Betracht (Tab. 3.20). Aus heutiger Sicht gilt Paclitaxel als das Präperat mit der größten Effizienz nach Platin-haltiger Vorbehandlung bzw. bei Platin-Resistenz. Daher verwenden wir momentan Paclitaxel als Präparat der ersten Wahl zur Chemotherapie in der Rezidivsituation.

Tab. 3.20: Möglichkeiten der Chemotherapie bei platinrefraktären Tumoren

1. Etoposid	150–(220) mg/m² i.v. über 2 Std. Tag 1–3 alle 4 Wochen (evtl. Dosissteigerung nach 1. Zyklus) → orale Therapie
2. Carboplatin	350–(400) mg/m² i.v. über 2 Std. Tag 1, alle 4 Wochen
3. Paclitaxel	175 mg/m² i.v. über 3 Std. alle 3 Wochen
4. Treosulfan	5–7 g/m² i.v. über 30 Min. Tag 1, alle 4 Wochen → orale Therapie

3.5.5 Orale Chemotherapie

Die Durchführung einer oralen Chemotherapie kann in verschiedenen klinischen Situationen bei Patientinnen mit Ovarialkarzinom indiziert sein. Hierzu gehört die

Konsolidierungstherapie bei Patientinnen mit klinischer oder pathologisch-anatomischer Komplettremission nach operativer und zytostatischer Behandlung.

Des weiteren kann eine orale Chemotherapie indiziert sein als Palliativmaßnahme bei alten und multimorbiden Patientinnen, denen eine konventionelle intravenöse Chemotherapie nicht zumutbar ist.

Eine weitere Indikation ergibt sich, wenn seitens der Patientin eine intravenöse Zytostase abgelehnt wird (Angst vor einer aggressiven Therapie, "Therapiemüdigkeit" nach zahlreichen Chemotherapien). In diesen Situationen eignen sich zur oralen Chemotherapie beispielsweise Treosulfan oder Etoposid. Wir führen bei onkologischen Risikopatientinnen (z.B. Resttumor am Ende der operativen Primärtherapie, Tumorstadium IV, histologischer Differenzierungsgrad G3 oder G4, Lymphangiosis carcinomatosa, c-erb-B2-positive Tumore, extraovarielle Ovarialkarzinome) nach Abschluß der intravenösen Zytostase eine orale Erhaltungstherapie mit Treosulfan durch. Die Therapiedauer hängt von der Verträglichkeit und dem weiteren onkologischen Verlauf ab. Bei fortbestehender klinischer Komplettremission kann diese Therapie über Jahre durchgeführt werden.

Die genannten Chemotherapien werden von den meisten Patientinnen gut vertragen und ermöglichen eine onkologische Behandlung mit hoher Lebensqualität (Tab. 3.21).

Tab. 3.21: Beispiele zur Indikation und Durchführung einer oralen Chemotherapie

Indikationsbeispiele	• Erhaltung des Therapieerfolgs bei klinischer Komplettremission • Erhaltung einer pathologisch-anatomischen Komplettremission • Therapiemüdigkeit ↔ i.v. Zytostase • „austherapierte" Patientinnen; Therapiewunsch der Frau	
Therapie	Etoposid	200 mg (2x1 Kapsel) Tag 1–5, alle 3–4 Wochen
	Treosulfan	1500 mg (6x1 Kapsel) Tag 1–7, alle 4-5 Wochen

3.5.6 Intraperitoneale und intrapleurale Chemotherapie

Eine intraperitoneale Chemotherapie kann in folgenden klinischen Situationen indiziert sein:

Unmittelbar nach operativer Primärtherapie, wenn bei der Laparotomie mehrere Liter Aszites vorgefunden wurden und eine ausgedehnte miliare Peritonealkarzinose zurückbleibt und somit eine rasche Aszitesneubildung zu erwarten ist.

In der Rezidivsituation (bzw. bei Tumorprogession), wenn das gesamte Abdomen mit Aszites ausgefüllt ist und dies zu einer klinischen Symptomatik führt (prall gespannter Leib, Dyspnoe, Subileus).

Vor der Zytostatika-Instillation sollte der Aszites möglichst vollständig drainiert werden. Unter den zahlreichen Substanzen, die zur intraperitonealen Chemotherapie eingesetzt wurden, hat sich u.a. Mitoxantron (Novantron®) in einer Dosierung von 25 mg/m² bewährt (Tab. 3.22). Das Zytostatikum wird in 0,9%iger Kochsalzlösung instilliert und für 24–48 Stunden belassen.

Durch die intraperitoneale Chemotherapie werden lediglich die oberflächlichen Zellschichten der intraabdominalen Metastasen erreicht, was zu einer – zeitlich begrenzten – Reduktion der Aszitesneubildung führen kann (eine Zerstörung der intraabdominalen Metastasen wird mit dieser Therapie nicht erzielt).

Das Hauptproblem der intraperitonealen Chemotherapie liegt in der chemischen Peritonitis, die zu Fieber und zu intraabdominalen Adhäsionen mit Kammerung einzelner Asziteskompartimente führen kann.

Die systemischen Nebenwirkungen sind selten und bei den meisten Patientinnen nur gering ausgeprägt. Die intraperitoneale Chemotherapie kann – in Abhängigkeit der klinischen Situation – mehrfach wiederholt werden, beispielsweise in 3–4wöchigen Abständen.

Für die intrapleurale Chemotherapie gelten dieselben Prinzipien wie für die intraperitoneale Chemotherapie; auch hier hat sich unter den zahlreichen einsetzbaren Substanzen Mitoxantron bewährt.

Zur Therapie maligner Ergüsse verwenden wir sowohl für die intraperitoneale als auch für die intrapleurale Chemotherapie nach entsprechender Punktion und Drainage Mitoxantron als Präperat der ersten Wahl.

Tab. 3.22: Intraperitoneal applizierbare Zytostatika zur Therapie beim Ovarialkarzinom

• Mitoxantron	• Mitomycin C	• Bleomycin
• Cisplatin	• 5-Fluorouracil	• Adriamycin
• Carboplatin	• Methotrexat	• Paclitaxel

Literatur

1. Aapro, M., E. Pujade-Lauraine, C.L. Homme et al.: Phase II study of taxotere in ovarian cancer. Proc. Am. Soc. Clin. Oncol. *12* (1993) 256 [Abstract].

2. Adams, M., I.J. Kerby, L. Unger et al.: A comparison of first- and second-line efficacy of cisplatin and carboplatin in advanced ovarian cancer. Sixth NCI-EORTC Symp. New Drugs Cancer Ther. [Abstract 315] (1989).

3. Ahlgren, J.D., N.M. Ellison, R.J. Gottlieb et al.: Hormonal palliation of chemoresistant ovarian cancer: Three consecutive phase II trials of the Mid-Atlantic Oncology Program. J. Clin. Oncol. *11* (1993) 1957–1968.

4. Alberts, D.S., D. Garcia-Kendall, E.A. Surwit: Phase II trial of mitomycin C plus 5-FU in the treatment of drug-refractory ovarian cancer. Semin. Oncol. *15* (Suppl. 4) (1988) 22–26.

5. Alberts, D.S., E. Miranda, R. Dorr et al.: Phase II and pharmacokinetic and human tumor cloning assay study of suramin in advanced ovarian cancer. Proc. Am. Soc. Clin. Oncol. *10* (1991) [Abstract 609].

6. Arbuck, S.G., S. Strauss, E. Rowinsky et al.: A reassessment of cardiac toxicity associated with taxol. Monogr. Natl. Cancer Inst. *15* (1993) 117–130.

7. Arbuck, S.: Paclitaxel: What schedule? What dose? J. Clin. Oncol. *12* (1994) 233–236.

8. Baker, T.R., M.S. Piver, R.E. Hempling: The use of cisplatin, etoposide and ifosfamide as second-line therapy in ovarian carcinoma. Proc. Am. Soc. Clin. Oncol. *11* (1991) 228 [Abstract].

9. Beddoe, A.M., P.R. Dottino, C.J. Cohen: Phase II trial of etoposide, carboplatin and ifosfamide as salvage therapy in advanced ovarian carcinoma. Mt. Sinai J. Med. *60* (1993) 311–316.

10. Benedetti-Panici, P., S. Greggi, G. Sambia et al.: Mitomycin C and 5-fluorouracil salvage chemotherapy in platinum-resistant ovarian carcinoma. Oncology *49* (1992).

11. Bertelsen, K., A. Jakobsen, J.E. Andersen et al.: A randomized study of cyclophosphamide and cisplatinum with or without doxorubicin in advanced ovarian carcinoma. Gynecol. Oncol. *28* (1987) 161–169.

12. Bisset, D., J. Cassidy, A. Setanoians et al.: Phase I study of taxotere administered as a 24 h infusion. Ann. Oncol. *3* (1992) 122 (Suppl. 1).

13. Blackledge, G., F. Lawton, C. Redman et al.: Response of patients in phase II studies of chemotherapy in ovarian cancer: Implications for patient treatment and the design of phase II trials. Br. J. Cancer *59* (1989) 650–653.

14. Brewer, F,.J.R. Warr: Verapamil reversal of vincristine-resistance and cross-resistant patterns of vincristine-resistant Chinese hamster ovary cells. Cancer Treat. Rep. *71* (1987) 353–359.

15. Bookman, M.A., R.C. Bast: The immunobiology and immunotherapy of ovarian cancer. Semin. Oncol. *18* (1991) 270–291.

16. Burke, M.J., D. Siegel, B. Davidow: Anaphylaxis: Consequence of yew (Taxus) needle ingestion. N.Y. State J. Med. *79* (1979) 1576–1577.

17. Burris, H., R. Irvin, J. Kuhn et al.: A phase I clinical trial of taxotere (RP 56976). Proc. Am. Soc. Clin. Oncol. *11* (1992) 137.

18. Bruzzone, M., M. Onetto, S. Chiara et al.: CA-125 monitoring in the management of ovarian cancer. Anticancer Res. *10* (5A) (1990) 1353–1359.

19. Cabral, F.R., R. C. Brady, M. J. Schiber: A mechanism of cellular resistance to drugs that interfere with microtubular assembly. Ann. N. Y. Acad. Sci. *466* (1986) 748–756.

20. Catino, A., V. Lorusso, G. Gargano et al.: Carboplatin plus ifosfamide as salvage treatment in epithelial ovarian carcinoma. Ann. Oncol. *3* (Suppl. 5) (1992) 104.

21. Chambers, S.K., J.T. Chambers, E.I. Kohorn et al.: Etoposide (VP-16-213) plus cis-diammine-dichloroplatinum as salvage therapy in advanced epithelial ovarian cancer. Gynecol. Oncol. *27* (1987) 233–240.

22. Chawla, S.P., D. Gershenson, R.S. Freedman et al.: A randomized study of carboplatin versus continuous infusion of 5-fluorouracil in refractory epithelial ovarian cancer. Proc. Am. Soc. Clin. Oncol. *7* (1988) 148.

23. Conte, P.F., M. Bruzzone, S. Chiara et al.: A randomized trial comparing cisplatin plus cyclophosphamide versus cisplatin, doxorubin and cyclophosphamide in advanced ovarian cancer. J. Clin. Oncol. *4* (1986) 965–971.

24. Colombo, N., J.L. Speyer, M.D. Green et al.: Phase II study of carboplatin in recurrent ovarian cancer: Severe hematologic toxicity in previously treated patients. Cancer Chemother. Pharmacol. *23* (1989) 323–328.

25. Colombo, N., M. Pittelli, G. Parma et al.: Cisplatin dose intensity in advanced ovarian cancer: A randomized study of conventional dose versus dose-intense cisplatin monochemotherapy. Proc. ASCO *12* (1993) 255.

26. Creech, R.H., M.K. Shah, R.B. Catalano et al.: Phase II study of low-dose mitomycin in patients with ovarian cancer previously treated with chemotherapy. Cancer Treat. Rep. *69* (1985) 1271–1273.

27. Denis, J.N., A.E. Greene: A highly efficient approach to natural taxol. J. Am. Chem. Soc. *119* (1988) 5917–5919.

28. DiLeo, A., F. Nole, L. Biganzoli et al.: Mitoxantrone and ifosfamide as salvage therapy in advanced platinum-refractory epithelial ovarian cancer: A phase II study by the Italian Trial in Medical Oncology Group. Ann. Oncol. *3* (Suppl. 5) (1992) 104.

29. Dittrich, C., M. Baur, N. Vavra et al.: Etoposide and carboplatin as salvage and first-line therapy in ovarian cancer patients. Ann. Oncol. *4* (1993) 697–699.

30. Dottino, P.R., H.M. Goodmann, D. Kredentser et al.: Clinical trial of etoposide and cisplatin as salvage therapy in advanced ovarian carcinoma. Gynecol. Oncol. *27* (1987) 350–356.

31. Eckhardt, S., Z. Hernadi, L. Thurzo et al.: Phase II clinical evaluation of etoposide (VP-16-231, Vepesid) as second-line treatment in ovarian cancer: Results of the Southeast European Oncology Group (SEEOG) Study. Oncology *47* (1990) 289–295.

32. Einzig, A.I., P.H. Wiernik, J. Sasloff et al.: Phase II study and long-term follow-up of patients treated with taxol for advanced ovarian cancer. J. Clin. Oncol. *10* (1992) 1748–1753.

33. Eisenhauer, E., K.D. Swenerton, F.J.G. Sturgeon et al.: Carboplatin therapy for recurrent ovarian cancer: National Cancer Institute experience and review of the literature. In: P.A. Bunn, R. Canetta, R.F. Ozols et al.: Carboplatin (JM-8): Current perspectives and future directions Saunders, Philadelphia 1990.

34. Eisenhauer, E.A., W. W. B. Huinink, K. D. Swenerton et al.: European-Canadian randomized trial of taxol in relapsed ovarian cancer: High vs low dose and long vs short infusion. J. Clin. Oncol. J. Clin. Oncol. *12* (1994) 2654–2666.

35. Ehrlich, C., L. Einhorn, S. Williams et al.: Chemotherapy for stage III–IV epithelial ovarian cancer with cis-dichlorodiammine-platinum (II), adriamycin and cyclophosphamide: A preliminary report. Cancer Treat. Rep. 63 (1979) 281–288.

36. Francis, P., T. Hakes, J. Scheider et al.: Phase II study of docetaxel (Taxotere) in advanced platinum-refractory ovarian cancer. Proc. Am. Soc. Clin. Oncol. *13* (1994) 260 [Abstract].

37. Freedman, R.S., P.B. Saul, C.L. Edwards et al.: Ethinyl estradiol and medroxyprogesterone acetate in patients with epithelial ovarian carcinoma: A phase II study. Cancer Treat. Rep. *70* (1986) 369–373.

38. Gall, S., B. Bundy, J. Beecham et al.: Therapy of stage III (optimal) epithelial carcinoma of the ovary with melphalan plus Corynebacterium parvum (a Gynecologic Oncology Group study). Gynecol. Oncol. *25* (1986) 23–36.

39. Garrow, G.C., J.D. Hainsworth, D.H. Johnson et al.: Prolonged administration of oral etoposide in previously-treated epithelial ovarian cancer: A phase II trial. Proc. Am. Soc. Clin. Oncol. *11* (1992) 236 [Abstract].

40. Goodmann, H.M., P.R. Dottino, D. Kredentser et al.: Continuous infusion of fluoropyridimine as salvage therapy for patients with advanced ovarian carcinoma. Gynecol. Oncol. *29* (1988) 348–355.

41. Greco, F., C. Julian, R. Richardson et al.: Advanced ovarian cancer: Brief intensive combination chemotherapy and second-look operation. Obstet. Gyncecol. *58* (1981) 199–205.

42. Gupta, R. S.: Cross-resistance of vinblastine- and taxol resistant mutant of Chinese hamster ovary cells to other anticancer drugs. Cancer Treat. Rep. *69* (1985) 515–521.

43. Hamerlynck, J.V.T.H., J.B. Vermorken, M.E.L. van der Burg et al.: For the EORTC Gynecologic Cancer Cooperative Group. Tamoxifen therapy in advanced ovarian cancer: A phase II study. Proc. Am. Soc. Clin. Oncol. 4 (1985) 115 [Abstract].

44. Hatch, K.D., J.B. Beecham, J.A. Blessing et al.: Responsiveness of patients with advanced ovarian carcinoma to tamoxifen. Cancer *68* (1991) 269–271.

45. Hernadi, A., B. Juhashz, R. Poka et al.: Randomized trial comparing combinations of cyclophosphamide and cisplatinum without or with doxorubicin or 4-epi-doxorubicin in the treatment of advanced cancer. Int. J. Gynecol. Obstet. *27* (1988) 19–204.

46. Holmes, F.A., R.S. Walters, R.L. Theriault et al.: Phase II trial of taxol, an active drug in metastatic breast cancer. J. Natl. Cancer Inst. *83* (1991) 1797–1805.

47. Horwitz, S.B., L. Lothstein, J.J. Manfredi et al.: Taxol: Mechanism of action and resistance. Ann. N.Y. Acad. Sci. *466* (1986) 733–744.

48. Hoskins, P.J., B. Bundy, T. Thigpen et al.: The influence of cytoreductive surgery of recurrence-free interval and survival in small-volume stage III epithelial ovarian cancer: A Gynecologic Oncology Group study. Gynecol. Oncol. *47* (1992) 159–166.

49. Hoskins, P.J., K.D. Swenerton: Oral etoposide is active against platinum-resistant epithelial ovarian cancer. J. Clin. Oncol. *12* (1994) 60–63.

50. Kavanagh, J.J., M. Morris, L. Smalldone et al.: A randomized trial of carboplatin versus variably timed continuous infusion etoposide (VP16) in refractory epithelial ovarian cancer. Proc. Am. Soc. Clin. Oncol. *8* (1989) [Abstract 637].

51. Kavanagh, J.J., A.P. Kudelka, R.S. Freedmann et al.: A phase II trial of taxotere in ovarian cancer patients refractory to cisplatin/carboplatin therapy. Proc. Am. Soc. Clin. Oncol. *12* (1993) 259 [Abstract].

52. Kaye, S.B.: Importance of cisplatin dosage in advanced ovarian cancer: Survival benefit in a randomized trial. Proc. ASCO *11* (1992) 226.

53. Kjorstad, K., A. Harris, K. Bertelsen et al.: A multicenter phase II study of carboplatin in advanced ovarian carcinoma. Final report. Ann. Oncol. *3* (1992) 217–222.

54. Kohn, E., E. Reed, C. Link et al.: A pilot study of taxol, cisplatin, cyclophosphamide, and G-CSF in newly diagnosed stage III/IV ovarian cancer patients. Proc. Am. Soc. Clin. Oncol. *12* (1993) 257 [Abstract].

55. Kohn, E., G. Sarosy, A. Bicher et al.: Dose-intense taxol: High response rate in patients with platinum-resistant ovarian cancer. J. Nat. Cancer Inst. *86* (1994) 18–24.

56. Kühnle, H., W. Achterrath, N. Niederle et al.: A phase II study of etoposide (E) in Advanced ovarian cancer (AOC) with primary or secondary resistance to high dose cisplatin (P) (meeting abstract). Proc. Ann. Meet. Am. Assoc. Cancer Res. *7* (1986) 192.

57. Lawton, F.G., C.W. Redman, D.M. Luesley et al.: Neoadjuvant (cytoreductive) chemotherapy combined with intervention debulking surgery in advanced unresected epithelial ovarian cancer. Obstet. Gynecol. *73* (1) (1989) 61–65.

58. Levin, L., W.M. Hrynuik.: Dose intensity analysis of advanced ovarian cancer. J. Clin. Oncol. *5* (1987) 756–767.

59. Lind, M.J., M.J. Millward, B. Cantwell et al.: A phase II trial of goserelin (Zoladex) in relapsed epithelial ovarian cancer. Br. J. Cancer *62* (1990) 518–522.

60. Look, K., H.G. Muss, J.A. Blessing et al.: Phase II trial of 5-fluorouracil (5-FU) and high-dose leucovorin as salvage therapy for epithelial ovarian carcinoma: A Gynecologic Oncology Group study. Proc. Am. Soc. Clin. Oncol. *11* (1992) 228 [Abstract].

61. Lund, B., O.P. Hansen, K. Theilade et al.: Phase II study of gemcitabine in previously platinum-treated ovarian cancer patients: An update. Proc. Am. Soc. Clin. Oncol. *12* (1993) 262 [Abstract].

62. MacCormick, R., I. Kerr, J. Jeffrey et al.: 5-Fluorouracil (5-FU) and folinic acid (FA) as salvage therapy in heavily pretreated ovarian cancer. Proc. Am. Soc. Clin. Oncol. *10* (1991) 188 [Abstract].

63. Maleftano, J., J.B. Beecham, B.N. Bundy et al.: A phase II trial of medroxyprogesterone acetate in epithelial ovarian cancer. A Gynecologic Oncology Group study. Am. J. Clin. Oncol. *16* (1993) 149–151.

64. Manetta, A., C. MacNeill, J.A. Lyter et al.: Hexamethylmelamine as a single second-line agent in ovarian cancer. Gynecol. Oncol. *36* (1990) 93–96.

65. Mangatal, L., M.T. Adeline, D. Guenard et al.: Application of the vicinal oxyamination reaction with asymmetric induction to the hemisynthesis of taxol and analogues. Tetrahedron *45* (1989) 4177–4190.

66. Markman, M., L.C. DeMarco, M. Birkhofer et al.: Phase II trial of zeniplatin (CL 286, 558), a new platinum compound in patients with advanced ovarian cancer previously treated with cisplatin. J. Clin. Oncol. *9* (1991) 389–393.

67. Markman, M., R. Rothman, T. Hakes et al: Second-line platinum therapy in patients with ovarian cancer previously treated with cisplatin. J. Clin. Oncol. *9* (1991) 389–393.

68. Markman, M., T. Hakes, B. Reichman et al.: Intraperitoneal therapy in the management of ovarian carcinoma. Yale J. Biol. Med. *62* (1989) 393–403.

69. Markman, M., W. Hoskins: Responses to salvage chemotherapy in ovarian cancer. A critical need for precise definitions of the treated population. J. Clin. Oncol. *10* (1992) 513–514.

70. Markman, M., E. Rowinsky, T. Hakes et al.: Phase I trial of intraperitoneal taxol: A Gynecologic Oncology Group study. J. Clin. Oncol. *10* (1992) 1485–1491.

71. Markman, M., J.A. Blessing, F. Major et al.: Salvage intraperitoneal therapy of ovarian cancer employing cisplatin and etoposide: A Gynecologic Oncology Group study. Gynecol. Oncol. *50* (1993) 191–195.

72. Markman, M., T. Hakes, B. Reichman et al.: Exploring the use of chronic low-dose oral etoposide in ovarian cancer: Is there a role for 'this drug' in the management of platinum-refractory disease? Semin. Oncol. *19* (6 Suppl. 14) (1992) 25–27.

73. Markman, M., T. Hakes, B. Reichman et al.: Ifosfamide and mesna in previously treated advanced epithelial ovarian cancer: Activity in platinum-resistant disease. J. Clin. Oncol. *10* (1992) 243–248.

74. Marzola, M., M. Zucchetti, N. Colombo et al.: Low-dose oral etoposide in epithelial cancer of the ovary. Ann. Oncol. *4* (1993) 517–519.

75. McGuire, W. P., E. K. Rowinsky, N. B. Rosenshein et al.: Taxol: A unique antineoplastic agent with significant activity in advanced ovarian epithelial neoplasms. Ann. Intern. Med. *111* (1989) 273–279.

76. McGuire, W.P., W.J. Hoskins, M. Brady et al.: A phase III trial of dose intense versus standard dose cisplatin and cytoxan in advanced ovarian cancer. Proc. ASCO *11* (1992) 226.

77. McGuire, W.P., W.J. Hoskins, M.F. Brady et al.: A phase III trial comparing cisplatin/cytoxan and cisplatin/taxol in advanced ovarian cancer. Proc. Am. Soc. Clin. Oncol. *12* (1993) 255 (Abstract).

78. Meden, H., A. Conrad, W. Rath: Neue onkologische Therapieansätze durch hämatopoetische Wachstumsfaktoren. Geburtsh. u. Frauenheilk. *53* (1993a) 222–229.

79. Meden, H., A. Metz, E. Mönkeberg-Tun: The quality of life of patients with ovarian cancer after surgery and chemotherapy. Oncology *16* (1993b).

80. Meden, H., W. Rath, W. Kuhn: Taxol - ein neues Zytostatikum zur Chemotherapie des Ovarialkarzinoms. Geburtsh. u. Frauenheilk. *54* (1994) 187–193.

81. Meden, H., D. Marx, W. Rath et al.: Overexpression of the oncogene c-erbB-2 in primary ovarian cancer: Evaluation of the prognostic value in a Cox proportional hazards multiple regression. Int. J. Pathol. *13* (1994) 45–53.

82. Miller, D.S., M.F. Brady, R.J. Barrett: A phase II trial of leuprolide acetate in patients with advanced epithelial ovarian carcinoma: A Gynecologic Oncology Group study. Am. J. Clin. Oncol. *15* (1992) 125–128.

83. Muss, H.B., J.A. Blessing, V.V. Baker et al.: Echinomycin (NSC 526417) in advanced ovarian cancer: A phase II trial of the Gynecologic Oncology Group. Am. J. Clin. Oncol. *13* (1990) 299–301.

84. Neijt, J.P., W. Ten Bokkel Huinink, M.E.L. van der Burg et al.: Randomized trial comparing two combination chemotherapy regimens (CHAP-5 v CP) in advanced ovarian carcinoma. J. Clin. Oncol. *5* (1987) 1157–1168.

85. Ogawa, M., Y. Inuyama, T. Kato et al.: Phase II study of carboplatin. Proc. Am. Soc. Clin. Oncol. *6* (1987) 20 [Abstract].

86. Omura, G., P. Morrow, J. Blessing et al.: A randomized comparison of melphalan versus melphalan plus hexamethylmelamine versus adriamycin plus cyclophosphamide in ovarian carcinoma. Cancer *51* (1983) 783–789.

87. Omura, G., J. Blessing, C. Ehrlich et al.: A randomized trial of cyclophosphamide and doxorubicin with or without cisplatin in advanced ovarian carcinoma. Cancer *57* (1986) 1725–1730.

88. Omura, G., B. Bundy, G. Wilbanks et al.: A randomized trial of cyclophosphamide plus cisplatin with or without adriamycin in ovarian carcinoma. Proc. ASCO *6* (1987) 112.

89. Onetto, N., R. Canetta, B. Winograd et al.: Overview of taxol safety. Monogr. Natl. Cancer Inst. *15* (1993) 131–139.

90. Ozols, R.F., D. Kilpatrick, P. O'Dwyer et al.: Phase I and pharmacokinetic study of taxol and carboplatin in previously untreated patients with advanced epithelial ovarian cancer: A pilot study of the Gynecologic Oncology Group. Proc. Am. Soc. Clin. Oncol. *12* (1993) 259 (Abstract).

91. Ozols, R.F., S.C. Rubin, A.J. Dembo et al.: Epithelial ovarian cancer. Principles and Practice of Gynecologic Oncology (eds.: Hoskins, W.J., C.A. Perez, R. Young) Lippincott, Philadelphia 1992.

92. Ozols, R.F., Y. Ostega, G. Curt et al.: High-dose carboplatin in refractory ovarian cancer patients. J. Clin. Oncol. *5* (1987) 197–201.

93. Parkinson, D.R., S.G. Arbruck, T. Moore et al.: Clinical development of anticancer agents from natural products. Stem Cells *12* (1994) 30–43.

94. Pazdur, R., R.A. Newman, B. Newman et al.: Phase I trial of taxotere. Proc. Am. Soc. Clin. Oncol. *11* (1992) 13.

95. Pecorelli, S., G. Bolis, L. Vassena et al.: Randomized comparison of cisplatin and carboplatin in advanced ovarian cancer. Proc. ASCO *7* (1988) 136.

96. Pohl, J., H.G. Meerpohl, A. Pfleiderer.: A Phase II clinical trial of carboplatin in advanced ovarian cancer. 5-th NCI-EORTC Symp. New Drugs Cancer Ther. Amsterdam. *1* (1986) 12 [Abstract].

97. Racker, E., L.T. Wu, D. Wescott: Use of slow Ca^{2+}-blockers to enhance inhibition by taxol of growth of drug-sensitive and resistant Chinese hamster ovary cells. Cancer Treat. Rep. *70* (1986) 275–277.

98. Rave-Fränk, M., R.P. Greinert, H. Virsik-Peukert et al.: Combined action of taxol and radiation on MCF7 cells in vitro. Radiotherapy and Oncology *32* (Suppl.1) (1994) 395.

99. Reed, E., J. Jacob, R.F. Ozols et al.: 5-Fluorouracil (5-FU) and leucovorin in platinum-refractory advanced stage ovarian carcinoma. Gynecol. Oncol. *42* (1992) 326–329.

100. Reed, E., M.R. Cooper, R.V. LaRocca et al.: Suramin in advanced platinum-resistant ovarian cancer. Eur. J. Cancer *28A* (1992) 864–866.

101. Ringel, I., S.B. Horwitz: Studies with RP 57976 (taxotere): A semisynethetic analogue of taxol. J. Ntl. Cancer Inst. *83* (1991) 288–291.

102. Rosen, G.F., J.R. Jurain, M. Newton: Hexamethylmelamine in ovarian cancer after failure of cisplatin-based multiple agent chemotherapy. Gynecol. Oncol. *27* (1987) 173–179.

103. Rothschild, N., R. Gray, L. Smith et al.: Phase II study of aminoglutethimide in advanced ovarian cancer. Proc. Am. Soc. Clin. Oncol. *6* (1987) A452.

104. Rozencweig, M., A. Martin, M. Beltangady et al.: Randomized trials of carboplatin versus cisplatin in advanced ovarian cancer. In: P. Brunn, R. Canetta, R. Zozls and M. Rozencweig, (eds.): Carboplatin (JM-9): Current perspectives and future directions, S. 175–192. Saunders, Philadelphia 1990.

105. Rousseau, F., J.M. Extra, S. Giachetti et al.: Phase I and pharmacologic study of topotecan (RP56976). Ann. Oncol. *3* (Suppl. 1) (1992) 122.

106. Rowinsky, E.K., L.A. Cazenave, R.C. Donehower: Taxol: A novel investigational antimicrotubule agent. J. Natl. Cancer Inst. *82* (1990) 1247–1259.

107. Rowinsky, E.K., V. Chauhay, D.R. Cornblath et al.: Neurotoxicity of taxol. Monogr. Natl. Cancer Inst. *15* (1993) 107–116.

108. Rowinsky, E.K., M. Gilbert, W.P. McGuire et al.: Sequences of taxol and cisplatin: A phase I pharmocologic study. Proc. Am. Soc. Clin. Oncol. *9* (1990) 75.

109. Rowinsky, E.K., E.A. Eisenhauer, V. Chaudry et al.: Clinical toxicities encountered with paclitaxel. Semin. Oncol. *20* (4, Suppl. 3) (1993) 1–15.

110. Rubin, S.C.: Monoclonal antibodies in the management of ovarian cancer. A clinical perspective. Cancer *71* (1993) 1602–1612.

111. Sauer, H.: Gemcitabin. In: U. Jehn, H. Berghof: Supportive Maßnahmen in der Onkologie. Bd. 4, Zytostatika, Hormone, Zytokine. S. 59–60, Thieme Stuttgart 1995.

112. Sarosy, G., E. Kohn, C. Link et al.: Taxol dose intensification in patients with recurrent ovarian cancer. Proc. Am. Soc. Clin.Oncol. *11* (1992) 226 [Abstract].

113. Schiff, P.B., J. Fant, S.B. Horwitz: Promotion of microtubule assembly in vitro by taxol. Nature *277* (1979) 665–667.

114. Schiller, J.H., B. Storer, K. Tutsch et al.: A phase I trial of 3-hour infusion of paclitaxel with or without granulocyte colony-stimutating factor. J. Clin. Oncol. *12* (1994) 241–248.

115. Shrijvers, D., J. Wanders, L. Dirix: Coping with toxicities of docetaxol (taxotere). Ann. Oncol. *4* (1993) 610–611.

116. Shea, T.C., J.R. Mason, A.M. Storniolo et al.: Sequential cycles of high-dose carboplatin administered with recombinant human granulocyte-macrophage colony-stimulating factor and repeated infusions of autologous peripheral-blood progenitor cells: A novel and effective method for delivering multiple courses of dose-intensiv therapy. J. Clin. Oncol. *10* (1992) 464–473.

117. Shea, T.C., M. Flaherty, A. Elias et al.: A phase I clinical and pharmacokinetic study of carboplatin and autologous bone marrow support. J. Clin. Oncol. *7* (1989) 651–661.

118. Schpall, E.J., D. Clarke-Pearson, J.T. Soper et al.: High-dose alkylating agent chemotherapy with autologous bone marrow support in patients with stage III/IV epithelial ovarian cancer. Gynecol. Oncol. *38* (1990) 386–391.

119. Steren, A., B.U. Sevin, J. Perras et al.: Taxol sensitizes human ovarian cancer cells to radiation. Gynecol. Oncol. *48* (2) (1993) 252–258.

120. Stierle, A., G. Strobel, D. Stierle: Taxol and taxane production by Taxomyces andreanae, an endophytic fungus of Pacific Yew. Science *260* (1993) 214–216.

121. Stiff, P. et al.: Salvage therapy of ovarian cancer: Survey of U.S. bone marrow transplant programs. Proc. 6th Int. Bone Marrow Transplant. Symp. (1992) [Abstract].

122. Stiff, P., R. Bayer, J. Sosman: High-dose mitoxantrone, carboplatin and cyclophosphamide with marrow rescue: Effective salvage therapy for ovarian cancer. Proc. Am. Soc. Clin. Oncol. *12* (1993) 256 [Abstract].

123. Sutton, G.P., J.A. Blessing, G. Photopoulos et al.: Gynecologic Oncology Group experience with ifosfamide. Semin. Oncol. *17* (Suppl. 4) (1990) 11–18.

124. Sutton, G.P., J.A. Blessing, A. Manetta et al.: Gynecologic Oncology Group studies with ifosfamide. Semin. Oncol. *19* (6 Suppl. 12) (1992) 31–34.

125. Swenerton, K., E. Eisenhauer, W. B. Huinink et al.: Taxol in relapsed ovarian cancer: High vs low dose and short vs long infusion: A European-Canadian study coordination by the NCL Canada Clinical Trials Group. Proc. Am. Soc. Clin. Oncol. *12* (1993) 256 [Abstract].

126. Thigpen, T., L. Lagasse, H. Homesley et al.: Cis-Platinum in the treatment of advanced or recurrent adenocarcinoma of the ovary: A phase II study of the Gynecologic Oncology Group. Am. J. Clin. Oncol. *6* (1983) 431–435.

127. Thigpen, T., J. Blessing, H. Ball et al.: Phase II trial of taxol as second-line therapy for ovarian carcinoma: A Gynecologic Oncology Group study. Proc. Am. Soc. Clin. Oncol. *9* (1990) 156 [Abstract].

128. Thigpen, T., B. Lambuth, R. Vance: Ifosfamide in the management of gynecologic cancer. Sem. Oncol. *17* (Suppl. 4) (1990) 11–18.

129. Thigpen, T., M. Brady, G. Omura et al.: Age as a prognostic factor in ovarian carcinoma: The Gynecologic Oncology Group experience. Cancer *71* (1993) 606–614

130. Thigpen, T., J. Blessing, H. Ball et al.: Phase III trial of paclitaxel in patients with progressive ovarian carcinoma after platinum-based chemotherapy. J. Clin. Oncol. *12* (1994) 1748–1753.

131. Thompson, P., R. Osborne, M. Slevin et al.: A phase II study of cyproterone acetate in advanced ovarian cancer: London Gynecology Oncology Group. Proc. Am. Soc. Clin. Oncol. *9* (1990) 160 [Abstract].

132. Tomiak, E., M.J. Piccart, J. Kerger et al.: A phase I study of taxotere (RP 56976 NSC 628503) administered as a one hour intravenous infusion on a weekly basis. Ann. Oncol. *3* (Suppl. 1) (1992) 122.

133. Trimble, E.L., J.D. Adams, D. Vena et al.: Paclitaxel for platinum-refractory ovarian cancer: Results from the first 1000 patients registered of National Cancer Institute Treatment Referral Center 9103. J. Clin. Oncol. *11* (1993) 2405–2410.

134. van der Burg, M.E.L., F.B. Lammes, J. Verweij: The role of CA 125 in the early diagnosis of progressive disease in ovarian cancer. Ann. Oncol. *1* (4) (1990) 301–302.

135. van der Burg, M.E.L., A.M. Hoff, M. van Lent et al.: Carboplatin and cyclophosphamide salvage therapy for ovarian cancer patients relapsing after cisplatin combination chemotherapy. Eur. J. Cancer *27* (1991) 248–250.

136. van der Zee, A.G., J.M. Duk, J.G. Aalders et al.: The effect of abdominal surgery on the serum concentration of the tumour-associated antigen CA 125. Br. J. Obstet. Gynecol. *97* (10) (1990) 934–938.

137. Vergote, I., A. Himmelmann, B. Frankendal et al.: Hexamethylmelamine as second-line therapy in platinum-resistant ovarian cancer. Proc. Am. Soc. Clin. Oncol. *11* (1992) 236 [Abstract].

138. Viens, P., D. Blaise, D. Baume et al.: High-dose chemotherapy followed by autologous marrow rescue in 31 patients with common epithelial ovarian carcinoma. Ann. Oncol. *3* (1992) 115–120.

139. Wani, M.C., H.L. Taylor, M.E. Wall et al.: Plant antitumor agents. VI. The isolation and structure of taxol, a novel antileukemia and antitumor agent from Taxus brevifolia. J. Am. Chem. Soc. *93* (1971) 2325–2329.

140. Weiss, G., S. Green, D.S. Alberts et al.: Second-line treatment of advanced measurable ovarian cancer with iproplatin: A Southwest Oncology Group study. Eur. J. Cancer *27* (1991) 136–138.

141. Weiss, R.B., R.C. Donehower, P.H. Wiernik et al.: Hypersensitivity reactions from taxol. J. Clin. Oncol. *8* (1990) 1263–1268.

142. Willemse, P.H., J.A. Gietema, N.H. Mulder et al.: Zeniplatin in patients with advanced ovarian cancer, a phase II study with a third generation platinum complex. Eur. J. Cancer *29A* (1993) 359–362.

143. Williams, L.L., M. Fudge, L.S. Burnett et al.: III Salvage carboplatin therapy for advanced ovarian cancer after first-line treatment with cisplatin. Am. J. Clin. Oncol. *15* (1992) 331–336.

144. Young, R., D. Howser, C. Myers et al.: Combination chemotherapy (CHex-UP) with intraperitoneal maintenance in advanced ovarian adenocarcinoma. Proc. ASCO *22* (1981) 465.

145. Zanaboni, F., G. Scarfone, M. Presti et al.: Salvage chemotherapy for ovarian cancer recurrence: Weekly cisplatin in combination with epirubicin or etoposide. Gynecol. Oncol. *43* (1991) 24–28.

4 Ovarialkarzinom im Stadium I

4.1 Klinische Problematik

Dem aktuellen Annual Report der FIGO [21] zufolge wird das Ovarialkarzinom nur bei einem Viertel der Patientinnen im Stadium I diagnostiziert (2.089/7.563 Patientinnen aus 77 Kliniken). In diesem Stadium ist die Erkrankung auf ein Ovar oder beide Ovarien beschränkt.

Ovarialkarzinome entwickeln sich im allgemeinen auf der Basis intraovarieller zystischer Veränderungen. Durch karzinomatöses Wachstum füllt das auf diese Weise vergrößerte Ovar in zunehmendem Maße das Kleine Becken aus und verlagert die angrenzenden Darmanteile nach kranial. Diese mechanische Verlagerung von Darmanteilen entspricht den schwangerschaftsphysiologischen Veränderungen der Anatomie, so daß die meisten Patientinnen klinisch völlig asymptomatisch sind und sich zumeist bereits Metastasen entwickeln, bevor klinische Symptome in Erscheinung treten.

Obwohl die Epidemiologie des Ovarialkarzinoms durch umfangreiche Untersuchungen intensiv analysiert wurde, gibt es bisher nur unzureichend definierte Risikofaktoren, die die Entstehung der Erkrankung wesentlich beeinflussen (s. Kap. 1). Als gesicherter Risikofaktor gilt eine Familienanamnese, die durch Ovarialkarzinom-Patientinnen belastet ist; diese Situation liegt jedoch nur bei ca. 5–10% der Patientinnen vor [14].

In der jüngsten Vergangenheit konzentrierten sich zahlreiche Studien auf die Entwicklung von Methoden zur Früherkennung der Erkrankung. Hierbei stehen bildgebende Verfahren und Serummarker im Vordergrund. Z. Zt. gibt es kein allgemein akzeptiertes Früherkennungs-Untersuchungsprogramm mit hinreichender Sensitivität und Spezifität (s. Kap. 1). Ein klarer Nutzen von systematischen Früherkennungsuntersuchungen konnte auch für Risikopatientinnen bisher nicht eindeutig belegt werden [19].

Durch den zunehmenden Einsatz der Ultraschalldiagnostik (Transvaginalsonographie und Farbdoppler), die Evaluierung serologischer Tests und durch die Identifikation spezieller genetischer Veränderungen, die mit einem hohen Ovarialkarzinom-Risiko assoziiert sind, wird voraussichtlich der Anteil von Patientinnen, bei denen die Diagnose im Frühstadium gestellt wird, steigen. Dies wird zu einer erhöhten ärztlichen Verantwortung hinsichtlich der postoperativen Therapieplanung führen, da durch optimale Behandlungsstrategien für diese Gruppe von Patientinnen eine sehr große Heilungswahrscheinlichkeit besteht [17].

5–10% aller Karzinome entstehen auf der Basis einer genetischen Prädisposition. Neueste Untersuchungen weisen darauf hin, daß das auf dem langen Arm des Chromosoms 17 lokalisierte Gen BRCA1 die Funktion eines Tumorsuppressorgens haben könnte. Eine Mutation dieses Gens führt zu einem erhöhten Risiko, an einem Ovarialkarzinom oder einem Mammakarzinom zu erkranken. Dies könnte der Schlüssel für die familiäre Häufung von Ovarialkarzinomen sein. Nach Untersuchungen von Goldgar und Mitarb. [11] besteht bei Frauen mit einer Mutation des Gens BRCA1 ein Risiko von 90%, bis zum 70. Lebensjahr an einem Mamma- oder Ovarialkarzinom erkrankt zu sein. Inwieweit sich aus diesen Fortschritten der genetischen Diagnostik die Perspektive ergibt, die Karzinomentstehung zu vermeiden oder die Diagnose eines Ovarialkarzinoms (bzw. eines Mammakarzinoms bei derselben Patientin) im Frühstadium zu ermöglichen, muß durch weitere Untersuchungen auf diesem Gebiet geklärt werden.

4.2 Präoperative Untersuchungen

Bei Patientinnen mit Ovarialkarzinom im Stadium I liegt in den meisten Fällen ein asymptomatischer Adnextumor vor, der einfach im Rahmen einer routinemäßig durchgeführten bimanuellen Palpationsuntersuchung des inneren Genitale oder nur durch die Transvaginalsonographie diagnostiziert wird (s. Kap.1). Asymptomatische Adnextumore bei postmenopausalen Frauen oder präpubertalen Mädchen entsprechen in den meisten Fällen einer ovariellen Neoplasie und erfordern eine umgehende operative Diagnostik.

Bei Frauen im reproduktionsfähigen Alter entsprechen kleine asymptomatische Ovarialtumore meist funktionellen Zysten (Corpus luteum- oder Follikelzysten), für die eine spontane Rückbildung nach 1–2 menstruellen Zyklen charakteristisch ist. Bildet sich ein asymptomatischer Ovarialtumor nicht zurück, sind weitere Untersuchungen erforderlich. Hierzu gehört eine transvaginale sonographische Kontrolluntersuchung mit erneuter Bestimmung der Tumorgröße und Erfassung sonomorphologischer Charakteristika sowie die Untersuchung des Uterus und der kontralateralen Adnexe [13]. Sonographische Blutflußuntersuchungen innerhalb des Adnextumors können hilfreich sein, um Hinweise auf die Dignität des Tumors zu erhalten [26]. Der Stellenwert von Farbdoppleruntersuchungen ist momentan Gegenstand wissenschaftlicher Untersuchungen. Die Serumbestimmung des Tumormarkers CA 125 ermöglicht keine eindeutige Differentialdiagnostik, da sowohl Normalwerte bei Ovarialkarzinom-Patientinnen im Stadium I als auch erhöhte Serumspiegel dieses Tumormarkers bei anderen Erkrankungen bekannt sind; dies gilt für Frauen mit Endometriose, Adenomyomatosis uteri, Pelveoperitonitis, akuter Pankreatitis, benignem Aszites, chronischer Alkoholhepatitis und Niereninsuffizienz [2]. Computertomographie und Kernspintomographie können in ausgewählten Fällen für die weitere Diagnostik hilfreich sein, sind jedoch nicht als Routineuntersuchungen indiziert.

Die Effizienz von Reihenuntersuchungen bei Ovarialkarzinomfamilien (Transvaginalsonographie, Farbdoppler, CA 125-Bestimmung) ließ sich bisher nicht eindeutig belegen [19].

In diesem Zusammenhang muß betont werden, daß die beschriebene erweiterte Diagnostik nicht dazu dient, die Indikation zur operativen Entfernung eines Adnextumors unklarer Dignität zu prüfen. Diese Indikation besteht für alle Frauen mit persistierenden Adnextumoren im reproduktiven Alter und überhaupt für alle Frauen mit jeglichen Adnextumoren im nicht-reproduktiven Alter [13]. Es ist vielmehr das Ziel der erweiterten Diagnostik, eine Orientierung über das Malignitätsrisiko zu erhalten, um die Patientin entsprechend beraten und die operative Diagnostik bzw. Therapie entsprechend planen zu können. Sofern sich der begründete Verdacht auf Malignität ergibt, sollte die Patientin über dieses Risiko informiert werden und – abhängig von der individuellen Situation der Patientin – nach künftigem Kinderwunsch befragt werden.

Darüber hinaus sollte bei Malignitätsverdacht als Zweitmeinung die Einschätzung einer spezialisierten Klinik eingeholt werden, die Erfahrungen mit der operativen Behandlung von Ovarialkarzinomen hat, so daß eine optimale operative Diagnostik – und Therapie – während der Erstoperation durchgeführt werden kann. Dieser Aspekt erscheint besonders wichtig, da durch die Entwicklung neuer Techniken und infolge neuer Vorgaben durch das aktuelle Gesundheitsstrukturgesetz („soviel ambulant wie möglich") ein drastischer Anstieg ambulant durchgeführter laparoskopischer Operationen festzustellen ist. Durch die Ruptur eines unilateralen Ovarialkarzinoms [9] ergibt sich eine andere Klassifikation des Tumorstadiums von Ia zu Ic (FIGO). Daraus resultiert nach neueren Untersuchungen eine Erhöhung der Rezidivrate und Todesfälle von 3% auf 20% [25]. In einer Untersuchung von Finn et al. [10] zeigte sich bei Patientinnen mit Ovarialkarzinom Stadium I ohne Spontanruptur des Tumors eine 5-Jahresüberlebensrate von 71% gegenüber 54% bei Patientinnen mit Spontanruptur des Tumors. Nach intraoperativer iatrogener Ruptur des Tumors betrug die 5-Jahresüberlebensrate 50%, nach Tumorentfernung ohne Ruptur 68%.

Bei einer bundesweiten Umfrage zu diesem Phänomen bei laparoskopischen Operationen konnten 120 entsprechende Patientinnen ermittelt werden, 26% dieser Fälle haben zu peritonealen Implantationsmetastasen geführt [12].

Obwohl unter Zuhilfenahme der o.g. Untersuchungsmethoden die meisten Patientinnen mit Ovarialkarzinom im Stadium I präoperativ erfaßt werden können, wird z.B. in den USA nur ein kleiner Teil dieser Frauen der Erstoperation durch einen gynäkologischen Onkologen zugeführt [1]. Eine besondere Bedeutung hat in diesem Zusammenhang das Zeitintervall zwischen Diagnosestellung und Therapie.

In vielen Ländern, so auch in Deutschland, ist die Situation dadurch charakterisiert, daß einerseits onkologische Zentren mit einer Struktur der Maximalversorgung existieren (onkologisch erfahrene interdisziplinäre Operationsteams, spezialisierter Pathologe, Blutbank, Anästhesie-Intensivstation, spezialisierte Chemotherapeuten, Katheter-Implantationschirurgie, Schmerztherapeut).

Andererseits werden Patientinnen mit Ovarialkarzinom z.T. unkritisch ambulant operiert (Laparoskopie) bzw. außerhalb der hierfür eingerichteten spezialisierten onkologischen Zentren operativ und zytostatisch behandelt. In diesem Zusammenhang muß noch einmal darauf hingewiesen werden, daß die Prognose von Patientinnen mit Ovarialkarzinom direkt vom Zeitpunkt und Resultat der Erstoperation (maximale tumorreduktive Behandlung nach entsprechender operativer Diagnostik) bestimmt wird.

4.3 Operative Diagnostik und Therapie

Bei Verdacht auf Ovarialkarzinom ist als operativer Zugang ein *medianer Längsschnitt* erforderlich, um auch die Oberbauchorgane explorieren zu können. Nach Eröffnung der Peritonealhöhle erfolgt die Aspiration evtl. vorhandener freier Flüssigkeit für die zytologische Untersuchung. Findet sich keine freie Flüssigkeit, ist eine intraabdominale Spülung mit Kochsalzlösung indiziert, um entsprechende zytologische Untersuchungen durchführen zu können. Das gesamte Abdomen sollte exploriert werden mit spezieller Aufmerksamkeit gegenüber dem Omentum majus und minus, der rechten und linken Kolonflexur, dem Diaphragma und den retroperitoneal gelegenen Lymphknoten. Nach dieser Exploration erfolgt die Erfassung des Tumorstatus im Kleinen Becken, insbesondere im Douglas'schen Raum. Hierbei ist zunächst zu prüfen, ob sich Hinweise auf eine Ruptur des Ovarialtumors ergeben und ob Adhäsionen oder Auflagerungen auf dem Tumor zu finden sind. Wenn sich intraoperativ der Verdacht auf das Vorliegen eines Ovarialkarzinoms erhärtet, sollte nicht der Versuch gemacht werden, diesen Tumor aus dem Ovarialgewebe zu präparieren. Auf diese Weise soll das Risiko der intraoperativen Ruptur minimiert werden.

Nach Exstirpation des Tumors - in Form einer Ovarektomie oder Adnexektomie - ist eine Schnellschnittuntersuchung des Operationspräparates indiziert. Bestätigt sich bei der histologischen Untersuchung das Vorliegen eines Ovarialkarzinoms, ist eine weitere operative Diagnostik erforderlich. Hierzu gehört, ergänzend zur systematischen Exploration des gesamten Abdomens, die Durchführung einer infrakolischen Omentektomie sowie die Exploration der retroperitonealen Lymphknoten durch Palpation und - auch bei palpatorisch unauffälligen retroperitonealen Lymphknoten - mindestens die Durchführung von Biopsien aus pelvinen und paraaortalen Lymphknoten [8] oder deren systematische Exstirpation (s. Kap. 2).

Diese histologische Lymphknotendiagnostik ist erforderlich, da auch beim Ovarialkarzinom im Stadium I mit palpatorisch unauffälligen Lymphknoten in 4 bis 23% histologisch gesicherte retroperitoneale Lymphknotenmetastasen gefunden wurden [4, 22, 15]. Nach der jüngsten Novellierung der FIGO-Nomenklatur zur Stadieneinteilung von Ovarialkarzinomen liegt bei unilateralem oder bilateralem Ovarialbefall mit histologisch objektivierten retroperitonealen Lymphknotenmetastasen mindestens ein Stadium IIIc vor [21].

Während die diagnostische und prognostische Bedeutung der retroperitonealen pelvinen Lymphonodektomie weitgehend akzeptiert ist, wird der therapeutische Wert derzeit unterschiedlich beurteilt. Dies gilt auch für die paraaortale Lymphonodektomie. Zur Frage der therapeutischen Komponente der retroperitonealen Lymphonodektomie wird momentan eine große internationale prospektive Studie vorbereitet.

In diesem Zusammenhang ist zu berücksichtigen, daß sich bei der Durchführung der sekundären Lymphonodektomie im Rahmen von Second look-Laparotomien nach platinhaltiger Chemotherapie im Stadium I histologisch gesicherte Lymphknotenmetastasen in gleicher Häufigkeit finden wie bei der primären Lymphonodektomie im Rahmen der operativen Primärtherapie [5, 15]. Diese Ergebnisse erlauben die Schlußfolgerung, daß retroperitoneale Lymphknotenmetastasen beim Ovarialkarzinom durch platinhaltige Chemotherapien nicht beeinflußt werden.

Die Indikation zur Hysterektomie und kontralateralen Adnexektomie sollte im Stadium I individualisiert geprüft werden, wobei die makroskopische Beurteilung, das Alter der Patientin und der Inhalt des präoperativen Beratungsgespräches hinsichtlich der weiteren Familienplanung für die Entscheidung zugrunde gelegt werden. Bei fertilitätserhaltender Operation mit Belassung des Uterus und der kontralateralen Adnexe wurde eine Biopsie aus dem kontralateralen Ovar empfohlen, was einerseits die Sicherheit in der Beurteilung des verbleibenden Ovars erhöht, andererseits jedoch histologisch nur einen Teil des Ovars repräsentiert und zu einer Einschränkung der Fertilitätschancen führt. In die abschließende Entscheidung zur Erhaltung der Fertilität sollten nach Vorliegen der histologischen Befunde an dem in Paraffin eingebetteten Material auch der histologische Differenzierungsgrad des Tumors sowie weitere tumorbiologisch relevante Parameter (z.B. Überexpression des Onkogens c-erbB-2) miteinbezogen werden.

Die Appendektomie im Rahmen der operativen Diagnostik und Therapie wurde innerhalb der letzten Jahre von mehreren Arbeitsgruppen beschrieben und empfohlen [6, 20, 23].

4.4 Erfassung der onkologischen Risikosituation und adjuvante postoperative Therapie

Auch nach Durchführung jahrelanger Studien sind grundsätzliche Fragen zur postoperativen adjuvanten Therapie bei Patientinnen mit Ovarialkarzinom im Stadium I bisher unbeantwortet. Dieses Problem ist einerseits durch die kleine Anzahl von Patientinnen in diesem Stadium bedingt und hängt andererseits damit zusammen, daß die Bedeutung der obengenannten intraoperativen Diagnostik erst innerhalb der letzten Jahre erkannt wurde. Dies hat u.a. zu einer Veränderung der FIGO-Nomenklatur zur Stadieneinteilung von Ovarialkarzinomen geführt. Die wichtigsten offenen Fragen sind:

1. Welche Patientinnen profitieren von einer adjuvanten postoperativen Therapie ?

2. Welches ist die optimale adjuvante Therapie ?

Vor dem Hintergrund der Ergebnisse zahlreicher Studien gilt heute als relativ gut gesichert, daß Patientinnen in den Tumorstadien Ia und Ib mit hochdifferenzierten Karzinomen (histologischer Differenzierungsgrad G1) keine adjuvante Therapie nach adäquater operativer Diagnostik benötigen. In einer von Young et al. [27] veröffentlichten Studie bei Ovarialkarzinom-Patientinnen der Stadien Ia und Ib mit G1-und G2-Tumoren erfolgte eine Randomisierung mit Durchführung einer oralen Melphalan-Therapie im Vergleich zu einem Kontrollarm ohne onkologische Behandlung nach adäquater operativer Diagnostik. Nach einer Beobachtungszeit von 6 Jahren ergab sich bei dem Vergleich dieser beiden Gruppen kein signifikanter Unterschied hinsichtlich des krankheitsfreien Überlebens. Allerdings zeigte sich innerhalb der onkologisch behandelten Patientinnengruppe ein Trend zu verlängerten Überlebenszeiten (98% vs. 91%, p = 0,41).

In einer 1991 veröffentlichten klinischen Studie des Kanadischen Nationalen Krebsinstituts zeigte sich ebenfalls, daß bei Patientinnen mit hoch differenzierten Tumoren (G1) keine adjuvante Therapie nach entsprechender operativer Sicherung des Tumorstadiums erforderlich ist [18]. Auch aus Italien wurden sehr gute Resultate einer multizentrischen Studie berichtet, in der auf eine postoperative adjuvante Therapie bei Patientinnen in den Tumorstadien Ia und Ib mit hoch differenzierten Karzinomen (G1) verzichtet wurde [3].

Etwas unsicherer ist im Gegensatz dazu die Beurteilung der Situation von Patientinnen in den Tumorstadien Ia und Ib mit mittelgradig differenzierten Ovarialkarzinomen (G2) hinsichtlich der adäquaten Behandlung. In der bereits genannten Studie von Young et al. [27] wurden diese Patientinnen den Frauen mit G1-Tumoren gleichgesetzt. Hierbei ergaben sich - basierend auf einer kleinen Fallzahl - gute Behandlungsergebnisse. Von anderen Autoren werden sowohl retrospektive als auch prospektive Studienergebnisse berichtet, in denen Patientinnen mit G2-Tumoren einer adjuvanten Behandlung zugeführt wurden [3, 24]. Auch in dieser onkologischen Situation kann die Bestimmung zusätzlicher Prognosefaktoren (z.B. immunhistochemischer Nachweis der Überexpression des Onkogens c-erbB-2) für die Indikationsstellung zur Anschlußtherapie hilfreich sein.

Bei Patientinnen im Tumorstadium Ic oder beim Vorliegen eines G3-Tumors ist die Prognose ungünstiger, so daß bei diesen Frauen eine postoperative adjuvante Therapie indiziert ist. In der von Young et al. [27] publizierten Studie erfolgte die Randomisierung in 2 Patientengruppen, die entweder ^{32}P intraperitoneal oder Melphalan oral erhielten. Bei der Analyse der Prognose ergaben sich zwischen diesen beiden Gruppen keine Unterschiede hinsichtlich des rezidivfreien Überlebens und des Gesamtüberlebens. Aus Italien wurde kürzlich eine Studie veröffentlicht, die eine postoperative Platin-Therapie im Vergleich zur Nachbeobachtung ohne onkologische Behandlung bei Patientinnen der Tumorstadien Ia und Ib mit G2- und G3-Tumoren untersuchte [7]. Als Ergebnis zeigte sich eine verlängerte Zeit des krankheitsfreien

Überlebens für die mit Platin behandelte Gruppe, während sich hinsichtlich der Gesamtüberlebensraten keine Unterschiede ergeben hatten.

In einer weiteren Studie dieser Arbeitsgruppe erhielten alle Patientinnen im Stadium Ic entweder eine intraperitoneale ^{32}P-Behandlung oder 6 Zyklen einer intravenösen Cisplatin-Therapie. Die krankheitsfreie Überlebenszeit war in der mit Platin behandelten Gruppe deutlich höher. Diese Studien sind wichtig, da es sich um die ersten randomisierten Untersuchungen handelt, die einen Vorteil der adjuvanten Therapie mit Cisplatin im Vergleich zu nicht behandelten Patientinnen aufzeigen und darüber hinaus die Überlegenheit von Cisplatin gegenüber ^{32}P in dieser Hochrisikogruppe von Ovarialkarzinom-Patientinnen im Stadium I belegen.

In einer weiteren Studie der amerikanischen Gynecological Oncology Group (GOG) wurden Patientinnen im Stadium Ic oder mit G3-Tumoren randomisiert und erhielten entweder eine intraperitoneale ^{32}P-Behandlung oder 3 Zyklen einer intravenösen Chemotherapie mit Cisplatin und Cyclophosphamid. Die Ergebnisse dieser Studie liegen noch nicht vor. In Vorbereitung befindet sich derzeit eine weitere Studie, in der die Wirksamkeit von 3 Zyklen Carboplatin in Kombination mit Taxol gegenüber 6 Zyklen desselben Regimes geprüft werden sollen.

Indikationen zur adjuvanten postoperativen Chemotherapie im Stadium I auf der Basis der bisher vorliegenden Studienresultate sind in Tab. 4.1 zusammengestellt.

Tab. 4.1: Indikationen zur postoperativen adjuvanten Chemotherapie im Stadium I

Stadium	Grading		
	G 1	G 2	G 3
I a	nein	?	ja
I b	nein	?	ja
Ic	ja	ja	ja

Die Überexpression des Onkogens c-erbB-2 konnte in einer kürzlich veröffentlichten Studie als neuer und unabhängiger Prognosefaktor herausgearbeitet werden [16]. Die prognostische Bedeutung ließ sich auch bei Patientinnen in den Stadien I und II aufzeigen ($p = 0{,}0114$), ebenso bei Patientinnen mit G1- und G2-Tumoren. Mit dem Nachweis des Onkogens c-erbB-2 läßt sich somit ein Risikokollektiv mit signifikant schlechterer Prognose identifizieren, so daß dieser Parameter zur Erfassung der individuellen Risikokonstellation mit herangezogen werden sollte. Auf diese Weise ergibt sich eine zusätzliche Entscheidungshilfe für die Indikationsstellung zur postoperativen adjuvanten Therapie (s. Kap. 9).

4.5 Zusammenfassung

Patientinnen mit Ovarialkarzinom im Stadium I (FIGO) sind klinisch meist symptomlos. Bisher existiert keine systematische Strategie zur Erkennung dieser Erkrankung im Frühstadium. Patientinnen mit Ovarialkarzinom im Stadium I sind dadurch charakterisiert, daß sie im Vergleich zu den Patientinnen im fortgeschrittenen Stadium die beste Prognose haben, andererseits jedoch nur ein sehr geringer Anteil von Patientinnen in diesem Stadium erfaßt wird.

Ergeben sich bei einer Patientin mit einem Adnextumor bei der klinischen und apparativen präoperativen Diagnostik Hinweise auf das Vorliegen eines Ovarialkarzinoms, so sollte diese Patientin einem gynäkologischen Onkologen zugewiesen werden, um sie über entsprechende operative Behandlungsmöglichkeiten beraten zu können. Wird intraoperativ ein Ovarialkarzinom diagnostiziert, so ist eine vollständige operative Diagnostik und Therapie einschließlich infrakolischer Omentektomie und Erfassung des retroperitonealen Lymphknotenstatus sowie eine Appendektomie erforderlich.

Auf keinen Fall darf der Tumor „verletzt" werden, da durch eine „Eröffnung" des Tumors das Stadium und damit die Prognose ungünstiger werden. Patientinnen mit G1-Tumoren im Stadium Ia und Ib haben ein geringes Rezidivrisiko und können ohne weitere onkologische Therapie der systematischen Nachbeobachtung zugeführt werden. In dieser Situation besteht eine hohe Heilungschance.

Patientinnen im Tumorstadium Ic oder solche mit G3-Tumoren können mit großer Wahrscheinlichkeit von einer onkologischen Anschlußtherapie profitieren. Dies gilt nach dem bisherigen Kenntnisstand auch für Frauen mit G2-Tumoren im Stadium Ic. Auch wenn die optimale postoperative onkologische Behandlung im Stadium I bisher nicht definiert ist, sprechen die wenigen bisher vorliegenden Daten für die Durchführung einer intravenösen Platintherapie als Monobehandlung oder in Kombination mit anderen Zytostatika.

Durch weitere prospektive klinische Studien wird es möglich sein, Differentialindikationen für die Durchführung der Chemotherapie zu erarbeiten und somit die optimale Therapie im Einzelfall zu definieren. Darüber hinaus kann durch den immunhistochemischen Nachweis der Überexpression des Onkogens c-erbB-2 im Tumorgewebe eine Gruppe von Risikopatientinnen erfaßt werden, für die dann besondere Gesetze gelten.

Schlußfolgerungen

Die Bedeutung der postoperativen Chemotherapie nach adäquater intraoperativer Diagnostik bei Patientinnen mit einem Ovarialkarzinom im Stadium I ist derzeit Gegenstand intensiver Untersuchungen. Von zentraler Bedeutung ist dabei, welche Teilkollektive von der Durchführung einer adjuvanten Chemotherapie profitieren und welches die optimale adjuvante Therapie ist. Es ist schwierig, diese Fragen zu beantworten, da nur wenige Ovarialkarzinom-Patientinnen im Stadium I entdeckt werden, und diese Patientinnen insgesamt eine relativ gute Prognose haben. Patientinnen mit einem Ovarialkarzinom im Stadium I sollten über die Möglichkeit einer Teilnahme an prospektiven klinischen Studien informiert werden, so daß sie von den neuesten Erkenntnissen der onkologischen Forschung auf diesem Sektor profitieren. Nur durch systematische Studien wird es möglich sein, diese wichtigen Fragen beantworten zu können.

Literatur

1. Averette, H. E., W. Hoskins, P. Nguyen et al.: National survey of ovarian carcinoma. I. A patient care evaluation study of the American College of Surgeons. Cancer *71* (1993) 1629–38.

2. Bast, R.C., V. Hunter, R.C. Knapp: Pros and cons of gynecologic tumor markers. Cancer *60* (1987) 1984.

3. Bolis, G., S. Marsoni, N. Chiari et al.: Cooperative randomized clinical trial for stage I ovarian carcinoma. In: Multimodal treatment of ovarian cancer. Conte, Ragni, Rosso and Vermorken (eds.). Raven Press, New York 1989.

4. Buchsbaum, H.J., M.F. Brady, G. Delgado et al.: Surgical staging of carcinoma of the ovaries. Surg. Gynecol. Obstet. *169* (1989) 226–232.

5. Burghardt, E., R. Winter: The effect of chemotherapy on lymph node metastases in ovarian cancer. Baillere's Clin. Obstet. Gynecol. *3* (1989) 167–171.

6. Chen, D.X.: Extensive and radical surgery for primary ovarian cancer. Chun. Hua. Fu. Chan. Ko. Tsa. Chih. *27* (1992) 165–166.

7. Colombo, C.: Controversial issues in the management of early ovarian cancer. NIH Consensus Development Conference on Ovarian Cancer. (1994) 45–48.

8. Curtin, J.P.: Diagnosis and staging of epithelial ovarian cancer. In: M. Markman, W.J. Hoskins, (eds.): Cancer of the ovary. Raven Press, New York 1993.

9. Dietrich, M., R. Osmers, W. Kuhn: Tumoraussaat nach laparoskopischer Zystenpunktion. Gynäkologe *25* (1992) 268–269.

10. Finn, C.B., D.M. Luesley, E.J. Buxton et al.: Is stage I epithelial ovarian cancer overtreated both surgically and systemically? Results of a five-year cancer registry review. Brit. J. Obstet. Gyn. *99* (1992) 54–58.

11. Goldgar, D.E., P. Fields, C.M. Lewis et al.: A large kindred with 17q-linked breast and ovarian cancer: Genetic, phenotypic, and genealogical analysis. J. Natl. Cancer Instit. *86* (1994) 200–209.

12. Kindermann, G.: pers. Mitteilung, (1994).

13. Kuhn, W., R. Osmers: Dignität und adäquates klinisches Management von „Ovarialzysten". Zentralbl. Gynäkol. *116* (1994) 614–618.

14. Look, K.: Epidemiology, etiology and screening of ovarian cancer. In: S. Rubin and G.P. Sutton (eds.): Ovarian Cancer. McGraw Hill, New York 1993.

15. Meden, H., W. Rath, A. Teichmann et al.: Lymphadenectomy and retroperitoenal lymph node metastases in ovarian cancer. J. Cancer Res. Clin. Oncol. (Suppl.) *116* (1990) 693.

16. Meden, H. D. Marx, W. Rath et al.: Overexpression of the oncogene c-erbB2 in primary ovarian cancer: Evaluation of the prognostic value in a Cox proportional hazards multiple regression. Int. J. Gynecol. Pathol. *13* (1994) 45–53.

17. Meden, H., W. Kuhn: Ovarialkarzinom im Stadium I: Aktuelle Aspekte zur Diagnostik und Therapie. Der Frauenarzt *36* (1995) 805–811

18. Monga, M., J.A. Carmichael, W.E. Shelley et al.: Surgery without adjuvant chemotherapy for early epithelial ovarian carcinoma after comprehensive surgical staging. Gynecol. Oncol. *43* (1991) 195–197.

19. Muto, M.G., D.W. Cramer, D.L. Brown et al.: Screening for ovarian cancer: The preliminary experience of a Familial Ovarian Cancer Center. Gynecol. Oncol. *51* (1993) 12–20.

20. Ochiai, K.: Strategy for the ovarian cancer treatment. Gan. To. Kagaku. Ryoho. *20* (1993) 2454–2460.

21. Pettersson, F.: Annual report on the results of treatment in gynecological cancer, International Federation of Gynecology and Obstetrics, Stockholm 1994.

22. Pickel, H., M. Lahousen, H. Stettner et al.: The spread of ovarian cancer. Baillere's Clin. Obstet. Gynecol. *3* (1989) 3–12.

23. Rose, P.G., F.R. Reale, A. Fisher et al.: Appendectomy in primary and secondary staging operations for ovarian malignancy. Obstet. Gynecol. *77* (1991) 116–118.

24. Rubin, S.C., G.Y. Wong, J.P. Curtin et al.: Platinum-based chemotherapy of high-risk stage I epithelial ovarian cancer following comprehensive surgical staging. Obstet. Gynecol. *82* (1993) 143–147.

25. Sainz de la Cuesta, R., B.A. Goff, A.F. Fuller jr., et al.: Prognostic importance of intraoperative rupture of malignant ovarian epithelial neoplasm. Obstet. Gynecol. *84* (1994) 1–7.

26. Timor-Tritsch, L.E., J.P. Lerner, A. Monteagudo et al.: Transvaginal ultrasonographic characterization of ovarian masses by means of color flow-directed Doppler measurements and a morphologic scoring system. Am. J. Obstet. Gynecol. *168* (1993) 909–913.

27. Young, R.C., L.A. Walton, S.S. Ellenberg et al.: Adjuvant therapy in stage I and stage II epithelial ovarian cancer. Results of two prospective randomized trials. N. Engl. J. Med. *322* (1990) 1021–1027.

5 Strahlentherapie

5.1 Aktuelle Problematik

Der Stellenwert der Strahlentherapie im Behandlungskonzept des Ovarialkarzinoms ist – trotz zahlreicher Studien – bisher nicht abschließend geklärt. Aufgrund der raschen intraabdominalen Ausbreitung der Erkrankung und der Besonderheit, daß die Krankheit sehr lange auf die Bauchhöhle beschränkt bleibt, ist es einleuchtend, daß eine Bestrahlung des gesamten Abdomens der alleinigen Beckenbestrahlung überlegen ist. Die Strahlentherapiedosis, die für eine effiziente onkologische Therapie erforderlich ist, liegt jedoch über der Dosis, die im Oberbauch toleriert wird. Es ist daher zu erwarten, daß mit der Strahlentherapie des gesamten Abdomens nur eine sehr limitierte Tumorkontrolle im Oberbauch erzielt werden kann und daß diese Tumorkontrolle im Oberbauch nur bei mikroskopisch kleinen Tumoren zu erzielen ist. Diese Erwartung findet ihre Bestätigung durch klinische Studien. Für Patientinnen mit soliden Tumoren im Oberbauch existiert kein oder nur ein geringes kuratives radiologisches Therapiepotential.

In verschiedenen Studien wurde die Bestrahlung des gesamten Abdomens in Kombination mit der Beckenbestrahlung gegenüber der alleinigen Beckenbestrahlung oder der Kombination mit einer Chemotherapie verglichen [4, 5, 9, 14]. Diese Studien zeigten Vorteile für die abdominopelvine Radiotherapie bei Patientinnen mit kleinen Tumorresten (Minimal residual disease) am Ende der operativen Primärtherapie.

Bei der in diesem Zusammenhang häufig zitierten Untersuchung aus dem Princess Margaret Hospital in Toronto handelte es sich um eine dreiarmige Studie, in der die pelvine Strahlentherapie - allein oder in Kombination mit Chlorambucil - mit der abdominopelvinen Bestrahlung in den Stadien I–III verglichen wurde [5]. Die Patientinnen in den drei Behandlungsarmen waren hinsichtlich Alter, Tumorstadium, Histologie, Differenzierungsgrad und Tumorrest vergleichbar.

Die 10-Jahresüberlebensrate für die 76 Patientinnen mit Ganzabdomenbestrahlung und pelviner Radiotherapie war signifikant besser als die Prognose der 71 Patientinnen, die mit einer Beckenbestrahlung in Kombination mit Chlorambucil behandelt wurden (46% vs. 31%, p = 0,05). Allerdings wurde dieser Behandlungsvorteil nur für Patientinnen ohne oder mit makroskopisch minimalem Tumorrest beobachtet

(64 vs. 40%; p = 0,0007). Der Langzeitvorteil von rund 25% für die Frauen nach abdominopelviner Radiotherapie war direkt mit einer 25%igen Reduktion der intraabdominalen Rezidivhäufigkeit assoziiert.

Für Patientinnen mit ausgedehnten Resttumoren ergaben sich durch die abdominopelvine Radiotherapie keine Vorteile (10% vs. 12%). Die wahrscheinlichste Erklärung für die Überlebensvorteile für Patientinnen mit minimalem Resttumor scheint die Wirksamkeit der Ganzabdomenbestrahlung durch die Reduktion von Oberbauchrezidiven zu sein. Weitere Studien, die im Gegensatz zu der o.g. nicht randomisiert waren, erbrachten ähnliche Vorteile für die Ganzabdomenbestrahlung für ein Teilkollektiv der auf diese Weise behandelten Patientinnen [4, 9, 14].

5.2 Techniken der Strahlentherapie

Zur Durchführung der Ganzabdomenbestrahlung haben sich zwei verschiedene Techniken herauskristallisiert: Bei der *Moving-strip-Methode* wird ein 10 cm langes Feld in 2,5 cm-Stufen in kraniokaudaler Richtung bewegt, so daß jeder Streifen (Strip) 8–10 Fraktionen erhält [6]. Diese Technik zur Behandlung von Ovarialkarzinompatientinnen wurde entwickelt, um gegenüber der Open field-Technik biologisch wirksamere Strahlentherapiedosierungen applizieren zu können. Bei der *Open field-Technik* wird das gesamte Abdomen bei jeder Bestrahlung mit der gesamten Dosis ausgelastet, wodurch eine Reduktion der Einzeldosis erforderlich ist.

Diese beiden Bestrahlungstechniken wurden in zwei randomisierten Studien verglichen [6, 10]. In beiden Untersuchungen lagen die Unterschiede in den 5-Jahresüberlebensraten beim Vergleich der beiden Techniken unter 1%. Die Bestrahlungstechniken waren in allen Untergruppen vergleichbar, unabhängig vom Tumorstadium, postoperativ verbliebenen Tumorrest, histologischen Befund und histologischen Differenzierungsgrad [8]. Darüber hinaus ergaben sich keine Unterschiede in den Akutkomplikationen beim Vergleich beider Bestrahlungstechniken. Spätkomplikationen waren selten; hierbei zeigten sich Vorteile für die Open field-Technik. Die Open field-Technik – oder Varianten – werden bei der Durchführung der Strahlentherapie bevorzugt verwendet, da die Behandlungsdauer kürzer, die Technik einfacher und die Rate der Spätkomplikationen geringer ist.

5.3 Kurative Strahlentherapie

Die Strahlentherapie bei Ovarialkarzinompatientinnen ist in erster Linie bei den Frauen wirksam, die am Ende der operativen Primärtherapie tumorfrei waren (Tab. 5.1). Die Resultate zeigen jedoch nicht, wieviele Patientinnen durch die Strahlentherapie geheilt werden konnten. Die bisherigen Studien enthielten einen großen Anteil von Patientinnen im Stadium I, von denen bekannt ist, daß bei einem Teil die alleinige operative Behandlung ausreicht.

Das kurative Potential der Strahlentherapie läßt sich am besten anhand der Patientinnen ermitteln, bei denen makroskopische Tumorreste am Ende der operativen Primärtherapie verblieben.

Tab. 5.1: Ergebnisse der Strahlentherapie beim Ovarialkarzinom

Art der Therapie	Pat. (n)	Stadien	Ergebnisse
pelv. RT vs. pelv. RT & Chemo. vs. pelv. RT & abd. RT [5]	43 76 76	I–III	5-Jahres-Überlebensrate und Rezidiv-Häufigkeit durch abd. RT verbessert
pelv. RT vs. pelv. RT & abd. RT [4]	47 147	I–IV	höhere 5-Jahres-Überlebensrate bei abd. RT (43% vs. 31%)
pelv. RT +/– Chemo. vs. pelv. RT & abd. RT [9]	58 52	I–III	Vorteile für abd. RT nur im Stadium II

RT = Radiotherapie, abd. RT = Ganzabdomenbestrahlung

Die Wahrscheinlichkeit eines Rezidivs nach der Initialbehandlung ist eine Funktion der Zeit. 95% aller Rezidive manifestieren sich innerhalb von 5 Jahren nach der Primärtherapie; allerdings sind Rezidive auch noch 8 Jahre nach vollständiger Remission möglich [28].

Daher ist zur präzisen Beurteilung des therapeutischen Potentials jeder Therapieform bei Patientinnen mit Ovarialkarzinom - so auch der Strahlentherapie - die Kenntnis der 10-Jahresüberlebenszeiten und der rezidivfreien 10-Jahresüberlebenszeiten erforderlich.

In Tab. 5.2 sind die Langzeitüberlebensraten und rezidivfreien Überlebensraten aus fünf Studien zusammengestellt, in denen eine Ganzabdomenbestrahlung bei Patientinnen mit fortgeschrittenen Ovarialkarzinomen durchgeführt wurde [8, 14, 15, 19, 31]. Alle Patientinnen hatten intraabdominale Tumorreste vor Beginn der Strahlentherapie. Die Einteilung erfolgte nach der Größe des Resttumors. In den Studien mit einer mindestens zehnjährigen Nachbeobachtung zeigten sich ähnliche Resultate.

Tab. 5.2: Langzeitergebnisse nach Ganzabdomenbestrahlung in Abhängigkeit von der Resttumorgröße

	Tumorrest vor RT <2 cm	Tumorrest vor RT ≥2 cm
rezidivfreie Überlebensrate nach 10 Jahren (in %) [6]	38	6
rezidivfreie Überlebensrate nach 15 Jahren (in %) [19]	50	14
rezidivfreie Überlebensrate nach 10 Jahren (in %) [14]	62	0
Überlebensrate nach 10 Jahren (in %) [31]	42	10
Überlebensrate nach 6 Jahren (in %) [15]	41	n.a.

RT = Radiotherapie

Nach der Strahlentherapie des gesamten Abdomens sowie des Kleinen Beckens lag der Anteil des krankheitsfreien Überlebens für Patientinnen mit einem Tumordurchmesser <2 cm zwischen 38% und 62%. Für Patientinnen im Stadium II, bei denen die Erkrankung auf das Kleine Becken begrenzt war und wo die im Kleinen Becken applizierte Strahlentherapiedosis über der des Oberbauchs lag, ergaben sich bessere Resultate. Bei Patientinnen mit einem maximalen Tumordurchmesser >2 cm war eine langfristige Kontrolle der Erkrankung nur in 0–14% möglich.

Auch wenn diese Studienergebnisse deutlich Hinweise auf die Effizienz der Strahlentherapie für Patientinnen mit kleinem Resttumor ergeben, bleiben für die Interpretation der Ergebnisse einige Fragen offen. Die genannten Strahlentherapiestudien wurden zu einer Zeit durchgeführt, als die heute praktizierte ausgedehnte operative Diagnostik und Therapie noch nicht im Behandlungskonzept des Ovarialkarzinoms etabliert waren. Darüber hinaus existiert für diese retrospektiven Analysen die Möglichkeit einer ungewollten Selektionierung der Patientinnen (Bias), da die Einschlußkriterien für die ausgewerteten Patientinnen nicht definiert wurden.

5.4 Unerwünschte Wirkungen der abdominopelvinen Strahlentherapie

Müdigkeit ist die häufigste Nebenwirkung der Strahlentherapie des Abdomens und des Kleinen Beckens. Die Häufigkeit und die Intensität wird direkt durch die Dauer der Strahlentherapie bestimmt. Gastrointestinale Nebenwirkungen sind ebenfalls häufig; etwa 75% der Patientinnen klagen über Diarrhoe oder abdominale Krämpfe. Übelkeit wird von den meisten Patientinnen zu Beginn der Behandlung angegeben und bessert sich zumeist im weiteren Verlauf der Behandlung.

Die hämatologische Toxizität ist meist moderat, jedoch ist bei ca. 10% der strahlentherapierten Frauen eine Thrombozytopenie mit Werten $<50.000/mm^3$ zu erwarten [8]. Die unerwünschten Wirkungen, die als Ausdruck der Akuttoxizität der Strahlentherapie auftreten, bilden sich innerhalb weniger Wochen nach Abschluß der Strahlentherapie zurück. Allerdings sind Spätkomplikationen bei allen von der Strahlentherapie erfaßten Organsysteme möglich. Erstreckt sich das Strahlentherapiefeld auf die Region kranial des Diaphragmas, entwickelt sich bei 15–20% der Patientinnen eine basale Pneumonitis oder Fibrose. Hierbei handelt es sich im allgemeinen um klinisch asymptomatische Befunde, die bei der Röntgendiagnostik auffallen. Bei fehlender Ausblockung der Leber manifestieren sich biochemische Zeichen einer Leberschädigung mit Anstieg der Alkalischen Phosphatase bei etwa der Hälfte der Patientinnen, während sich ein Ikterus oder Aszites als Folge der Strahlentherapie bei weniger als 1% der Patientinnen entwickelt. Eine persistierende Diarrhoe wird bei 10–15% der radiotherapierten Frauen beobachtet.

Die häufigste Spätkomplikation nach Ganzabdomenbestrahlung ist die Darmschädigung mit Obstruktion, die eine chirurgische Intervention erforderlich macht. Bei der Analyse von vier Studien mit insgesamt 1.100 Patienten mußte in durchschnittlich 5,6% (Bereich 1,4–14%) der Fälle ein darmchirurgischer Eingriff zur Behandlung strahlentherapieinduzierter Spätkomplikationen durchgeführt werden [8, 9, 15, 31]. In den genannten Untersuchungen starben zusammengenommen 4 Patientinnen (<0,5%) an den Folgen der radiogenen Darmschädigung.

Die Häufigkeit und das Ausmaß gastrointestinaler Spätkomplikationen ist abhängig von der radiotherapeutischen Gesamtdosis, der Dosis pro Fraktion und dem Umfang der vorangegangenen operativen Behandlung [20, 25]. War die Lymphonodektomie Bestandteil der Erstoperation, resultierte ein erhöhtes Risiko für Spätkomplikationen [20, 25].

5.5 Indikationsstellung zur abdominopelvinen Strahlentherapie

Für die Indikationsstellung zur abdominopelvinen Strahlentherapie sind zunächst folgende Kriterien relevant: Primäre Ausdehnung der Erkrankung (Tumorstadium nach der FIGO-Klassifikation), verbliebene Resttumorgröße und Lokalisation von Metastasen nach operativer Primärtherapie sowie histopathologische Befunde [8]. Darüber hinaus müssen Begleiterkrankungen und die allgemeine Verfassung der Patientin mitberücksichtigt werden, wenn eine Strahlentherapie erwogen wird. Bei präexistenten gastrointestinalen Erkrankungen ist das Risiko ernsthafter Komplikationen im Gefolge einer radiologischen Behandlung erhöht.

Ist eine Tumorausbreitung über die Bauchhöhle hinaus nachgewiesen, kommt eine Strahlentherapie nicht in Betracht, da diese Behandlungsform auf die Erfassung intraabdominaler (und retroperitonealer) Metastasen ausgerichtet ist. Die Größe der verbliebenen Tumore und ihre anatomische Lokalisation müssen ebenfalls berücksichtigt werden angesichts der unterschiedlichen Dosierungen, die im Kleinen Becken und im Oberbauch eingestrahlt werden. Es sollten keine makroskopischen Metastasen im Oberbauch vorliegen, da diese Region nicht mit der onkologisch erforderlichen Dosis belastet werden kann. Verbleiben nach der operativen Primärbehandlung im Kleinen Becken Tumore mit einem Durchmesser von mehr als 2-3 cm, kommt eine radiologische Therapie mit kurativer Intention nicht in Betracht.

Die nachfolgend genannten Kriterien für die Auswahl von Patientinnen zur abdominopelvinen Radiotherapie basieren auf Empfehlungen aus dem Princess Margaret Hospital in Toronto:

1. Die abdominopelvine Strahlentherapie ist nur als postoperative Anschlußbehandlung bei Patientinnen in den Tumorstadien I–III zu erwägen, wenn entweder tumorfrei operiert werden konnte oder postoperativ Tumore mit einem Durchmesser <2–3 cm im Kleinen Becken verblieben sind.

2. Für Patientinnen im Tumorstadium I mit günstigen Prognosefaktoren (s. Kap. 4.1) genügt in etwa 90% der Fälle die alleinige operative Behandlung, ohne daß eine postoperative Strahlentherapie oder adjuvante Chemotherapie indiziert ist.

3. Zu den wichtigsten ungünstigen Prognosefaktoren gehören Stadium III bzw. IV, makroskopischer Tumorrest und hoher histologischer Differenzierungsgrad (s. Kap. 8).

4. Für Patientinnen mit mindestens zwei ungünstigen Prognosefaktoren liegt die Wahrscheinlichkeit des krankheitsfreien Überlebens für einen Zeitraum von 10 Jahren nach Durchführung der abdominopelvinen Strahlentherapie unter 20% [7, 8].

5. Die meisten Ovarialkarzinompatientinnen weisen mindestens zwei ungünstige Prognosefaktoren auf, so daß eine abdominale Strahlentherapie nicht zu erwägen ist.

5.6 Strahlentherapie im Vergleich zur Chemotherapie

Bei der vergleichenden Bewertung der Strahlentherapie gegenüber der Chemotherapie sind die unterschiedlichen Rahmenbedingungen zu berücksichtigen, unter denen diese Studien entstanden sind. Die Mehrzahl der Untersuchungen zur Wertigkeit der Ganzabdomembestrahlung liegen – im Gegensatz zu einem Großteil der Chemotherapiestudien – bereits länger zurück und basieren nicht auf einer ausgedehnten operativen Diagnostik und Therapie.

Neue Untersuchungstechniken und präzisere diagnostische Methoden haben zu einer Veränderung der Stadienverteilung beim Ovarialkarzinom geführt (z.B. aktualisierte FIGO-Nomenklatur der Stadieneinteilung), wodurch retrospektive Vergleiche erschwert werden [11]. In vielen Chemotherapiestudien wurden die Behandlungsresultate – ergänzend zur klinischen, apparativen und serologischen Verlaufskontrolle der Erkrankung – durch Second look-Operationen objektiviert (s. Kap. 2.5).

Im Gegensatz dazu basiert die Beurteilung der Effizienz der Radiotherapie auf der Analyse der rezidivfreien Überlebenszeit und der Gesamtüberlebensraten. Die Strahlentherapie kam in erster Linie bei Patientinnen im Stadium I und II zur Anwendung, während für Chemotherapiestudien zumeist Patientinnen im Stadium III und IV rekrutiert wurden. Eine vergleichende Untersuchung bei 70 Patientinnen im Stadium I und II (Cisplatin/Cyclophosphamid vs. Ganzabdomenbestrahlung) mußte aufgrund unzureichender Rekrutierung und häufiger Protokollverletzungen abgebrochen werden. Im Vergleich zur Gruppe der Strahlentherapiepatientinnen ergaben sich in dieser Untersuchung für die zytostatisch behandelten Frauen Vorteile in der 5-Jahresüberlebensrate (71% vs. 53%), dem rezidivfreien Überleben (74% vs. 50%) und hinsichtlich der Therapiesicherheit [1].

Bis heute existieren keine umfassenden und prospektiv randomisierten Studien, in denen die Anwendung platinhaltiger Kombinationszytostasen – als heutiger Chemotherapie-Standard – mit der Ganzabdomenbestrahlung verglichen wurde. Somit kann der Stellenwert der Strahlentherapie in Form der Ganzabdomenbestrahlung zum jetzigen Zeitpunkt nicht abschließend beurteilt werden.

In einem weiteren Therapieansatz wurde die Frage geprüft, ob sich bei Ovarialkarzinompatientinnen die Rezidivrate am Vaginalstumpf und im Kleinen Becken durch eine Kontakttherapie (Afterloading) reduzieren läßt [18]. Hierzu wurden die Therapieergebnisse von 20 Frauen, die ergänzend zur operativen und zytostatischen Behandlung postoperativ eine radiologische Kontakttherapie mit ^{192}Iridium in einer Dosierung von 2 x 7,5 Gy erhielten, ausgewertet. Als Vergleichsgruppe dienten 20 Patientinnen mit entsprechenden onkologischen Charakteristika und entspechender operativer und zytostatischer Behandlung. Mit diesem Konzept ließen sich keine Unterschiede in der Häufigkeit von Lokalrezidiven aufzeigen.

5.7 Strahlentherapie nach Chemotherapie beim metastasierten Ovarialkarzinom

Zur Verbesserung der Therapieresultate bei Patientinnen mit metastasiertem Ovarialkarzinom wurde u.a. ein multimodales sequentielles Therapiekonzept geprüft, in dem zunächst die operative Behandlung, anschließend eine Cisplatin-haltige Chemotherapie und dann eine Ganzabdomenbestrahlung durchgeführt wurde [12]. Dieses Konzept wurde in verschiedenen Varianten in mehreren Studien untersucht, wobei sich eine erhöhte Toxizität der onkologischen Behandlung ergab, ohne daß sich reproduzierbare Behandlungsvorteile aufzeigen ließen [2, 13, 16, 17, 21, 22, 24].

Die Ganzabdomenbestrahlung hat sich bisher nicht als Konsolidierungstherapie nach operativer und zytostatischer Behandlung für Patientinnen mit intraabdominaler Metastasierung etablieren können.

5.8 Palliative Strahlentherapie

Eine palliative Strahlentherapie kann erwogen werden, wenn

1. alle anderen etablierten Behandlungsmöglichkeiten ausgeschöpft sind und

2. das einzige oder dominierende symptomatische Problem der Patientin auf eine oder zwei Regionen begrenzt ist.

Dies ist der Fall, wenn sich beispielsweise eine ausgedehnte Metastasierung im Kleinen Becken in die Vagina ausgebreitet hat und zu Blutungen führt. Ein weiteres Beispiel sind ausgeprägte tumorbedingte Schmerzen, die mit Analgetika nicht suffizient behandelt werden können. Mit der Strahlentherapie kann in derartigen Situationen eine Besserung der Symptomatik und eine - zeitlich begrenzte und zumeist partielle - Tumorrückbildung erzielt werden. Bei der Analyse von 33 nach Chemotherapie palliativ bestrahlten Patientinnen konnte eine Schmerzlinderung in 83% erreicht werden, wobei mindestens 44 Gy als biologisch effektive Dosierung betrachtet werden [3].

Die Größe des Strahlentherapiefeldes, Gesamtdosis, Fraktionierung und Art der Bestrahlung muß dabei individuell ausgerichtet sein und wird vom Allgemeinzustand der Patientin, dem Tempo des Tumorwachstums und der Art der vorangegangenen Behandlung mitbestimmt.

Eine palliative Radiotherapie kann darüber hinaus bei umschriebenen intraabdominalen Metastasen oder extraabdominalen (meist Lymphknotenkonglomerate) Metastasen indiziert sein und hat sich ferner bei Hirnmetastasen bewährt [3]. Zur Behandlung von rasch progredientem Aszites oder einer schmerzhaften Hepatomegalie kann dagegen die Radiotherapie zumeist nicht effizient eingesetzt werden.

5.9 Intraperitoneale Strahlentherapie mit ^{32}P

Die intraperitoneale Strahlentherapie mit ^{32}P wurde bei Patientinnen mit metastasiertem Ovarialkarzinom eingesetzt, um die Rezidivrate nach operativer Primärbehandlung, postoperativer Chemotherapie und anschließender pathologisch-anatomischer Komplettremission zu reduzieren. Eine weitere Indikation wurde bei Patientinnen gesehen, bei denen sich im Rahmen der Second look-Operation lediglich kleine makroskopische Metastasen oder ausschließlichen Mikrometastasen zeigten. In einer Pilotstudie wurden die auf diese Weise behandelten Patientinnen mit einer historischen Kontrollgruppe ohne intraperitoneale Radiotherapie verglichen, wobei sich ein Trend zugunsten der ^{32}P-Gruppe zeigte [27].

Aufgrund der physikalischen Eigenschaften von ^{32}P können Metastasen mit einem maximalen Durchmesser von mehr als 3–4 mm durch dieses Bestrahlungskonzept nicht erfaßt werden. Ein weiterer kritischer Punkt ist die inhomogene Verteilung innerhalb der Bauchhöhle infolge von Adhäsionen nach mindestens einer – zumeist sehr ausgedehnten – onkologischen Operation. Zu den Komplikationen der intraperitonealen Strahlentherapie mit ^{32}P zählen abdominale Schmerzen und Ileus. Das Komplikationsrisiko hängt u.a. von dem in die Bauchhöhle instillierten Volumen ab [29].

Für Patientinnen mit Tumorrest am Ende der Second look-Operation sind die Studienresultate bisher kontrovers [23, 26, 30]. Der Beweis eines therapeutischen Vorteils durch eine intraperitoneale ^{32}P-Therapie für Patientinnen ohne Tumorrest am Ende der Second look-Operation steht bisher aus, da noch keine entsprechenden Resultate einer prospektiv randomisierten Studie mit Kontrollarm vorliegen. Somit hat dieses Konzept bisher einen klinisch-experimentellen Charakter.

Literatur

1. Chiara, S., P. Conte, F. Carnino et al.: High-risk early-stage ovarian cancer: Randomized clinical trial comparing cisplatin plus cyclophosphamide versus whole abdominal radiotherapy. Am. J. Clin. Oncol. *17* (1994) 72–76.

2. Coltart, R.S., B.W. Nethersell, C.H. Brown: A pilot study of high-dose abdominopelvic radiotherapy following surgery and chemotherapy for stage III epithelial carcinoma of the ovary. Gynecol Oncol *23* (1986) 105–110.

3. Corn, B.W., R.M. Lanciano, M. Boente et al.: Recurrent ovarian cancer. Effective radiotherapeutic palliation after chemotherapy failure. Cancer *74* (1994) 2979–2983.

4. Delclos, L., J.P. Smith: Ovarian cancer, with special regard to types of radiotherapy. NCI Monogr. *42* (1975) 129.

5. Dembo, A.J., R.S. Bush, F.A. Beale et al.: Improved survival following abdominopelvic irradiation in patients with a completed pelvic operation. Am. J. Obstet. Gynecol. *134* (1979) 793–800.

6. Dembo, A.J., R.S. Bush, F.A. Beale et al.: A randomized clinical trial of moving strip versus open field whole abdominal radiation in patients with invasive epithelial cancer of ovary. Int. J. Radiat. Oncol. Biol. Phys. *9* (Suppl. 1) (1983) 97.

7. Dembo, A.J.: Radiotherapeutic management of ovarian cancer. Semin. Oncol. *11* (1984) 238.

8. Dembo, A.J.: Abdominopelvic radiotherapy in ovarian cancer: A 10-year experience. Cancer *55* (1985) 2285–2290.

9. Dubois, J.B., H. Joyeux, C.L. Solassol et al.: Les tumeurs épitheliales de l'ovaire. Résultats thérapeutiques à propos de 165 stades II et III. J. Gynecol. Obstet. Biol. Reprod. *14* (1985) 627.

10. Fazekas, J.T., J.G. Maier: Irradiation of ovarian carcinomas: A prospective comparison of the open-field and moving-strip techniques. Am. J. Roentgenol. *120* (1974) 118–123.

11. Feinstein, A.R., D.M. Sosin, C.K. Wells: The Will Rogers Phenomenon. Stage migration and new diagnostic techniques as a source of misleading statistics for survival in cancer. N. Engl. J. Med. *312* (1985) 1604–1608.

12. Fuks, Z., S. Rizel, S.O. Anteby et al.: The multimodal approach to the treatment of stage III ovarian carcinoma. Int. J. Radiat. Oncol. Biol. Phys. *8* (1982) 903–908.

13. Fuks, Z., S. Rizel, S. Biran: Chemotherapeutic and surgical induction of pathological complete remission and whole abdominal irradiation for consilidation does not enhance cure of stage III ovarian carcinoma. J. Clin. Oncol. *6* (1988) 509–516.

14. Fuller, D.B., W.T. Sause, H.P. Plenk et al.: Analysis of postoperative radiation therapy in stage I through III epithelial ovarian carcinoma. J. Clin. Oncol. *5* (1987) 897–905.

15. Goldberg, N., R.E. Peschel: Postoperative abdominopelvic radiation therapy for ovarian cancer. Int. J. Radiat. Oncol. Biol. Phys. *14* (1988) 425–429.

16. Hainsworth, J.D., A. Malcolm, D.H. Johnson et al.: Advanced minimal residual ovarian carcinoma: Abdominopelvic irradiation following combination chemotherapy. Obstet. Gynecol. *61* (1983) 619–623.

17. Hoskins, W.J., A.S. Lichter, R. Whittington et al.: Whole abdominal and pelvic irradiation in patients with minimal disease at second look surgical reassessment for ovarian cancer. Gynecol. Oncol. *20* (1985) 271–280.

18. Krauß, T., H. Meden, W. Rath et al.: Ergebnisse der postoperativen Strahlentherapie mit ^{192}Iridium bei Patientinnen mit Ovarialkarzinom. Zentralbl. Gynäkol. *114* (1992) 603–605.

19. Martinez, A., M.F. Schray, A.E. Howes et al.: Postoperative radiation therapy for epithelial ovarian cancer: The curative role based on a 24-year experience. J. Clin. Oncol. *3* (1985) 901–911.

20. Perez, C.A., A. Korba, F. Zivnuska et al.: ^{60}Co moving-strip technique in the management of carcinoma of the ovary: Analysis of tumor control and morbidity. Int. J. Radiat. Oncol. Biol. Phys. *4* (1978) 379.

21. Peters, W.A. III, J.C. Blasko, C.M.jr. Bagley et al.: Salvage therapy with whole-abdominal irradiation in patients with advanced carcinoma of the ovary previously treated by combination chemotherapy. Cancer *58* (1986) 880–882.

22. Piver, M.S., J.J. Barlow, F.T. Lee et al.: Sequential therapy for advanced ovarian adenocarcinoma: Operation, chemotherapy, second look-laparotomy, and radiation therapy. Am. J. Obstet. Gynecol. *122* (1975) 355–357.

23. Potter, M.E., E.E. Partride, H.M. Shingleton et al.: Intraperitoneal chromic phosphate in ovarian cancer: Risks and benefits. Gynecol. Oncol. *32* (1989) 314–318.

24. Rustin, G.J.S., M. Minton, B. Southcott et al.: Surgery, chemotherapy and whole abdominal radiotherapy in the management of advanced ovarian carcinoma. Clin. Radiol. *38* (1987) 269–272.

25. Schray, M.F., A. Martinez, A.E. Howes: Toxicity of open field whole abdominal irradiation as primary post-operative treatment in gynecologic malignancy. Int. J. Radiat. Oncol. Biol. Phys. *16* (1989) 397–403.

26. Spanos, W.J., T. Day, B. Jose et al.: Use of P-32 in stage III epithelial carcinoma of the ovary. Gynecol. Oncol. *54* (1994) 35–39.

27. Spencer, T.R., R.D. Marks, J.O. Fenn et al.: Intraperitoneal P-32 after negative second look-laparotomy in ovarian carcinoma. Cancer *63* (1989) 2434–2437.

28. Sutton, G.P., F.B. Stehman, L.H. Einhorn et al.: Ten-year follow-up of patients receiving cisplatin, doxorubicin, and cyclophosphamide chemotherapy for advanced epithelial ovarian carcinoma. J. Clin. Oncol. *7* (1989) 223–229.

29. Tharp, M., N.B. Hornback: Complications with intraperitoneal ^{32}P. Gynecol. Oncol. *53* (1994) 170–175.

30. Varia, M., J. Rosenman, S. Ventkatraman et al.: Intraperitoneal chromic phosphate therapy following second look laparotomy for ovarian cancer. Cancer *61* (1988) 919–927.

31. Weiser, E.B., T.W. Burke, P.B. Heller et al.: Determinants of survival of patients with epithelial ovarian carcinoma following whole abdominal irradiation (WAR). Gynecol. Oncol. *30* (1988) 201–208.

6 Supportivmaßnahmen

6.1 Antiemese

Durch die Zunahme der operativen Radikalität, durch die Entwicklung neuer Zytostatika sowie effektiver Kombinationsregimes konnten die Resultate der Behandlung von Patientinnen mit Ovarialkarzinom deutlich verbessert werden. Die Fortschritte in der Chemotherapie liegen jedoch nicht allein in der Wirksamkeit der Zytostatika, sondern werden in hohem Maße durch die Kontrolle der Nebenwirkungen bestimmt [45].

Aus der Sicht der Patientin sind Übelkeit und Erbrechen nach Applikation der Zytostatika die größte Belastung im multimodalen Therapiekonzept des Ovarialkarzinoms [55]. Inappetenz, Gewichtsverlust, Dehydratation, Störungen im Elektrolythaushalt und ein antezipatorisches (konditioniertes) Erbrechen sind mögliche Folgen. Diese unerwünschten Wirkungen können zu der Entscheidung der Patientin führen, die Fortsetzung der etablierten und effizienten Chemotherapie abzulehnen, was dann zu einer Verschlechterung der Prognose führt (Abb. 6.1).

Somit steht unter den begleitend zur Chemotherapie durchzuführenden Supportivmaßnahmen die antiemetische Prophylaxe und Therapie im Vordergrund. Innerhalb der jüngsten Vergangenheit haben sich hier zahlreiche Fortschritte ergeben, insbesondere durch die Entwicklung von Serotonin-Antagonisten (z.B. Ondansetron, Granisetron und Tropisetron).

6.1.1 Verschiedene Formen des Erbrechens

Erbrechen während oder nach einer zytostatischen Behandlung läßt sich in vier verschiedene Gruppen einteilen, deren Kenntnis für eine effektive antiemetische Prophylaxe und Therapie wichtig ist:

6.1.1.1 Akutes Zytostatika-induziertes Erbrechen

Diese Art des Erbrechens ist die häufigste. Ohne antiemetische Prophylaxe setzt diese Form des Erbrechens zumeist innerhalb von 1 bis 2 Stunden nach der Zytostatikagabe ein. Die größte Intensität ist nach ca. 4 bis 10 Stunden zu verzeichnen und klingt nach 12 bis 24 Stunden wieder ab [86].

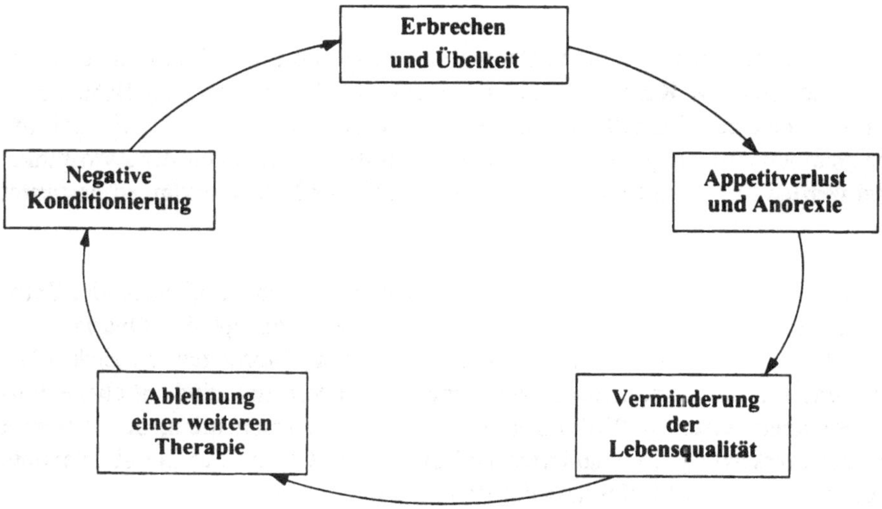

Abb. 6.1: Circulus vitiosus des Chemotherapie-induzierten Erbrechens [95]

6.1.1.2 Persistierendes (verzögertes) Erbrechen

Hierunter versteht man die Form des Erbrechens, die zwischen dem 2. und 5. Tag (oder noch später) nach der Chemotherapie einsetzt. In verschiedenen Studien konnte gezeigt werden, daß – insbesondere nach Cisplatin-Therapie – nach erfolgreicher Antiemese im Krankenhaus anschließend ein hoher Anteil der Patientinnen zu Hause unter persistierendem Erbrechen litt [10, 21].

6.1.1.3 Antezipatorisches (konditioniertes) Erbrechen

Erbrechen, das bereits vor der Applikation von Zytostatika auftritt, wird als antezipatorisches Erbrechen bezeichnet.

Diese Form des Erbrechens gilt nach entsprechender Konditionierung als Pawlowscher Reflex und ist die Folge von vorangegangenen zytostatischen Behandlungen mit schlechter antiemetischer Kontrolle. Die beste Prophylaxe gegenüber dem antezipatorischen Erbrechen ist die Verhinderung von Übelkeit und Erbrechen in den initialen Chemotherapiezyklen [10, 21].

6.1.1.4 Nicht durch Chemotherapie induziertes Erbrechen

Diese Form des Erbrechens ist gegenüber den zuvor beschriebenen Formen abzugrenzen und sollte vor allem bei therapierefraktärem Erbrechen in Betracht gezogen werden. Mögliche Ursachen sind u.a.:

- andere Medikamente (z.B. Opiate)
- Ileus
- Peritonitis
- Strahlentherapie
- metabolische Störungen (z.B. Hyperkaliämie)
- endokrine Störungen

6.1.2 Einflußfaktoren für Übelkeit und Erbrechen

Ob und in welcher Stärke eine Patientin auf die zytostatische Therapie mit Übelkeit und Erbrechen reagiert, hängt vom emetischen Potential der verwendeten Zytostatika und individuellen Risikofaktoren ab (Tab. 6.1).

Tab. 6.1: Emetogenes Potential verschiedener Zytostatika [modif. nach 33]

sehr emetogen (>90%)	hoch bis mittelhoch emetogen (60 – 90%)	mäßig emetogen (30 – 60%)	wenig emetogen (10 – 30%)
Cisplatin	Carboplatin	Doxorubicin	Etoposid
	Cyclophosphamid	5- Fluorouracil	Taxol
	Methotrexat (>200 mg)	Mitomycin C	Melphalan
		Hexamethylmelamin	Teniposid
			Vinblastin

Zur Beurteilung des emetischen Potentials eines Chemotherapieregimes sind zusätzlich die Dosierung, die Applikationsart und der additive emetische Effekt bei der Kombination mehrerer Substanzen zu berücksichtigen. Somit erlaubt die in Tab. 6.1 zusammengestellte Klassifizierung lediglich eine Orientierung.

6.1.3 Individuelle Risikofaktoren für Übelkeit und Erbrechen

Folgende individuelle Risikofaktoren, die zu Übelkeit und Erbrechen nach einer Chemotherapie prädisponieren, sind bekannt:

- Weibliches Geschlecht [89, 33]
- Alter <50 Jahre [7, 69]
- Angst vor der Chemotherapie [41]
- Anzahl der bisherigen Chemotherapiezyklen [80]
- Depressionen [41]

6.1.4 Antiemetisch wirksame Medikamente

Zur Prophylaxe und Therapie des Zytostatika-induzierten Erbrechens wurden bisher zahlreiche Medikamente verwendet. Eine Übersicht über die verschiedenen Substanzgruppen sowie einzelne Beispiele sind in Tab. 6.2 zusammengestellt.

Tab. 6.2: Substanzgruppen typischer Antiemetika [45]

Substanzgruppe	Antiemetikum (Beispiele)
Antihistaminika	Diphenhydramin
Phenothiazine	Chlorpromazin
Butyrophenone	Haloperidol, Domperidon
Benzodiazepine	Lorazepam
substituierte Benzamide	Alizaprid, Metoclopramid
5-HT3-Antagonisten	Ondansetron

Die meisten antiemetischen Substanzen wirken hauptsächlich über einen Rezeptorantagonismus an den afferenten Verbindungen zum Brechzentrum. Dies gilt nicht für die Kortikosteroide, deren antiemetisches Potential durch Reduzierung der Permeabilität der Blut-Hirnschranke gegenüber der Penetration toxischer Substanzen und Hemmung der zentralen Prostaglandinsynthese erklärt wird [51, 70].

Nach aktuellen Erkenntnissen wird die gute Wirksamkeit der 5-HT3-Antagonisten und der hochdosierten Metoclopramidtherapie bei Cisplatin-induziertem Erbrechen in der Blockade der 5-HT3-Rezeptoren gesehen [50].

6.1.5 Ergebnisse von Antiemese-Studien und aktuelle Situation

Innerhalb der letzten 15 Jahre wurde eine fast unübersehbare Anzahl von Antiemese-Studien mit oft sehr unterschiedlichen Resultaten veröffentlicht. Die erste kontrollierte Studie über Antiemetika wurde von Moertel [60] publiziert und zeigte die Überlegenheit von Phenothiazinen gegenüber einer Placebobehandlung.

Die Einführung neuer und hochemetogener Zytostatika – wie Cisplatin – machte die Suche nach potenteren Antiemetika erforderlich. Bis zum Ende der achtziger Jahre kristallisierten sich unter allen untersuchten Medikamenten die substituierten Benzamine und die Kortikosteroide - in Form einer antiemetischen Monotherapie oder in Kombinationsregimes - als gut wirksame Medikamente mit vertretbaren Nebenwirkungen heraus [32, 53, 83].

1986 berichteten Costall u. Mitarb. [17] erstmals über therapeutische Erfolge mit HT3-Antagonisten. Ondansetron zeigte in kontrollierten klinischen Studien signifikant bessere Wirkungen im Vergleich zu konventionellen Einzelsubstanzen [33]. In Kombination mit Dexamethason ließ sich unter hochdosierter Cisplatintherapie (100-120 mg/m2) das Erbrechen bei 78% der Patientinnen vollständig oder fast vollständig unterdrücken [76]. Ein weiterer wesentlicher Vorteil im Vergleich zu Metoclopramid besteht im Fehlen extrapyramidaler Nebenwirkungen [50].

Während die Vorteile von Ondansetron hinsichtlich der antiemetischen Prophylaxe und Therapie bei Cisplatin-haltigen Chemotherapien durch zahlreiche Studien belegt werden konnte, ist die Effizienz bei weniger emetogenen Zytostatika nicht eindeutig geklärt. Dies gilt insbesondere für das im Vergleich zu Cisplatin deutlich weniger emetogene Carboplatin.

6.1.6 Wirksamkeit von Ondansetron bei Chemotherapie mit Carboplatin und Cyclophosphamid

Nachdem in vielen Kliniken Cisplatin durch Carboplatin als Standard-Zytostatikum in der Kombination mit Cyclophosphamid eingesetzt wurde, erschien eine Untersuchung zur Wirksamkeit von Ondansetron allein und in Kombination mit anderen antiemetisch wirksamen Substanzen sinnvoll.

Eine derartige Untersuchung wurde in der Universitäts-Frauenklinik Göttingen durchgeführt [58]. Ziel dieser Studie war die Optimierung der antiemetischen Prophylaxe und Therapie und somit Verbesserung der Lebensqualität der zytostatisch behandelten Ovarialkarzinom-Patientinnen.

Die Untersuchungen zur Effizienz zweier verschiedener Antiemese-Regimes erfolgten begleitend zu 68 Chemotherapiezyklen bei 35 Patientinnen, die wegen eines Ovarialkarzinoms stationär zytostatisch behandelt wurden.

Alle Patientinnen erhielten die Chemotherapiekombination Carboplatin/Cyclophosphamid (Dosierungen: Carboplatin 350 mg/m² i.v., Cyclophosphamid 600 mg/m² i.v., Wiederholung in vierwöchentlichen Abständen). Die Chemotherapie erfolgte bei 27 Patientinnen als postoperative Primärtherapie und bei 8 Frauen in der Rezidivsituation.

Antiemetische Therapie

Gruppe 1 (Ond): Alle Patientinnen, dieser Gruppe erhielten zur Antiemese am Chemotherapietag 3x8 mg Ondansetron (Zofran®) i.v., jeweils 30 Minuten vor der Zytostase sowie 6 und 12 Stunden danach.

Gruppe 2 (OndBrom): Alle Patientinnen, dieser Gruppe erhielten zur Antiemese am Chemotherapietag 3x8 mg Ondansetron (Zofran®) i.v., jeweils 30 Minuten vor der Zytostase sowie 3 und 6 Stunden danach.

Darüber hinaus erfolgte in dieser Gruppe am Vorabend sowie am Abend des Chemotherapietages eine Behandlung mit 4 mg Ondansetron und 3 mg Bromazepam (Lexotanil®) per os. Am Tag nach der Chemotherapie erhielten die Patientinnen zusätzlich 2x8 mg Ondansetron i.v. (Abb. 6.2).

Erfassung der antiemetischen Effizienz

Die Erfassung der Daten zu Übelkeit und Erbrechen erfolgte qualitativ und quantitativ in einem persönlichen Gespräch mit der Patientin auf der Basis eines speziell für diesen Zweck entwickelten Fragebogens (Abb. 6.3).

Die Befragung wurde jeweils am Abend des Chemotherapietages, am Tag nach Chemotherapie sowie bei Wiederaufnahme zur weiteren Therapie bzw. Diagnostik (im allgemeinen 4 Wochen nach der Chemotherapie) durchgeführt. Auf diese Weise fanden zwei gezielte und systematische Befragungen pro Chemotherapie-Zyklus statt (2 x 68 = 136 Befragungen), die die Grundlage für die nachfolgende Beurteilung der antiemetischen Effizienz bilden.

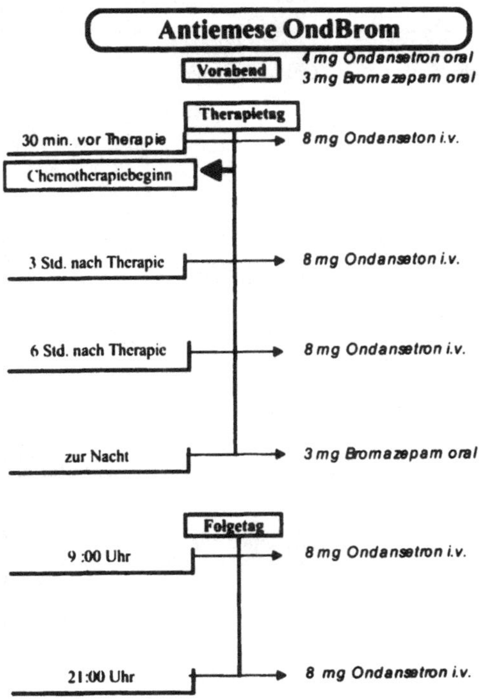

Abb. 6.2: Antiemese mit Ondansetron

Pat.-Nr. Alter Chemotherapie

Tag	0	1	2	3	4
Datum					
Aufnahme					
Chemotherapiedauer: Infusionszeit (Minuten)					
Entlassung:					

Appetit

besser als normal
normal, unverändert
wenig feste Nahrung
nur Flüssiges
keine Nahrungsaufnahme

Infusionsbehandlung	ja/nein	ja/nein	ja/nein	ja/nein
parenterale Ernährung	ja/nein	ja/nein	ja/nein	ja/nein

Übelkeit:

	vor	während	nach	Chemotherapie
keine				
gering				
mäßig				
stark				
unerträglich				

Würgeattacken

vor während nach Chemotherapie

Erbrechen: Häufigkeit

vor während nach Chemotherapie

Erbrechen: Stärke

	vor	während	nach	Chemotherapie
kein				
gering				
mäßig				
stark				
unerträglich				

Abb. 6.3: Fragebogen zur Dokumentation von Übelkeit und Erbrechen

Die Graduierung von Übelkeit und Erbrechen basierte dabei auf der von Bremer und Uhlenbusch [10] beschriebenen Klassifikation sowie auf der Kategorisierung nach Gralla [32]. Zur ergänzenden Beurteilung der antiemetischen Effizienz erfolgte zusätzlich die Serumbestimmung von Natrium, Kalium und Kalzium am Tag vor der Chemotherapie und am Tag danach.

Kontrolle von Übelkeit und Erbrechen am Therapietag

Die antiemetische Behandlung erfolgte insgesamt begleitend zu 68 Chemotherapiezyklen bei 35 Patientinnen. Eine vollständige Kontrolle der Übelkeit am Tag der Chemotherapie gelang in der Gruppe 1 (Ond, n = 37 Zyklen) in 38% der Behandlungszyklen. Im Vergleich hierzu lag dieser Wert mit 65% in der Gruppe 2 (OndBrom, n = 31 Zyklen) fast doppelt so hoch. Eine vollständige Kontrolle des Erbrechens konnte in der Gruppe 1 in 81% und in der Gruppe 2 in 93% erreicht werden (Abb. 6.4).

Kontrolle von Übelkeit und Erbrechen am ersten Tag nach der Chemotherapie

Eine vollständige Kontrolle der Übelkeit am ersten Tag nach der Chemotherapie gelang in der Gruppe 1 in 24% der Behandlungszyklen. Im Vergleich hierzu lag dieser Wert mit 42% in der Gruppe 2 fast doppelt so hoch. Eine vollständige Kontrolle des Erbrechens konnte in der Gruppe 1 in 86% und in der Gruppe 2 in 81% erreicht werden (Abb. 6.5).

Kontrolle von Übelkeit und Erbrechen während des stationären Aufenthalts

Bei der zusammenfassenden Analyse des gesamten stationären Aufenthalts unter Berücksichtigung der jeweils ungünstigsten Situation ergaben sich bei der vergleichenden Bewertung zwischen den Patientinnengruppen 1 und 2 folgende Resultate:

a) leichte Übelkeit und/oder kein Erbrechen bzw. Würgen (Complete response): 30% vs. 58%;
b) mäßige Übelkeit und/oder 1x Erbrechen bzw. Würgen (Major response): 46% vs. 36%;
c) starke bis unerträgliche Übelkeit und/oder 2–4 x Erbrechen bzw. Würgen (Minor response): 19% vs. 3%;
d) mehr als 4 x Erbrechen und /oder Würgen (Failure): 5% vs. 3% (Abb. 6.6).

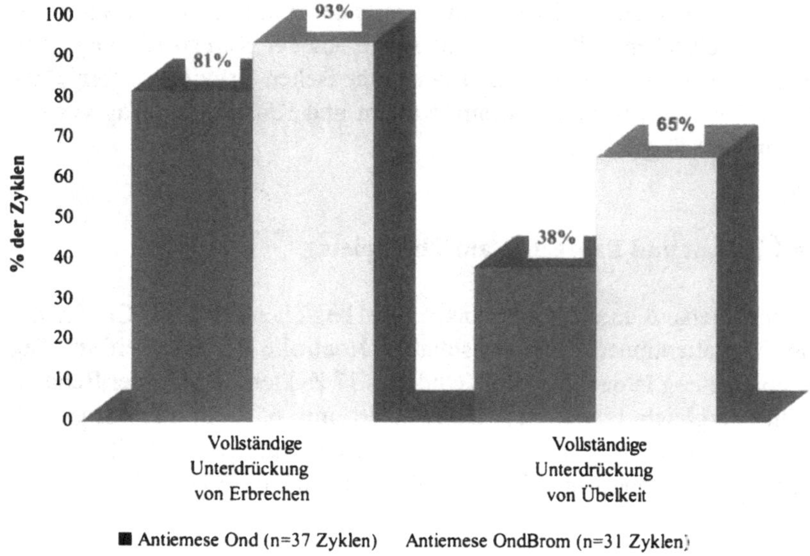

Abb. 6.4: Vollständige Kontrolle von Übelkeit und Erbrechen am Tag der Chemotherapie (Tag 1)

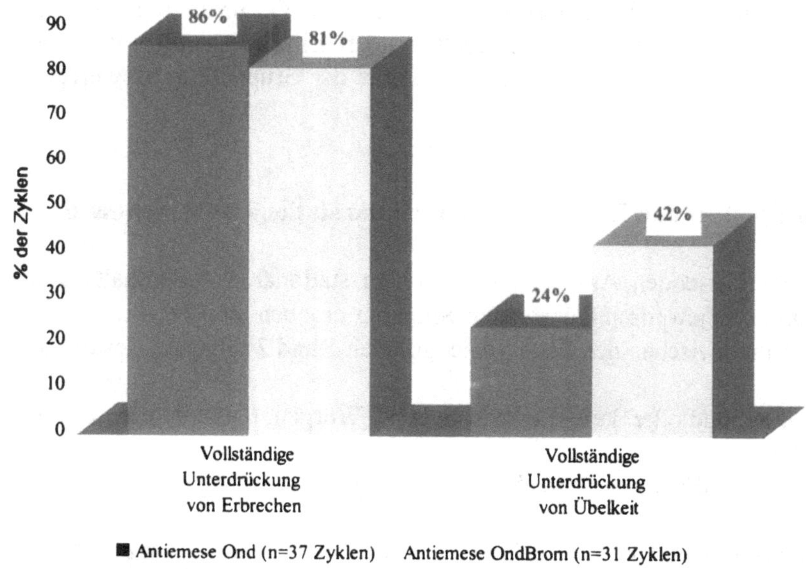

Abb. 6.5: Vollständige Kontrolle von Übelkeit und Erbrechen am Tag nach der Chemotherapie (Tag 2)

Ovarial - Karzinom		
Einteilungs - kriterien	Kürzel	Definition
complete response	CR	leichte Übelkeit und / oder kein Erbrechen bzw. Würgen
major response	MAR	mäßige Übelkeit und / oder 1x Erbrechen bzw. Würgen
minor response	MIR	starke bis unerträgliche Übelkeit und / oder 2 - 4x Erbrechen bzw. Würgen
failure	F	> 4x Erbrechen und / oder Würgen

Ovarial - Karzinom				
Antiemeseplan	*complete response*	*major response*	*minor response*	*failure*
	in % (n)	in % (n)	in % (n)	in % (n)
Antiemese Ond	30% (11)	46% (17)	19% (7)	5% (2)
Antiemese OndBrom	58% (18)	36% (11)	3% (1)	3% (1)

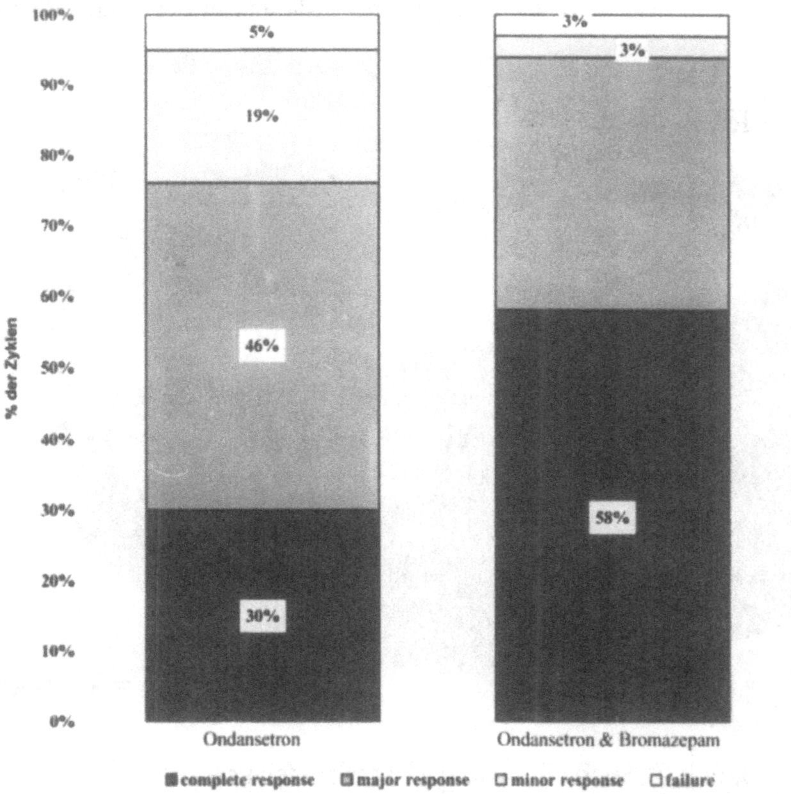

Abb. 6.6: Kontrolle von Übelkeit, Würgen und Erbrechen während der stationären Behandlung

Intensität der Übelkeit

In einem weiteren Schritt erfolgte die Bestimmung der Intensität der Übelkeit (Worst day-Analyse). Hierbei zeigten sich deutliche Vorteile in der Antiemesegruppe 2 im Vergleich zur Gruppe 1 (Abb. 6.7).

Übelkeit und Erbrechen im Intervall zwischen Entlassung aus der stationären Behandlung und erneuter Aufnahme

Die Patientinnen wurden bei stationärer Wiederaufnahme (nach Abschluß der Therapie telefonisch) zu Übelkeit und Erbrechen während der ersten Woche nach der Entlassung aus der stationären Behandlung befragt, um verzögerte Übelkeit bzw. verzögertes Erbrechen zu erfassen. Der Anteil der Patientinnen ohne Übelkeit bzw. Erbrechen lag in der Antiemese-Gruppe 1 bei 56% und in der Gruppe 2 bei 64%.

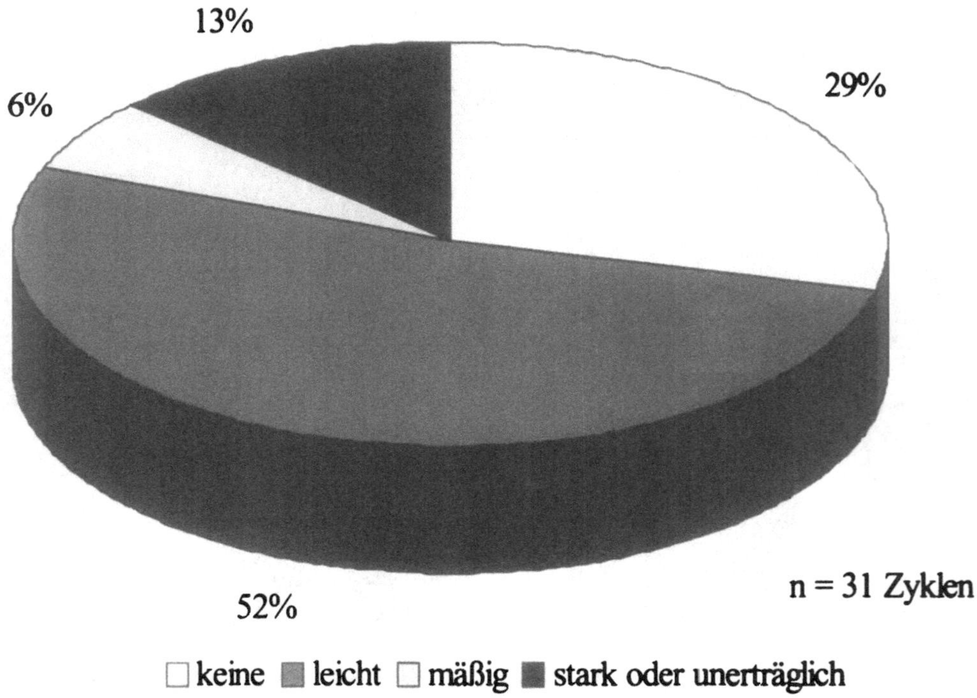

Abb. 6.7: Intensität der Übelkeit im gesamten Behandlungszeitraum (Worst day-Analyse)

Notwendigkeit einer zusätzlichen antiemetischen Therapie während des stationären Aufenthaltes

Während des stationären Aufenthaltes war in der Gruppe 1 in 24% und in der Gruppe 2 nur in 5% eine zusätzliche antiemetische Therapie erforderlich.

Unerwünschte Wirkungen

Ernsthafte unerwünschte Wirkungen der antiemetischen Therapie traten in beiden Behandlungsgruppen nicht auf. Bei der Serumanalyse von Natrium, Kalium und Kalzium am Tag vor der Chemotherapie und am Tag danach zeigten sich keine Gruppenunterschiede.

6.1.7 Verbesserung der Kontrolle von Übelkeit und Erbrechen durch kombinierte antiemetische Behandlung

Die kombinierte Anwendung antiemetisch wirksamer Medikamente führte im Vergleich zur Monotherapie sowohl zu einer zusätzlichen Verminderung von Übelkeit und Erbrechen als auch zu weniger Nebenwirkungen und resultierte in Behandlungsregimes, die besser toleriert wurden [1, 35, 47, 71]. Trotz dieser Fortschritte sollten Übelkeit und Erbrechen nach Chemotherapie als ein zentrales Problem betrachtet werden.

Beim Vergleich der o.g. Resultate mit der internationalen Literatur zeigt sich, daß bisher nur wenige Veröffentlichungen zur Antiemese mit Ondansetron begleitend zur Chemotherapie mit Carboplatin existieren. Während in den meisten Arbeiten verschiedene Zytostatikakombinationen die Grundlage für entsprechende Untersuchungen bilden, gibt es nur eine Arbeit, die die antiemetische Wirksamkeit von Ondansetron gezielt bei Patientinnen mit Ovarialkarzinom und Carboplatin-Therapie analysierte: Smith et al. [77] beschrieben die Wirksamkeit von Ondansetron in einer Dosierung von 4 mg oral und 4 mg i.v. 30 Minuten vor der Chemotherapie mit Carboplatin, gefolgt von 8 mg oral für die Dauer von 5 Tagen bei insgesamt 34 Patientinnen mit Ovarialkarzinom. Mit diesem Konzept konnte eine vollständige oder weitgehende Kontrolle des Erbrechens am Chemotherapietag in 94% erzielt werden, wenn keine Chemotherapie vorangegangen war und in 81% bei Patientinnen, die gegenüber einer konventionellen antiemetischen Therapie refraktär waren. Die Autoren kommen zu dem Schluß, daß Ondansetron sich insbesondere für Patientinnen mit ambulanter Carboplatin-Chemotherapie eignet.

Nur begrenzt vergleichbar mit den eigenen Untersuchungen ist die Arbeit von Pinkerton et al. [67], in der die Ergebnisse der antiemetischen Prophylaxe und Therapie bei 30 Kindern beschrieben wurden, bei denen eine vollständige oder fast vollständige Kontrolle des Erbrechens in 87% erzielt werden konnte. Ein Vergleich ist deswegen nur in begrenztem Maße möglich, da diese Kinder entweder mit Carboplatin allein, mit Carboplatin/Etoposid, mit Cisplatin/Etoposid, mit Doxirubcin/Cyclophosphamid oder mit Ifosfamid behandelt wurden.

Ein ebenfalls nur begrenzter Vergleich ist mit der Arbeit von Harvey et al. [36] möglich, da diese Arbeitsgruppe Ergebnisse bei Patientinnen mit Carboplatin allein oder in Kombinationsregimes zugrunde legten, wobei insgesamt 26 Patientinnen mit Ovarialkarzinom und 3 Patienten mit Hodenkarzinom zusammengefaßt analysiert wurden. Auch Suminaga et al. [81] faßten in ihren Untersuchungen zur antiemetischen Wirksamkeit von Ondansetron Patientinnen mit *verschiedenen* Zytostatikaregimes zusammen, ebenso wie Tanneberger et al. [84] und Fanning und Hilgers [24].

Im Vergleich mit bisherigen Publikationen zu diesem Thema ist die eigene Untersuchung dadurch charakterisiert, daß einerseits ausschließlich Patientinnen mit Ovarialkarzinom analysiert wurden und andererseits eine weitere Homogenität der Untersuchung darin besteht, daß ausschließlich Chemotherapien mit Carboplatin/ Cyclophosphamid zugrunde liegen.

Auf die additiven und synergistischen Wirkungen von Kortikosteroiden und Benzodiazepinen, auf der das hier vorgestellte Konzept basiert, weisen mehrere Arbeiten in der Literatur hin [32, 86]. Die Entscheidung für den Einsatz von Bromazepam anstelle des in der Literatur zumeist beschriebenen Lorazepam erfolgte vor dem Hintergrund, daß Lorazepam einerseits nach dem Absetzen Reboundphänomene in Form von Schlaflosigkeit und erhöhter Angstbereitschaft [46] und andererseits durch Lorazepam bei 48% der Patienten eine anterograde Amnesie induziert wird [12], wodurch eine präzise Dokumentation von Übelkeit und Erbrechen bei der Patientenbefragung beeinflußt werden kann.

Eine Ondansetron-Monotherapie scheint nach den vorliegenden Untersuchungsergebnissen nur unzureichend sowohl auf die akute als auch auf die verzögerte Übelkeit zu wirken. Dies gilt auch für das verzögerte Erbrechen. In neueren Untersuchungen wurde wiederholt auf die antiemetische Wirksamkeit von Dexamethason hingewiesen [44, 77]. Nach Jones et al. [44] kann mit einer Dexamethason-Monotherapie vom 2.–5. Tag nach der Chemotherapie im Vergleich zu einer Ondansetron-Monotherapie das verzögerte Erbrechen in gleicher Weise und die verzögerte Übelkeit sogar besser kontrolliert werden.

Durch einen kombinierten Therapieansatz wäre ein wesentlich günstigeres Kosten-/Nutzenverhältnis realisierbar als es mit Ondansetron allein zu erzielen ist. Die initialen Dosierungsempfehlungen für Ondansetron wurden inzwischen von der Herstellerfirma (Glaxo) geändert und lauten nun: 1 x 8 mg i.v. am Chemotherapietag (Tag 1), wobei eine Erhöhung bis 32 mg als Einmalgabe möglich ist. Auf die Wirkungssteigerung durch Kombination mit Dexamethason wird hingewiesen. Ab Tag 2 (1. Folgetag) wird eine Dosierung von 2 x 8 mg oral empfohlen.

Weitere neue Substanzen, die als selektive Antagonisten auf die Serotoninrezeptoren wirken, sind Tropisetron (Navoban®) und Granisetron (Kevatril®).

Mit dem hier vorgestellten antiemetischen Kombinationsregime ist es möglich, Übelkeit und Erbrechen bei Ovarialkarzinom-Patientinnen nach Chemotherapie mit Carboplatin/Cyclophosphamid besser zu kontrollieren und somit die Lebensqualität dieser Frauen zu erhöhen.

6.2 Hämatopoetische Wachstumsfaktoren

Die zentrale und dosislimitierende Nebenwirkung der meisten Zytostatika, die zur Behandlung von Patienten mit Ovarialkarzinom eingesetzt werden, ist die *Myelosuppression* mit dem Risiko nachfolgender Infektionen, Blutungen und Anämie.

Dabei korreliert das Infektionsrisiko eng mit der Dauer und dem Schweregrad der *Neutropenie*: Wenn die Zahl der neutrophilen Granulozyten unter 1.000, 500 bzw. 100/µl fällt, steigt die Häufigkeit lebensbedrohlicher Infektionen steil von 10% auf 19% bzw. 28% [8].

Das Risiko schwerer Infektionen entsteht einerseits durch die Neutropenie und andererseits durch die Chemotherapie-induzierte Verschlechterung der Funktion der neutrophilen Granulozyten. Die myelotoxischen Nebenwirkungen machen oft eine *Verlängerung der Therapieintervalle, eine Dosisreduktion der Zytostatika oder die Umstellung auf ein Regime mit geringerer Toxizität* erforderlich [54].

Wenn es nicht möglich ist, die geplante Chemotherapie in der vorgesehenen Dosis und zum geplanten Zeitpunkt zu verabreichen, kann die Wirksamkeit der onkologischen Therapie wesentlich vermindert sein, wodurch sich der Nutzen kurativer und palliativer Behandlungskonzepte limitiert.

Hämatopoetische Wachstumsfaktoren sind körpereigene Hormone, die aus Glykoproteinen bestehen und sowohl die Proliferation als auch die Differenzierung der Zellen des blutbildenden Systems steuern.

Die hämatopoetischen Wachstumsfaktoren Granulozyten-Kolonie-stimulierender Faktor (G-CSF) und Granulozyten-Makrophagen-Kolonie-stimulierender Faktor (GM-CSF), Interleukin-3 (IL-3, multi-CSF) und Erythropoietin (EPO) sind hochwirksame körpereigene Regulatoren der Blutzellproliferation und -differenzierung [54].

Nachdem einzelne dieser Wachstumsfaktoren seit kurzer Zeit durch molekulargenetische Klonierung als hochgereinigte Monosubstanzen auch kommerziell zur Verfügung stehen, ergeben sich in Klinik und Praxis neue Ansätze zur Behandlung hämatologischer Störungen und Erkrankungen, insbesondere nach myelotoxischer Chemotherapie [54].

6.2.1 G-CSF und GM-CSF

Neben G-CSF (Filgastrim, Neupogen®; Lenograstim, Granocyte®) ist GM-CSF (Molgramostim, Leucomax®) als Zytokin verfügbar.

6.2.1.1 Wirkungen

Nach Applikation von G-CSF und GM-CSF läßt sich ein Anstieg der neutrophilen Granulozyten registrieren, der nach 6–12 h beginnt [6, 56, 57]. Ferner führt GM-CSF zu einem Anstieg der eosinophilen Granulozyten und Monozyten. Diese Wirkungen basieren wahrscheinlich auf einer beschleunigten Freisetzung eines präformierten Granulozytenpools aus dem Knochenmark und einer Verlängerung der Lebensdauer zirkulierender Zellen. Die durch G-CSF und GM-CSF stimulierten Granulozyten des peripheren Blutbildes zeigen in der Regel eine normale oder erhöhte Zellfunktion [29, 92].

Nach Beendigung einer Behandlung mit G-CSF und GM-CSF fallen die Leukozytenwerte innerhalb weniger Tage wieder auf die Ausgangs- bzw. Normalwerte ab [56, 57]. In einzelnen klinischen Studien wurde nach GM-CSF-Applikation über die Wirkung auf das weiße Blutbild hinaus ein Anstieg der Thrombozyten und Retikulozyten nachgewiesen; diese Effekte waren jedoch nur gering ausgeprägt und nicht konsistent [29, 87]. Nach G-CSF- und GM-CSF-Applikation ist mit Nebenwirkungen in Form von allgemeinem Krankheitsgefühl, Muskel- und Gelenkschmerzen, Fieber, geringem Transaminasenanstieg und einer Hautreaktion in Form eines flüchtigen Exanthems an der Injektionsstelle zu rechnen. Schwerwiegendere Nebenwirkungen wie Pleura- und Perikarderguß, Aszites und Thrombose wurden im Hochdosisbereich (>30 µg/kg Körpergewicht) beobachtet [2, 61]. Fieber, Muskel- und Gelenkschmerzen lassen sich u.a. mit Paracetamol gut behandeln.

6.2.1.2 Indikationen

Filgastrim (G-CSF, Neupogen®, Granocyte®) und Molgramostim (GM-CSF, Leucomax®) sind zugelassen zur Reduktion des Infektionsrisikos bei Patienten, die eine myelotoxische Chemotherapie in üblichen Dosierungen erhalten.

Der Einsatz von G-CSF und GM-CSF kann im Einzelfall indiziert sein bei myelotoxisch vorbehandelten Patienten mit eingeschränkter Knochenmarksreserve (z.B. nach First-line Chemotherapie, nach Strahlentherapie, Rezidivbehandlung), bei simultaner Radiochemotherapie, bei der Anwendung von Zytostatikaregimes mit sehr hoher Toxizität oder ergänzend zur zytostatischen Behandlung älterer Patienten (>65 Jahre).

Allgemein akzeptierte Therapieempfehlungen unter Einbeziehung von Laborwertgrenzen, Art der Chemotherapie und Dauer der Behandlung existieren bisher nicht. Sowohl G-CSF als auch GM-CSF können erfolgreich eingesetzt werden, wenn postzytostatisch eine Leukopenie von <500 (–1.000)/µl über mindestens drei Tage zu erwarten ist. Die G-CSF- bzw. GM-CSF-Behandlung sollte bei der genannten Indikation vom voraussichtlichen Beginn der Leukopenie bis zum Erreichen einer Gesamtleukozytenzahl von >2.500/µl erfolgen.

Die Applikation kann auch *ambulant* erfolgen, sofern der Allgemeinzustand, die Laborparameter und die Überwachungsnotwendigkeit nicht dagegen sprechen. Angesichts des Nebenwirkungsspektrums und der zusätzlichen Therapiekosten ist eine strenge Indikationsstellung im Einzellfall erforderlich.

6.2.1.3 Kontraindikationen

Molgramostim ist kontraindiziert bei Patienten mit malignen myeloischen Grunderkrankungen (myelodysplastisches Syndrom, akute myeloische Leukämie, chronisch myeloische Leukämie), da das Risiko der Wachstumsstimulation von malignen Knochenmarkzellen besteht.

6.2.1.4 Zusammenfassende Beurteilung von G-CSF und GM-CSF

1. G-CSF und GM-CSF sind hämatopoetische Wachstumsfaktoren, die sich zur Prophylaxe und Therapie ausgeprägter - zytostatisch induzierter - Leukopenien bei Ovarialkarzinom-Patientinnen eignen.

2. Diese Präparate sind keine Standardtherapeutika. Bei der zytostatischen Erstbehandlung (First-line Therapie) mit normal dosierten Chemotherapeutika wird man in der Regel auch weiterhin *ohne* diese Wachstumsfaktoren auskommen.

3. Der Einsatz von G-CSF bzw. GM-CSF kann im Einzelfall indiziert sein bei myelotoxisch vorbehandelten Patienten mit eingeschränkter Knochenmarksreserve, bei simultaner Radiochemotherapie, bei der Anwendung von Zytostatikaregimes mit sehr hoher Toxizität oder ergänzend zur zytostatischen Behandlung älterer Patienten (>65 Jahre).

4. Zumeist genügt eine Therapie mit G-CSF oder GM-CSF über wenige Tage.

5. Insgesamt bereichern G-CSF und GM-CSF die Palette supportiver Behandlungsmöglichkeiten und sind geeignet, die Therapiesicherheit bei zytostatisch behandelten Ovarialkarzinom-Patientinnen mit eingeschränkter Knochenmarksreserve zu erhöhen.

6.2.2 Erythropoietin (EPO)

Erythropoietin (Erypo®,Recormon®), der erste identifizierte hämatopoetische Wachstumsfaktor, stimuliert die Erythropoese. Erythropoietin wird hauptsächlich in der Niere gebildet [9, 42].

10–15% der Synthese erfolgt in den v. Kupffer'schen Sternzellen der Leber. Somit ist Erythropoietin, dessen durchschnittlicher Plasmaspiegel 25 mU/ml beträgt, auch bei nephrektomierten Patientinnen nachweisbar. Bei Hypoxie, dem Hauptstimulus der Erythropoietinbildung, können diese Spiegel deutlich ansteigen [18, 28]. Beim Fetus ist die Leber die Hauptbildungsstätte des Erythropoietins [96].

Ein fortgeschrittenes Ovarialkarzinom ist oft mit einer Anämie assoziiert, die einerseits durch die Krankheit selbst bedingt sein oder andererseits durch eine Zytostatikatherapie sowohl induziert als auch verstärkt werden kann [43, 59].

Der Tumoranämie können sehr unterschiedliche Faktoren zugrunde liegen. Hierzu gehören Blutverluste, eine verminderte Ansprechbarkeit des Knochenmarks gegenüber Erythropoietin, ein Mangel an erythropoetischen Kofaktoren (Eisen oder Folsäure) und Hämolyse durch immunologische oder nicht-immunologische Ursachen. Häufig ist die Anämie von Tumorpatientinnen durch die sogenannte Anämie der chronischen Erkrankung (ACD) beschreibbar [43]. Bei der ACD handelt es sich um eine hypoproliferative Anämie, die sowohl bei chronischen Infektionen als auch bei Tumorerkrankungen vorkommt. Die Anämie der chronischen Erkrankung ist charakterisiert durch eine erythroide Hypoplasie des Knochenmarks, reduzierte Überlebenszeiten der Erythrozyten, eine verminderte Retikulozytose, Eisenmangel und durch geringe Erythropoietinkonzentrationen im Serum [4, 43, 48, 78].

Bei Patienten mit soliden Malignomen sind die endogenen Erythropoietin-Serumkonzentrationen im allgemeinen geringer als in Abhängigkeit vom Ausmaß der Anämie erwartet wurde [19, 20, 22, 25, 59, 82, 90, 94]. Im Gegensatz dazu ließen sich bei Patienten mit verschiedenen Formen der akuten Leukämie und bei Non-Hodgkin-Lymphomen mit neoplastischer Knochenmarksinfiltration erhöhte endogene Erythropoietinspiegel nachweisen [37, 66, 68].

Cisplatin hat über die Myelotoxizität hinaus eine nephrotoxische Wirkung und eine besondere Beziehung zum Erythropoietin: Cisplatin wirkt toxisch auf die renalen Tubuluszellen und schädigt wahrscheinlich auch den juxtaglomerulären Apparat als Ort der Erythropoietinbildung. Auf diese Weise kann Cisplatin zu einer deutlichen Nierenfunktionsstörung mit signifikanter Reduktion der endogenen Erythropoietinbildung führen. Experimentelle Untersuchungen an Ratten zeigten, daß sich das Ausmaß der Cisplatin-induzierten Anämie durch die Therapie mit Erythropoietin in einer Dosierung von 300 U/kg reduzieren ließ.

Klinische Erfahrungen mit Erythropoietin existieren seit mehreren Jahren bei Patienten mit Anämie bei chronischer und dialysepflichtiger Niereninsuffizienz [23, 93]. Dosisabhängig ließ sich ein Anstieg des Hämatokritwertes, der Retikulozyten sowie eine Reduktion der Transfusionsbedürftigkeit erreichen. Um einen Hämatokritwert von über 35% zu erhalten, waren Dosierungen zwischen 37,5–300 U/kg Körpergewicht; dreimal pro Woche erforderlich [23, 34].

Die Erhöhung der Hämatokritwerte führte zu einer Verbesserung der Belastbarkeit, des Appetits, der Leistungsfähigkeit, des Schlaf-Wach-Rhythmus und der Libido [34], woraus eine Verbesserung der Lebensqualität resultiert.

Nachfolgend wurden therapeutische Erfahrungen mit Erythropoietin bei tumorassoziierter chronischer Anämie bei Patientinnen mit hämatologisch-onkologische Erkrankungen gesammelt [38, 49, 52, 65, 79].

Untersuchungen zur Wirksamkeit von Erythropoietin bei Patientientinen mit Ovarialkarzinom nach platinhaltiger Chemotherapie ergaben im Vergleich zu einer Kontrollgruppe signifikante Vorteile mit einer maximalen Differenz der Hb-Zunahme um 3,4 g/dl [91].

Die bisher vorliegenden Daten zeigen, daß sich durch den Einsatz von Erythropoietin der Transfusionsbedarf bei Patientinnen reduzieren läßt (Tab. 6.3).

Tab. 6.3: Transfusionsrate nach zytostatischer Chemotherapie (6 Zyklen) mit und ohne Erythropoietin [85]

	Kontrollgruppe ohne Ther. (n = 44)	r-HuEPO 150 IU/kg 3x/Woche (n = 42)	r-HuEPO 300 IU/kg 3x/Woche (n = 44)
mittlere kumulative Transfusionsrate (Einheiten/6 Zyklen)	6,13 + 7,13	3,84 + 5,58	2,10 + 4,60

Die Nebenwirkungen der Erythropoietin-Therapie sind gering. Im Rahmen der ersten klinischen Anwendungen traten in Einzelfällen rheologische Komplikationen auf (Thrombosen, Apoplektischer Insult, Myokardinfarkt, Hypertonie), die jedoch mit zunehmender therapeutischer Erfahung und Limitierung auf eine Hämatokritsteigerung von nicht mehr als 6% innerhalb eines Monats in den Hintergrund traten [15, 23, 34, 93].

Als weitere neue Behandlungsmöglichkeit für Patientinnen mit Ovarialkarzinom und Anämie nach platinhaltiger Chemotherapie ist Erythropoietin seit dem 6. 12. 1994 für diese Indikation zugelassen.

Nach den bisherigen Studienresultaten eignet sich eine Dosierung von 150 IU EPO/kg s.c. 3 x pro Woche zur Anämiebehandlung. Dies entspricht einer durchschnittlichen wöchentlichen Dosis von 3x10.000 IU bei einer 70 kg schweren Patientin. Ergibt sich innerhalb von vier bis acht Wochen kein deutlicher Therapieeffekt, kann die Dosis auf 300 IU EPO pro Injektion verdoppelt werden. Sobald die Hämatokritwerte 40% übersteigen, empfiehlt sich eine Unterbrechung der Theraie bis zum Absinken auf 36%.

Bei hypertensiven Karzinompatientinnen ohne adäquate medikamentöse Kontrolle des Bluthochdrucks ist EPO kontraindiziert. Eine Stimulation des Tumorwachstums durch die genannten Zytokine wurde bei der Therapie von Patientinnen mit soliden Tumoren bisher nicht beobachtet.

6.2.3 Interleukin-3 (IL-3)

Interleukin-3 (IL-3) wird von T-Lymphozyten gebildet und stimuliert multipotente hämatopoetische Stammzellen, was zu der ursprünglichen Bezeichnung "Multicolony stimulating factor" (multi-CSF) führte. In klinischen Studien wurde IL-3 zur Therapie der aplastischen Anämie, des myelodysplastischen Syndroms sowie der Chemotherapie-induzierten Myeloaplasie eingesetzt [26, 27].

In den meisten Fällen zeigte sich ein dosisabhängiger Anstieg der Leukozyten um den Faktor 1,3–3, wobei Dosierungen von 30–500 mcg/m^2 zur Anwendung kamen.

Darüber hinaus wurde ein – ebenfalls dosisabhängiger – Anstieg der Thrombozyten und Retikulozyten registriert. Diese Ergebnisse konnten durch eigene Untersuchungen in einer Phase-I-Studie nach Chemotherapie beim Ovarialkarzinom bestätigt werden [57], wobei sich insbesondere in der Rezidivsituation bei Patientinnen mit eingeschränkter Knochenmarksreserve Vorteile zeigten (Abb. 6.8).

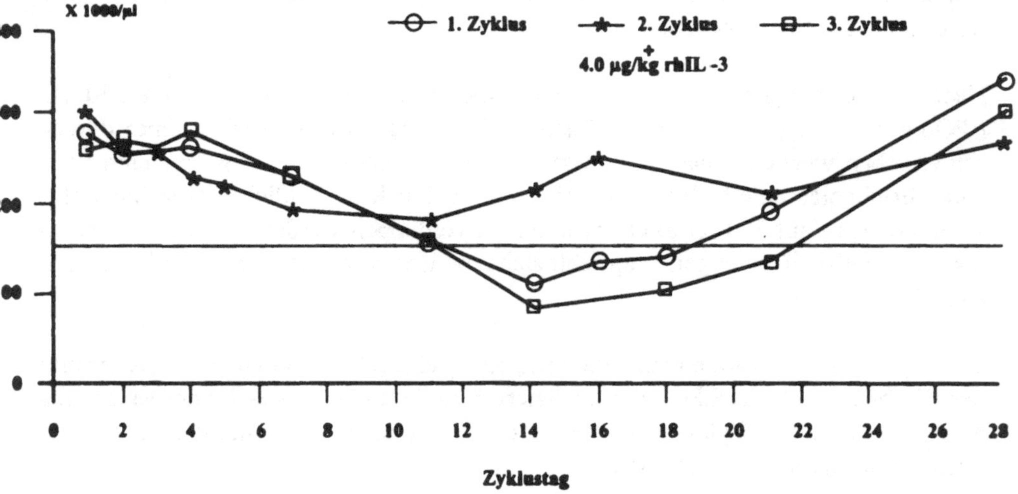

Abb. 6.8: Thrombozytenverlauf nach Interleukin-3-Therapie bei postzytostatischer Myelosuppression

Die Substanz ist gut verträglich; als Nebenwirkungen sind Fieber, Kopfschmerzen und Flush bekannt [26, 27]. Die möglichen Vorteile durch den Einsatz von Zytokinen begleitend zur zytostatischen Chemotherapie beim Ovarialkarzinom sind in Tab. 6.4 zusammengestellt.

Tab. 6.4: Mögliche Vorteile durch den Einsatz von Zytokinen in Kombination mit Chemotherapien beim Ovarialkarzinom

- Verminderung von Neutropenie und Infektion
- Vermeidung einer Dosisreduktion
- Einhaltung bzw. Verkürzung des Therapiezyklus
- Intensivierung der onkologischen Therapie
- Behandlung der Knochenmarkinsuffizienz
- neue Zytostatika-Kombinationen

Tab. 6.5: Möglichkeiten zur Behandlung mit hämatopoetischen Wachstumsfaktoren nach Chemotherapie beim Ovarialkarzinom

- Granulozyten-Kolonie-stimulierender Faktor
(G-CSF, Neupogen®, 5 µg/kg KG,
z.B. ab 4. Tag nach Chemotherapie bei eingeschränkter Knochenmarkreserve)

- Granulozyten-Makrophagen-Koloniestimulierender Faktor
(GM-CSF, Leucomax®, 5 µg/kg KG,
z.B. ab 4. Tag nach Chemotherapie bei eingeschränkter Knochenmarkreserve)

- Erythropoietin (Erypo®), z.B. 150 IU/kg KG s.c. 3x/Woche.
Seit 6. 12. 1994 zur Therapie der Anämie nach platinhaltiger Chemotherapie zugelassen

- Interleukin-3 (IL-3), z.B. 150 IU/kg KG s.c.
Klinische Prüfung in Studien [57]

6.3 Amifostin

Amifostin (Ethyol®) wurde ursprünglich von der amerikanischen Armee im Rahmen der Suche nach Substanzen zur Verringerung der Nebenwirkungen nach Strahlenexposition entwickelt. Der Wirkstoff wurde aus 4.400 geprüften Substanzen ausgewählt. In weiteren Untersuchungen zeigte sich, daß Amifostin sowohl nach Exposition gegenüber ionisierenden Strahlen als auch nach Chemotherapie eine protektive Wirkung auf normale Zellen hat. Damit wurde die Substanz für die klinisch-onkologische Forschung interessant.

Amifostin wird nach Konversion durch Dephosphorylierung in die aktive Form überführt (WR-1065). Amifostin zeigt im Vergleich zu Tumorzellen eine Affinität gegenüber normalen Zellen, was durch die höhere Aktivität der membranständigen alkalischen Phosphatase und den höheren pH-Wert der normalen Zellen erklärt wird. Als Wirkmechanismus der Chemoprotektion wird die Verhinderung der Alkylanzwirkung auf die Nukleinsäure betrachtet.

Eine Reduktion der Myelotoxizität wurde nach Chemotherapie mit Carboplatin, Cisplatin und Cyclophosphamid beschrieben [13, 14]. Nach Chemotherapie mit Cisplatin und Cyclophosphamid bei Patientinnen mit fortgeschrittenem Ovarialkarzinom ließ sich darüber hinaus eine Reduktion der Nephro- und Ototoxizität aufzeigen [30].

Zu den Nebenwirkungen zu Amifostin gehören Übelkeit, Erbrechen und Hypertonie. Das Präparat wurde 1994 für die Reduktion des Infektionsrisikos bei Neutropenie und Chemotherapie mit Cisplatin und Cyclophosphamid bei Patientinnen mit fortgeschrittenem Ovarialkarzinom zugelassen.

6.4 Implantierbare Port-Systeme

Patientinnen mit Ovarialkarzinom leiden nach wiederholter intravenös applizierter Chemotherapie und zahlreichen Venenpunktionen zur Blutentnahme im Verlauf der Erkrankung in zunehmendem Maße unter unzureichenden peripheren Venenverhältnissen (Phlebitis, Venensklerose, Phlebothrombose).

Nach unterschiedlicher onkologischer Behandlungsdauer kann die Suche nach einem zur Punktion geeigneten Blutgefäß für die Patientin zu einer Quelle von Schmerz und Angst und für das Pflegepersonal sowie für den behandelnden Arzt zu einer äußerst schwierigen und zeitintensiven Aufgabe werden. Ein sicherer venöser Zugang ist jedoch von zentraler Bedeutung für die Therapiesicherheit bei zytostatisch behandelten Patientinnen (Risiko des Paravasats mit Gewebsnekrose).

In den letzten Jahren haben sich vollständig implantierbare Kathetersysteme (Port-Systeme) zur Applikation von Zytostatika bewährt. Dieses Konzept ermöglicht einen zuverlässigen und dauerhaften venösen Zugang. Ein solches Port-System besteht aus einer Injektionskammer (Port) aus Stahl oder Titan sowie einem Katheter aus Silikon oder Polyurethan (Abb. 6.9).

Insbesondere in der Rezidiv-Situation bei entsprechend vorgeschädigten Venen kann die Implantation eines derartigen Kathetersystems durch Vermeidung wiederholter Venenpunktionen zu einer Verbesserung der Lebensqualität führen.

Das System wird in Lokalanästhesie oder in Vollnarkose implantiert. Die Implantation erfolgt im subkutanen Fettgewebe in der Fossa infraclavicularis durch eine modifizierte Seldinger-Technik; der Eingriff wird unter sterilen Kautelen in Lokalanästhesie in Kombination mit intravenöser Sedierung durchgeführt. Eine abschließende Überprüfung des intravenösen Anschlusses gelingt mittels einer Röntgenkontrastmittelapplikation, um einen einwandfreien Anschluß zu gewährleisten bzw. um Gefäßanomalien auszuschließen.

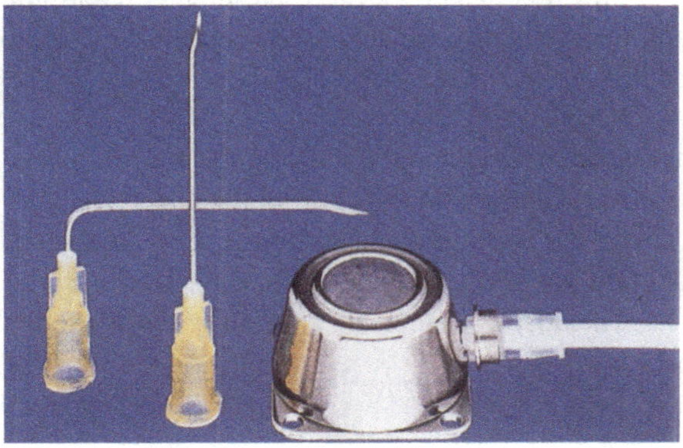

Abb. 6.9: Implantierbares Port-System

Durch die selbstschließende und großflächige Silikonmembran ist eine leichte Punktion und ein sicherer Halt bei der Punktion des Port-Systems möglich. Mit einer speziell geschliffenen Nadel ohne Stanzeffekt (Anti coring needle) kann diese Membran mehr als 2.000 bis 3.000 mal durchstochen werden, ohne undicht zu werden.

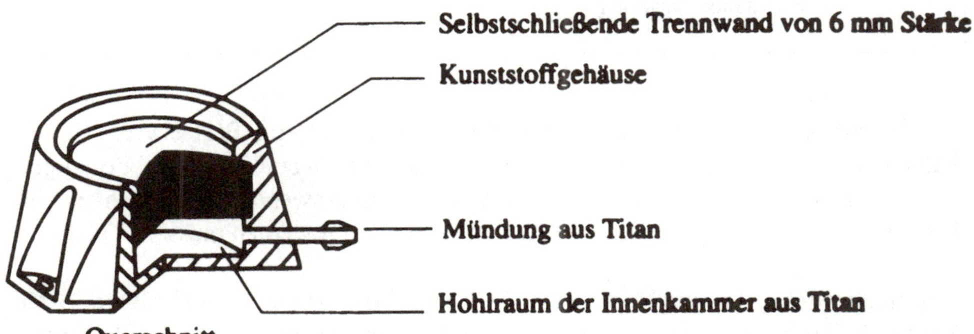

Abb. 6.10: Innere Struktur eines Port-Systems

Im Gegensatz zu Port-Systemen aus Stahl führt die Verwendung von Systemen aus Titan nicht zu Artefakten bei der Durchführung von Computertomographien (CT) oder Kernspintomographien (MRT, NMR).

Das Reservoir des Port-Systems sollte im subkutanen Fettgewebe in einer Tiefe von 0,5 cm bis 2 cm für die Spezialkanüle erreichbar sein, ansonsten besteht das Risiko der Dislokationen der Punktionsnadel.

Das implantierbare Kathetersystem eignet sich nicht nur zur Applikation der Chemotherapie, sondern auch zur intravenösen Applikation von Antibiotika, zur Behandlung mit Blut und Blutprodukten sowie zur parenteralen Ernährung, zur Analgesie, zur Verabreichung von Antiemetika und zur Blutentnahme (Tab. 6.6). Darüber hinaus ist mit neueren Systemen (z.B. Chemosite®) auch die Messung des zentralen Venendrucks möglich.

Tab. 6.6: Implantierbare Port-Katheter: Indikationen

- Zytostatische Therapie
- Problematische periphere Venensituation
- Wiederholte Transfusion von Blut und Blutbestandteilen
- i.v. Schmerztherapie
- Parenterale Ernährung

Die Verfügbarkeit von implantierbaren Port-Systemen ist eine Bereicherung in der Palette der Supportivmaßnahmnen für Patientinnen mit Ovarialkarzinom. Prinzipiell kann dieses Konzept bei den meisten Patientinnen zur Anwendung kommen, es gibt jedoch auch Kontraindikationen, die im Einzelfall geprüft werden müssen (Tab. 6.7).

Besonders wichtig bei der Verwendung von Port-Systemen sind regelmäßige lokale Hautdesinfektionen, Aufmerksamkeit gegenüber der Entstehung von Hautrötungen und eine gute Fixierung der Punktionsnadel.

Tab. 6.7: Implantierbare Port-Katheter: Kontraindikationen

- Gerinnungsstörungen (Quick < 40%, TZ >20 sec.)
- lokale Infektion oder Sepsis
- Allergie gegen Katheterbestandteile (Silikon, Polyurethan, Titan)
- lokale Infektion oder Sepsis

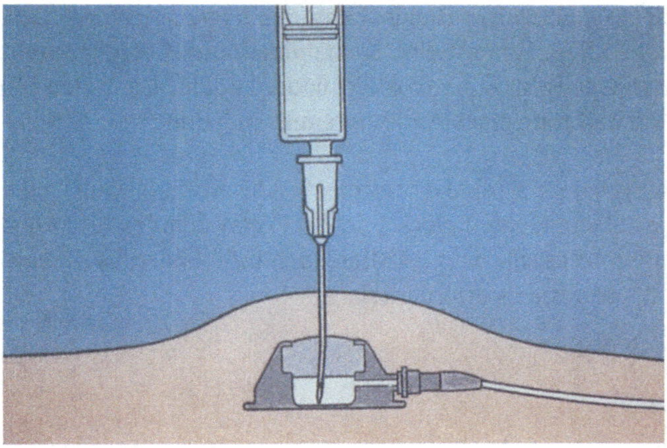

Abb. 6.11: Port-System nach Implantation

6.4.1 Komplikationen

Bei jedem implantierbaren System können Komplikationen auftreten. Durch sorgfältige Handhabung und intensive Pflege sind die meisten Komplikationen vermeidbar, so daß eine intermittierende (oder dauerhafte) Port-Benutzung über mehrere Jahre möglich ist. Die allgemeine Lebensführung der Patientin ist durch das implantierbare Port-System im allgemeinen nicht eingeschränkt (z.B. Sauna, Schwimmen usw. möglich).

Frühkomplikationen: Pneumothorax,Hämatothorax, Mediastinalhämatom, arterielle Leckage, Verletzung des Bronchialsystems, Nervenverletzung, Luftembolie, Katheterembolie.

Spätkomplikationen: Infektion, Sepsis, Venenthrombose, Erosion der Silikonmembran des Katheters durch die Haut, Katheterokklusion, Diskonnektion oder Ruptur des Katheters.

Infektionen

Die Infektionsrate von Port-Systemen ist im Vergleich zu konventionellen venösen Dauerkathetern signifikant niedriger, wie in mehreren Untersuchungen gezeigt werden konnte [72]. Prinzipiell ist eine sterile Handhabung des Systems erforderlich. Bei infektiösen Komplikationen liegt zumeist eine Kontamination mit Staph. aureus (70%) vor, gefolgt von gramnegativen Enterokokken und Candida. Ließ sich ein Keim nachweisen, ist die Durchführung eines Antibiogramms indiziert.

Nach Vorliegen des Antibiogramms wird das entsprechende Antibiotikum (oder Antimykotikum) – ähnlich wie beim Heparinblock – in das Portsystem instilliert und für mehrere Stunden im System belassen. Bei persistierenden Infektionen ist die umgehende Entfernung des Kathetersystems erforderlich.

Thrombose

Risikofaktoren für das Auftreten von Thrombosen sind neben der bekannten Virchow'schen Trias prädisponierende Faktoren, wie der Kathetersitz, das Kathetermaterial, die Katheterverweildauer und die Lokalisation der Katheterspitze.

Die Häufigkeit von Katheter- und Venenthrombosen wird zwischen 3% und 38% angegeben [40].

Eine Venenthrombose ist durch Symptome wie die regionäre Schwellung, oberflächliche Überwärmung, Gesichtschwellung, Schmerzen im Arm, Nacken oder der Schulter charakterisiert. Phlebographisch läßt sich im Gefäßverlauf bzw. im Katheterverlauf der Verschluß nachweisen. Wurde eine Thrombose diagnostiziert, ist die umgehende Explantation indiziert.

Katheterpflege

Um eine Thrombose zu verhindern, ist eine regelmäßige Katheterpflege erforderlich. Wir führen zu diesem Zweck nach jeder Benutzung des Systems eine Spülung des Katheters mit einer Heparin-Lösung (z.B. 5.000 IE in 9 ml NaCl) durch.

Wird das System nicht turnusmäßig benutzt, ist eine Wiederholung dieser Spülungen in monatlichen Abständen indiziert.

Tab. 6.8: Implantierbare Port-Katheter: Indikationen zur Explantation

- Lokale Infektion
- Sepsis
- Thrombose (Katheter/Vena cava superior)
- Therapiebeendigung
- >5 Jahre nach Implantation

6.5 Psychologische Betreuung und Lebensqualität

Die Erhaltung bzw. Verbesserung der Lebensqualität von Ovarialkarzinom-Patientinnen ist angesichts der ungünstigen Prognose der meisten betroffenen Frauen ein Therapieziel mit zentraler Bedeutung. Die Lebensqualität von Ovarialkarzinom-Patientinnen wird einerseits durch die Symptome der Erkrankung und andererseits durch die Nebenwirkungen der Therapie bestimmt.

Die Effizienz einer onkologischen Therapie wurde in der Vergangenheit in erster Linie durch objektive Kriterien (Überlebenszeit, Remissionen, rezidivfreie Intervalle) beurteilt, während die Lebensqualität wenig Beachtung fand. Nach Bardelli und Saracci [5] wurde in der Zeit zwischen 1956 und 1976 in weniger als 5% aller veröffentlichten Karzinomtherapie-Studien die Lebensqualität gemessen. Innerhalb der letzten Jahre zeichnet sich ein entscheidender Wandel in der Onkologie ab: Die Befindlichkeit der Patientinnen während der Therapie rückt zunehmend in den Mittelpunkt des Interesses, was möglicherweise unter anderem durch die relative Stagnation der Heilungsergebnisse bedingt ist [74].

Der Begriff Lebensqualität ist in der Literatur nicht einheitlich definiert. Lebensqualität ist ein philosophisches Problem und ein schwer faßbarer Begriff, der individuell interpretiert wird. Darüber hinaus kann Lebensqualität bei Tumorpatientinnen mit verschiedenen onkologischen Erkrankungen völlig unterschiedlich sein. Sicherlich ist die Lebensqualität von Ovarialkarzinom-Patientinnen anders zu beurteilen als die von Frauen, die beispielsweise an Leukämie erkrankt sind.wenn auch keine allgemein akzeptierte Definition für den Begriff Lebensqualität vorliegt, so läßt sich der Begriff anhand der Literatur zumindest zwei Hauptkategorien zuordnen: Einerseits Lebensqualität als subjektive Wahrnehmung, andererseits Lebensqualität als multidimensionales Konzept.

In dem Konzept der subjektiven Wahrnehmung wird Lebensqualität von verschiedenen Autoren unterschiedlich definiert: Schara [73] beschreibt Lebensqualität als Zufriedenheit unter den gegebenen Umständen. Clement-Jones [16] und Volkert [88] betrachten die Lebensqualität als das Ergebnis einer weitgehenden Annäherung von individuellem Anspruch und Realität. Für Ostechga et al. [64] ist Lebensqualität subjektives Wohlbefinden als Maßstab der betroffenen Person. Audet-Lapointe [3] definiert Lebensqualität in folgender Weise: Jeder Mensch hat – seiner Intuition folgend – eine eigene Definition für Lebensqualität.

Im Vergleich zu dem Konzept, Lebensqualität als subjektive Wahrnehmung zu betrachten, ergeben sich im multidimensionalen Konzept der Lebensqualitätsbetrachtung andere Definitionen. Bullinger und Pöppel [11] betrachten Lebensqualität als das Zusammenwirken emotionaler, funktionaler, sozialer und psychischer Aspekte menschlicher Existenz.

Während der Begriff Lebensqualität nicht einheitlich definiert ist, besteht doch weitgehend Einigkeit darüber, daß Lebensqualität durch verschiedene Komponenten bestimmt wird und auch weitgehende Einigkeit über die Art dieser Komponenten: Hierzu gehört das psychische Befinden der Patientin – oft geprägt durch Angst und Depression – sowie die Funktions- und Leistungsfähigkeit in verschiedenen Lebensbereichen, insbesondere im Beruf, Haushalt und in der Freizeit. Anzahl und Qualität der zwischenmenschlichen Beziehungen – z.B. innerhalb der Familie, der Ehe, im Freundes- und Kollegenkreis – sind ebenfalls Komponenten der Lebensqualität. Eine weitere Komponente ist die körperliche Verfassung, insbesondere unter dem Aspekt von Bewegungseinschränkungen und Schmerzen durch die Krankheit.

Zahlreiche methodische Probleme ergeben sich bei dem Versuch, Lebensqualität unter wissenschaftlichen Gesichtspunkten zu analysieren: Die Meßinstrumente zur Erfassung der Lebensqualität müssen folgende Kriterien erfüllen: Einfache Durchführbarkeit der Tests, standardisierte krankheitsspezifische und globale Erfassung, die Zuverlässigkeit, zu verschiedenen Zeitpunkten und in verschiedenen Situationen dasselbe zu messen sowie eine hohe Sensitivität, um Befindlichkeitsveränderungen zu erfassen und Validität, d.h. tatsächlich das gewünschte Konstrukt zu erfassen [11, 62, 75].

Ovarialkarzinom-Patientinnen sind durch ihre Tumorerkrankung in besonderer Weise belastet: Diese Frauen unterziehen sich zumeist ausgedehnten Operationen und werden in der Regel mehrfach operiert. Darüber hinaus werden fast alle Patientinnen in Ergänzung zur operativen Therapie zytostatisch behandelt, meistens über mindestens sechs Zyklen. Trotz der Erreichung passagerer Remissionen erleiden die meisten dieser Frauen ein Rezidiv.

Der für die Erfassung von Lebensqualität zugrundeliegende Fragebogen muß die drei zentralen Aspekte der Lebensqualität berücksichtigen: Physische, psychische und soziale Befindlichkeit [63]. Ein derartiges Meßinstrument mit bipolaren Selbsteinschätzungsskalen gilt als geeignet zur Erfassung der Lebensqualität [39].

Untersuchungen zur Lebensqualität sollten in Form eines persönlichen Interviews erfolgen, so daß Verständnisschwierigkeiten sofort geklärt werden können. Bei der Planung und Durchführung derartiger Untersuchungen steht die Praktikabilität im Vordergrund.

Nach Schumacher und Olschewski [75] lassen sich durch Zusammenfügen von hochkorrelierenden Einzelfragen globale Meßzahlen (Faktoren) ableiten, die einzelne Aspekte der Lebensqualität hinreichend beschreiben, während die Bildung von Summenscores oder die alleinige univariate Auswertung der einzelnen Fragen methodisch problematisch und eine zusammenfassende Interpretation oft nicht sinnvoll möglich ist [75].

In einer an der Universitäts-Frauenklinik Göttingen durchgeführten Untersuchung war die Akzeptanz, an einem Interview teilzunehmen, mit 85% sehr hoch; bei 15 der 100 ärztlicherseits angesprochener Patientinnen ließ sich aufgrund fehlender Bereitschaft (n = 11) und wegen präexistenten psychischen Erkrankungen (n = 4) keine Befragung durchführen [55].

Angesichts der mit der multimodalen onkologischen Therapie verbundenen Belastungen ist eine Rückkoppelung zwischen der Patientin und den die onkologische Behandlung durchführenden Ärzten erforderlich. Die Chemotherapie wird von den Patientinnen sowohl körperlich als auch seelisch als größte Belastung empfunden; auf die Frage nach der Therapie mit der größten Belastung nannten 72% der 85 befragten Patientinnen die Chemotherapie. Die häufigsten Begründungen hierfür lauteten: Erbrechen (n = 33), Übelkeit (n = 31) und Haarausfall (n = 24). Auf die Frage, ob die Patientin sich in Kenntnis der auf sie durch die operative und zytostatische Therapie induzierten Belastungen erneut zur onkologischen Behandlung in dieser Form entscheiden würden, lauteten die Antworten: Ja (n = 80), nein (n = 1), eventuell (n = 4) [55]. Für die somatisch-funktionalen Aspekte der Lebensqualität sind erweiterte Operationen – wie Darmteilresektionen – und die Anlage eines Anus praeters bedeutsam, ebenso eine hohe Anzahl von Chemotherapie-Zyklen.

Die Untersuchungen zeigten unter anderem persönliche Bewältigungsstrategien, alterstypische Lebensbedingungen, Familienstrukturen sowie Partnerschaft und Beruf. Der vollständigen Aufklärung über die Erkrankung sowie der seelischen Führung durch Ärzte und das Pflegepersonal wird seitens der Patientinnen größte Bedeutung beigemessen.

Maßnahmen zur Verbesserung der Lebensqualität von Patientinnen, die wegen eines Ovarialkarzinoms behandelt werden, sollten in erster Linie begleitend zur Chemotherapie erfolgen. Dabei sollten alle zur Verfügung stehenden Möglichkeiten genutzt werden, wie der Einsatz neuer Antiemetika (5-Hydroxytryptamin-Rezeptorantagonisten), die Verwendung dauerhaft implantierbarer Kathetersysteme (z.B. subkutanes Portsystem), suffiziente Schmerztherapie, Optimierung der Ernährung, Verwendung wirksamer Zytostatika mit guter Verträglichkeit (z.B. Carboplatin) sowie die psychologische Betreuung zur Krankheitsbewältigung, nach Möglichkeit durch speziell ausgebildete und in das onkologische Behandlungsteam integrierte Mitarbeiter (z.B. Psychologen).

Die Lebensqualität von Ovarialkarzinom-Patientinnen scheint durch die heute praktizierte operative Radikalität nur in begrenztem Maße zusätzlich beeinträchtigt zu sein. Die psychische Verfassung dieser Tumorpatientinnen sollte künftig mehr beachtet werden, und Fragebögen zur Lebensqualität sollten obligater Bestandteil künftiger onkologischer Therapiestudien sein.

Literatur

1. Allan, S., G., M.A. Cornbleet, P.S. Warrington et al.: Dexamethasone and high dose metoclopramide: Efficacy in controlling cisplatin induced nausea and vomiting. Br. Med. J. *289* (1984) 878–879.

2. Antman, K.S., J.D. Griffin et al.: Effects of recombinant human granulocyte-macrophage colony-stimulating factor on chemotherapy-induced myelosuppression. N. Engl. J. Med. *319* (1988) 593–598.

3. Audet-Lapointe, P.: Quality of life in gynecological cancer. Eur. J. Gynecol. Oncol. *8* (1987) 569–574.

4. Baer, A.N., E.N. Dessypris, E. Goldwasser et al.: Blunted erythropoietin response to anemia in rheumatoid arthritis. Br. J. Heamatol. *66* (1987) 559–564.

5. Bardelli, D., R. Saracci: Measuring the quality of life in cancer clinical trials: A sample survey of published trials. UICC Tech. Rep. *36* (1987) 75–94.

6. Bartsch, H.H., H. Meden, M. Meyer et al.: Continuous i.v. infusion of rh IL-3 with and without sequential application of GM-CSF s.c. in patients receiving intensive chemotherapy for ovarian cancer. Schweiz. Med. Wschr. *121* (1991) 43.

7. Benrubi, G.I., M. Norvell, R.C. Nuss et al.: The use of methylprednisolone and metoclopramide in control of emesis in patients cisplatinum. Gynecol. Oncol. *21* (1985) 306–313.

8. Bodey, G.P., M. Buckley et al.: Quantitative relationship between circulating leucocytes and infection in patients with acute leukemia. Ann. Intern. Med. *64* (1966) 328–340.

9. Bondurant, S.J., M.J. Koury: Anemia induces accumulation of erythropoietin m-RNA in the kidney and liver. Mol. Cell. Biol. *6* (1986) 2731–2733.

10. Bremer, K., R. Uhlenbusch: Vergleich der antiemetischen Wirksamkeit von Granisetron und Alizaprid plus Dexamethason bei Zytostatikatherapie. Dtsch. Med. Wschr. *116* (1991) 1817–1823.

11. Bullinger, E., H. Pöppel: Lebensqualität in der Medizin: Schlagwort oder Forschungsansatz? Dtsch. Ärztebl. *85* (1988) 436–438.

12. Campora, E., E. Baldini, A. Rubagotti et al.: Double blind randomized trial of lorazepam versus placebo with methylprednisolone for control of emesis due to non-cisplatin containing chemotherapy. J. Chemotherapy *2* (1990) 336–339.

13. Capizzi, R.L., B.J. Scheffler, P.S. Schein: Amifostine-mediated protection of normal bone marrow from cytotoxic chemotherapy. Cancer *72* (11 Suppl.) (1993) 3495–3501.

14. Capizzi, R.L.: Protection of normal tissues from the cytotoxic effects of chemotherapy by amifostine (ethyol): Clinical experiences. Semin. Oncol. *21* (Suppl. 11) (1994) 8–15.

15. Casati, S., P. Passerini et al.: Benefits and risks of protraced treatment of human recombinant erythropoietin in patients having hemodialysis. Br. Med. J. *295* (1987) 1017–1020.

16. Clement-Jones, V.: Cancer and beyond: The formation of BACUP. Br. Med. J. *291* (1987) 1021–1023.

17. Costall, B., A.M. Domeney, R.J. Naylor et al.: 5-hydoxytryptamine M-receptor antagonism to prevent cisplatin-induced emesis. Neuropharmacology *25* (1986) 959–961.

18. Cotes, P.M., C.J. Dore et al.: Determination of serum immunoreactive erythropoietin in the investigation of erythrocytosis. N. Engl. J. Med. *316* (1986) 283–287.

19. Cox, R., T. Musial, O.H. Gyde: Reduced erythropoietin levels as a cause of anemia in patients with lung cancer. Eur. J. Cancer Clin. Oncol. *22* (1986) 511–514.

20. Daiak, N., V. Kulkarni, D. Howard et al.: Mechanisms of abnormal erythropoiesis in malignancy. Cancer *51* (1983) 1101–1106.

21. DeMulder, P.H.M., C. Seynaeve, J.B. Vermorken et al.: Ondansetron compared with high-dose metoclopramide in prophylaxis of acute and delayed cisplatin-induced nausea and vomiting: A multicenter, randomized, double blind, crossover study. Ann. Intern. Med. *113* (1990) 834–840.

22. Douglas, S.W., J.W. Adamson: The anemia of chronic disorders: Studies of marrow regulation in iron metabolism. Blood *45* (1975) 55–65.

23. Eschenbach, J.W., J.C. Ergie et al.: Correction of anemia of endstage renal disease with recombinant human erythropoietin: Results of a combinated Phase I and II clinical trial. N. Engl. J. Med. *316* (1987) 73–78.

24. Fanning, J., R.D. Hilgers: Ondansetron and metoclopramide fail to prevent vomiting secondary to ultra-high-dose cisplatin-carboplatin chemotherapy. Obstet. Gynecol. *84* (1994) 483–484.

25. Firad, D., J. Banzon: Erythropoietic effects of plasma from patients with advanced cancer. Cancer Res. *31* (1981) 1353–1359.

26. Ganser, A., A. Lindemann: Effects of recombinant human interleukin-3 in patients with normal hematopoiesis and in patients with bone marrow failure. Blood *76* (1990) 666–676.

27. Ganser, A., G. Seipelt et al.: Effects of recombinant human interleukin-3 in patients with myelodysplastic syndromes. Blood *76* (1990) 455–462.

28. Garcia, J.F., S.N. Ebbe et al.: Radioimmunoassay of erythropoietin: Circulating levels in normals and polycythemic human beings. J. Lab. Clin. Med. *99* (1982) 624–635.

29. Gianni, A.M., S. Siena et al.: Granulocyte-macrophage colony-stimulating factor to harvest circulating hematopoetic stem cells for autotransplantation. Lancet *2* (1989) 580–585.

30. Glick, J., G. Kemp, P. Rose et al.: A randomized trial of cyclophosphamide and cisplatin + WR-2721 in the treatment of advanced epithelial ovarian cancer. Proc. Am. Soc. Clin. Oncol. *11* (1992) 109 [Abstract].

31. Glover, D.J., J.H. Glick, C. Weiler et al.: WR-2721 protects against the hematologic toxicity of cyclophosphamide: A controlled phase II trial. J. Clin. Oncol. *4* (1986) 584–588.

32. Gralla, R.J.: An outline of antiemetic treatment. Eur. J. Cancer Clin. Oncol. *2* (1989) 7–11.

33. Graves, T.: Ondansetron: A new entity in emesis control. Drug Intell. Clin. Pharm. *24* (1990) 51–43.

34. Groopman, J.E., J.M. Molina et al.: Hematopoietic growth factor. N. Engl. J. Med. *321* (1989) 1449–1459.

35. Grunberg, S.M., W.A. Akerley, M.D. Krailo et al.: Comparison of metoclopramide and metoclopramide plus dexamethasone for complete protection from cisplatinum-induced emesis. Cancer Invest. *4* (1986) 379–385.

36. Harvey, V.J., B.D. Evans, P.L. Mitchell et al.: Reduction of carboplatin induced emesis by ondansetron. Br. J. Cancer *63* (1991) 942–944.

37. Hellebostad, M., J. Marstander, A. Slordahl et al.: Serum immunoreactive erythropoietin in children with acute leukemia at various stages of disease – and the effects of treatment. Eur. J. Heamatol. *44* (1990) 159–164.

38. Henry, D.H., S.A. Rudnick, E. Bruyant et al.: Preliminary report of two double blind, placebo controlled studies using recombinant human erythropoietin in the anemia associated with cancer. Blood *74* (Suppl.) (1989) 6a (Abstract).

39. Herschbach, P., G. Heinrich: Methodische Zugänge zur Lebensqualitätsmessung. Der Fragebogen. Vortrag auf der ersten gemeinsamen Arbeitstagung der PSO und SAKK zur Erfassung von Lebensqualität in der Onkologie, Heidelberg (Mai 1990).

40. Horattas, M.C., D.J. Wright, A.H. Fenton et al.: Changing concepts of deep venous thrombosis of the upper extremity: Report of a series and review of the literature. Surgery 104 (1988) 561–567.

41. Jacobsen, P.D., W.H. Redd: The development and management of chemotherapy related anticipatory nausea and vomiting. Cancer Invest. *6* (1988) 329–336.

42. Jacobson, J.O., E. Goldwasser et al.: Role of the kidney in erythropoiesis. Nature *179* (1957) 633–634.

43. Johnson, R., G. Roodman: Hematologic manifestations of malignancy. Disease-A-Month *35* (1990) 716–768.

44. Jones, A.L., A.S. Hill, M. Soukop et al.: Comparison of dexamethasone and ondansetron in the prophylaxis of emesis induced by moderatly emetogenic chemotherapy. Lancet *338* (1991) 483–487.

45. Joss, R.A., B.C. Brand, K.S. Buser et al.: The symptomatic control of cytostatic drug-induced emesis. A recent history and review. Eur. J. Cancer *26* (1990) 2–8.

46. Kales, A., E.O. Bixler, C.R. Soldatos et al.: Lorazepam: Effects on sleep and withdrawal phenomena. *33* (1986) 121–130.

47. Kris, M.G., R.J. Gralla, L.B. Tyson et al.: Improved control of cisplatin-induced emesis with high-dose metoclopramide and with combinations of metoclopramide, dexamethasone, and diphenhydramine. Results of consecutive trials in 255 patients. Cancer *55* (1985) 527–534.

48. Lee, G.: The anemia of chronic disease. Sem. in Hematol. *20* (1983) 61–80.

49. Link, H., B. Sens, H. Diedrich et al.: Use of recombinant human erythropoietin after bone marrow transplantation. Cytokines in Hematopoiesis, Oncology and AIDS. In: M. Freund, H. Link, Welte (eds.). Springer- Verlag, Berlin, Heidelberg 1990.

50. Lip, H.: Ondansetron, a new antiemetic therapy for oncology. An overview. Gastroenterol *25* (1990) 55–61.

51. Livrea, P., M. Trojano, I.L. Simone: Acute changes in blood. CSF barrier permselectivity to serum proteins after intrathecal methotrexate and CNS irradiation. J. Neurol. *231* (1985) 336–337.

52. Ludwig, H., E. Fritz, H. Katzmann et al.: Erythropoietin treatment of anemia associated with multiple myeloma. N. Engl. J. Med.*322* (1990) 1693–1699.

53. Markman, M., V. Sheidler, D.S. Ettinger et al.: Antiemetic efficacy of dexamethasone. Randomized, double blind, crossover study with prochlorperazine in patients receiving cancer chemotherapy. N. Engl. J. Med. *311* (1984) 549–552.

54. Meden, H., A. Conrad, W. Rath: Neue onkologische Therapieansätze durch hämatopoetische Wachstumsfaktoren. Geburtsh. u. Frauenheilkd. *53* (1993) 222–229.

55. Meden, H., A. Metz, E. Mönkeberg-Tun: The quality of life of patients with ovarian cancer after surgery and chemotherapy. Onkologie *17* (1994) 50–56.

56. Meden, H., H.H. Bartsch, M. Meyer et al.: Results of therapy with IL-3 and GM-CSF after chemotherapy in patients with ovarian cancer, S. 23–25. In: Aktuelle Onkologie, Zuckschwerdt Verlag 1993.

57. Meden, H., H.H. Bartsch, M. Meyer et al.: Tolerability and efficacy of sequential therapy with IL-3 and GM-CSF after chemotherapy in patients with ovarian and breast cancer. Proceedings of the XIII. World Congress of Gynecology and Obstetrics, Singapore. Int. J. Obstet. Gynecol. (Suppl.2) (1992) 135.

58. Meden, H., O. Meißner, A. Conrad et al.: Improved control of nausea and emesis with a new bromazepam-containing ondansetron regimen in ovarian cancer patients receiving chemotherapy with carboplatin and cyclophosphamide. Eur. J. Gyn. Oncol. *16* (1995) in press.

59. Miller, C.B., R.J. Jones, S. Pianodosi et al.: Decreased erythropoietin response in patients with anemia of cancer. N. Engl. J. Med. *322* (1990) 1689–1692.

60. Moertel, C.G., R.J. Reitemeier, R.P. Grage: A controlled clinical evaluation of antiemetic drugs. JAMA *186* (1963) 116–118.

61. Nissen, C., A. Tichelli et al.: Failure of recombinant human granulocyte-macrophage colony-stimulating factor therapy in aplastic anemia patients with very severe neutropenia. Blood *74* (1988) 2045–2047.

62. Ochs, J., R. Mulhern, L. Kun: Quality of life assessment in cancer patients. Am. J. Clin. Oncol. *11* (1988) 415–421.

63. Olschewski, M., R. Verres, H. Scheurlen et al.: Evaluation of psychosocial aspects in a breast preservation trial. Cancer Res. *111* (1988) 258–269.

64. Ostechga, Y., M. Donohue, N. Fox: High-dose ciplatin-related peripheral neuropathy. Cancer Nurs. *11* (1988) 23–32.

65. Oster, W., F. Hermann, A. Cicco et al.: Erythropoietin prevents chemotherapy-induced anemia: Case report. Blut *60* (1990) 88–92.

66. Oster, W., F. Hermann, G. Gamm et al.: Erythropoietin for the treatment of anemia of malignancy associated with neoplastic bone marrow infiltration. J Clin. Oncol. *8* (1990) 956–962.

67. Pinkerton, C.R., D. Williams, C. Wooton et al.: 5-HT_3 antagonist ondansetron is an effective outpatient antiemetic in cancer treatment. Arch. Dis. Child. *65* (1990) 822–825.

68. Piroso, E., A.J. Erslev, J. Caro: Inappropriate increase in erythropoietin titers during chemotherapy. Am. J. Hematol. *32* (1989) 248–254.

69. Pollera, C.F., D. Giannarelli: Prognostic factors influencing cisplatin-induced emesis. Definition and validation of a predictive logistic model. Cancer *64* (1989) 1117–1122.

70. Rich, W.H., G. Abdulhayoglu, P.J. Disaia: Methylprednisolone as an antiemetic during cancer chemotherapy – a pilot study. Gynecol. Oncol. *9* (1980) 193.

71. Roila, F., M. Tonato, C. Basurto et al.: Antiemetic activity of high doses of metoclopramide combined with methylprednisolone versus metoclopramide alone in cisplatin-treated cancer patients: A randomized double blind trial of the Italian Oncology Group for Clinical Research. J. Clin. Oncol. *5* (1987) 141–149.

72. Ross, M.N., Haase, G.M., Poole, M.A. et al.: Comparison of totally implanted reservoirs with external catheters as venous access devices in pediatric oncology patients. Surg. Gynecol. Obstet. 167 (1988) 141–144.

73. Schara, J.: Was bedeutet Lebensqualität bei Krebs? In: E. Aulbert , N. Niederle (Eds.): Die Lebensqualität des chronisch Krebskranken. Stuttgart, Thieme 1990.

74. Schnürch, H.G., H. Molinski, H.G. Bender: Lebensqualität in der gynäkologischen Onkologie. Gynäkologie *21* (1988) 323–327.

75. Schumacher, M., M. Olschewski: Evaluierung von Lebensqualität in klinischen Studien. In: H.G Meerpohl., A. Pfleiderer, C. Profous (Hrsg). Das Rezidiv der gynäkologischen Onkologie. Berlin, Springer 1990.

76. Smith, D.B., E.S. Newlands, G.J.S. Rustin et al.: Comparison of ondansetron and ondansetron plus dexamethasone as antiemetic prophylaxis during cisplatin containing chemotherapy. Lancet, *338* (1991a) 487–490.

77. Smith, D.B., J. Rusting, N. Howells et al.: A phase II study of ondansetron as antiemetic prophylaxis in patients receiving carboplatin for advanced ovarian cancer. The North Thames Ovary Group. Ann. Oncol. *2* (1991b) 607.

78. Spivak, J.L., D.C. Barnes, E. Fuchs et al.: Serum immunoreactive erythropoietin in HIV-infected patients. JAMA *261* (1989) 3104–3107.

79. Steegmann, J.L., M Berberana, M. Lamana et al.: Recombinant human erythropoietin (r-HU-EPO) in allogenetic bone marrow transplantation (BMT). Preliminary results of a prospective and randomized study. 2nd Intern. Symposium on Cytokines, Hannover, 19.-22. June 1991, [Abstract].

80. Strum, S.B., J.E. McDermed, D.F. Liponi: High-dose intravenous metoclopramide versus combination high-dose metoclopramide and intravenous dexamethasone in preventing cisplatin-induced nausea and emesis: A single blind crossover comparison of antiemetic efficacy. J. Clin. Oncol. *3* (1985) 245–251.

81. Suminaga, M., H. Furue, T. Taguchi et al.: Examination of inhibitory effect, safety, and usefulness of SN 307 (ondansetron) administered orally for 3-5 consecutive days on nausea and emesis associated with non-platinum anti-cancer drugs". Gan-To-Kagaku-Ryoho. *19* (1992) 1891–1903.

82. Schwarz, M.L., H.L. Israel: Severe anemia as a manifestation of mestatatic jugular paraanglioma. Arch. Otolaryngol. *109* (1983) 269–272.

83. Swiercz, P., M. Mousseau, R. Schaerer: Traitment par l'Alizapride des naussées et des vomissements induits par la chimiothérapie antimitotique. Sem. Hôp. Paris 61 (1985) 621–624.

84. Tanneberger, S., G. Lelli, A. Martoni et al.: The antiemetic efficacy and the cost-benefit ratio of ondansetron calculated with a new approach to health technology assessment (real cost-benefit index). J. Chemother. *4* (1992) 326–331.

85. Thatcher, N. et al.: Cortolled study of efficacy and safety of r-Hu erythropoietin in the prevention in patients with small cell lung cancer receiving chemotherapy. 25th Congress ISH, Cancun, Mexico (1994) (April Suppl.) [Abstract].

86. Tirrozi, P.L., J. Laszlo: Optimum management of nausea and vomiting in cancer chemotherapy. Drugs *34* (1987) 136–149.

87. Vadhan-Raj, S., M. Keating et al.: Effects of recombinant human granulocyte-macrophage colony-stimulating factor in patients with myelodysplastic syndroms. N. Engl. J. Med. *317* (1987)1545–1552.

88. Volkert, R.: Krebserkrankung und Lebensqualität. Z. Allgemeinmed. *63* (1987) 578–579.

89. Walsh, T.P.: Antiemetic drug combinations in advanced cancer. Lancet *I* (1982) 1018 (letter).

90. Ward, H.P., J.E. Kurnick, M.J. Pisarczyk: Serum level of erythropoietin in anemias associated with chronic infection, malignancy, and primary hematopoietic disease. J. Clin. Invest. *50* (1988) 941–948.

91. Welch, R.S., R.D. James, P.M. Wilkinson et al.: Recombinant human erythropoietin (r-HuEPO) and platinum-based chemotherapy in metastatic ovarian cancer. Proc. ASCO 12 (1993) 254 [Abstract].

92. Welte, E., M.A. Bonilla et al.: Recombinant human granulocyte colony-stimulating factor. Effect on haematopoesis in normal and cyclophosphamide treated primates. J. Exp. Med. 165 (1987) 941–948.

93. Winearls, C.G., D.O. Oliver et al.: Effect of human erythropoietin derived from recombinant DNA on the anaemia of patients maintained by chronic hemodialysis. Lancet *2* (1986) 1775–1778.

94. Wrigley, P.F.M., J.S. Malpas, A.L. Turnbull et al.: Secondary polycythaemia due to an uterine fibromyoma producing erythropoietin. Br. J. Heamaol. *21* (1971) 551–555.

95. Zamboni, P., W.F. Junghi: Erbrechen unter Zytostatikatherapie. Gynäkol. Prax. *13* (1989) 305–314.

96. Zanjani, E.D., E.N. Peterson et al.: Erythropoietin production in the fetus: Role of the kidney and maternal anaemia. J. Lab. Clin. Med. *83* (1987) 281–287.

7 Tumormarkerdiagnostik beim Ovarialkarzinom

Tumormarker eignen sich bei Patientinnen mit Ovarialkarzinom zur Verlaufskontrolle der Erkrankung und Beurteilung der Effizienz der Chemotherapie. Die Tumormarkerdiagnostik war ursprünglich mit der Hoffnung verbunden, ein Ovarialkarzinom bereits im Frühstadium erkennen zu können; diese Erwartung hat sich jedoch bisher nicht erfüllt. Aus der Vielzahl der Substanzen, die hinsichtlich ihrer Wertigkeit als Tumormarker beim Ovarialkarzinom geprüft wurden, sind die mit der größten klinischen Bedeutung nachfolgend beschrieben. Innerhalb der letzten 10 Jahre hat sich der Tumormarker CA 125 für Patientinnen mit Ovarialkarzinom etabliert.

7.1 CA 125

Bast und Mitarbeiter entwickelten 1983 den monoklonalen Antikörper OC 125, der mit dem Antigen CA 125 reagiert [3]. Serumspiegel des Tumormarkers CA 125 erwiesen sich als nützlicher Indikator für die Beurteilung des Krankheitsverlaufs beim Ovarialkarzinom [3, 4, 6, 22, 36, 49]. Bei 80% der Ovarialkarzinom-Patientinnen zeigen sich erhöhte CA 125-Spiegel, und der serologische Verlauf reflektiert in 93% der Fälle den Verlauf der Erkrankung [3, 49]. Kleine Tumormanifestationen lassen sich durch die CA 125-Verlaufskontrolle allerdings oft nicht erfassen. So fand sich bei bis zu 70% der Patientinnen mit normalisierten CA 125-Serumspiegeln, bei denen sich klinisch kein Hinweis auf eine Tumorpersistenz ergab, vitales Tumorgewebe bei der Second look-Operation [3, 33, 36, 49].

Differentialdiagnostisch ist zu berücksichtigen, daß sich erhöhte CA 125-Spiegel (>35 U/ml) bei 25% aller Patientinnen mit nicht-gynäkologischen Erkrankungen, bei 5% der Patientinnen mit gutartigen Erkrankungen und bei 1% in der Normalbevölkerung finden.

Trotz der hohen Übereinstimmung zwischen serologischen CA 125-Werten und dem klinischen Krankheitsverlauf eignet sich die CA 125-Diagnostik nicht zur *Früherkennung* des Ovarialkarzinoms. Zurawski und Mitarbeiter [63] fanden bei 915 Nonnen CA 125-Serumspiegel zwischen 0 und 574 U/ml. Bei 36 Frauen (3,9%) aus diesem Kollektiv zeigten sich CA 125-Serumspiegel von mehr als 35 U/ml, in sieben Fällen lagen diese Werte über 65 U/ml. Die weitere Diagnostik bei diesen sieben Frauen zeigte in fünf Fällen benigne oder maligne Tumore. Bei keiner der 36 Frauen mit erhöhtem Serumspiegel (>35 U/ml) ergab die weitere Diagnostik ein Ovarialkarzinom.

Einhorn und Mitarbeiter [9] bestimmten die CA 125-Serumspiegel bei 100 Patientinnen vor der Explorativ-Laparotomie eines tastbaren Adnextumors. Bei 11 von 18 Frauen mit einem Ovarialkarzinom (61%) fanden sich Serumspiegel von mehr als 35 U/ml. Malkasian und Mitarbeiter [28] untersuchten 64 Patientinnen mit gutartigen Ovarialtumoren und fanden bei 13 von 31 Patientinnen (42%) mit Endometriose CA 125-Spiegel von mehr als 35 U/ml. Andere Autoren beschrieben erhöhte CA 125-Serumspiegel bei Patientinnen mit Endometriose, Hepatitis, Adnexitis, in der Schwangerschaft und - sowohl bei Frauen mit als auch ohne Endometriose - während der Menstruation [1, 16, 41, 46, 61].

Aus diesen Untersuchungsergebnissen wird deutlich, daß die CA 125-Bestimmung nicht spezifisch genug ist, um als *Frühdiagnostikum* bei klinisch *inapparenten* Ovarialkarzinomen eingesetzt zu werden. Die Bedeutung der CA 125-Diagnostik bei Patientinnen, die aufgrund eines Ovarialkarzinoms in der Familienanamnese zur Risikogruppe zählen, ist noch unklar.

Persistierende CA 125-Erhöhungen bei Patientinnen mit gesichertem Ovarialkarzinom zeigen bei der Second look-Laparotomie ihr Korrelat in Form einer intraabdominalen Metastasierung (s. Kap. 2.5). Bast und Mitarbeiter [3] fanden bei 11 von 15 Frauen mit normalisierten präoperativen CA 125-Spiegeln Tumorgewebe bei der Second look-Laparotomie.

In einer eigenen Untersuchung zu dieser Problematik wurden die vor einer Second look-Laparotomie ermittelten CA 125-Befunde analysiert und zum nachfolgend operativ erhobenen Tumorstatus in Beziehung gesetzt [33]. Bei den 76 untersuchten Patientinnen korrespondierten erhöhte CA 125-Spiegel (n = 26) in *allen* Fällen mit dem Nachweis von intraabdominalem Tumorgewebe, dagegen waren 21 von 50 Patientinnen (42%) mit *normalen* CA 125-Spiegeln bei der Second look-Laparotomie *tumorpositiv*.

Eine Tumorprogression läßt sich mit Hilfe des Tumormarkers CA 125 *vor* der klinischen Manifestation erkennen, wenn die Serumspiegel des Tumormarkers vor der operativen Primärtherapie sehr hoch lagen und postoperativ deutlich abfielen.

7.1.1 CA 125 und Tumorstadium

Die Sensitivität des Tumormarkers CA 125 zum Zeitpunkt der Primäroperation wird grenzwertabhängig mit 64% bis 96% angeben. Bei einem Grenzwert von 35 U/ml liegt sie zwischen 78% und 96%, bei einem Grenzwert von 65 U/ml wird sie mit 64% bis 96% beschrieben (Tab. 7.1).

Tab. 7.1: Sensitivität des Tumormarkers CA 125 zum Zeitpunkt der Primäroperation

Grenzwert 35 U/ml	Sensivität	Grenzwert 65 U/ml	Sensivität
Ricolleau et al. [44]	96%	Schröck et al. [50]	92%
Kaesemann et al. [20]	83%	Kaesemann et al. [20]	74%
Sevelda et al. [53]	92%	Koldovsky et al. [23]	69%
Vasilev et al. [58]	78%	Fioretti et al. [11]	64%
Gadducci et al. [15]	82%	Bast et al. [4]	54%
Halila et al. [16]	82%	Sevelda et al. [53]	88%

CA 125 ist besser geeignet zur Diagnostik bei bereits fortgeschrittener Erkrankung, die Tendenz zu erhöhten Werten steigt mit dem Stadium. In den Stadien I und II werden in etwa 40% erhöhte Serumwerte nachgewiesen [7, 55]. Mann et al. [29] berichten über eine Sensitivität von 23%.

Eine Erhöhung des Grenzwertes auf 65 U/ml ergibt keine entscheidende Verbesserung der diagnostischen Wertigkeit. In den fortgeschrittenen Stadien III und IV zeigen nahezu alle Patientinnen erhöhte CA 125-Werte, wobei die Sensitivität bis zu 95% betragen kann (Tab. 7.2).

In einer Untersuchung bei 153 Patientinnen der Universitäts-Frauenklinik Göttingen wurden die präoperativen CA 125-Serumspiegel innerhalb der einzelnen Tumorstadien analysiert. Dabei bestätigte sich die unterschiedliche Häufigkeit erhöhter Serumspiegel innerhalb der Stadien (FIGO): Stadium I 12/14, Stadium II 11/11, Stadium III 85/93, Stadium IV 34/35. Insgesamt ergaben sich in 93% der Fälle (142/153) erhöhte präoperative CA 125-Befunde (Tab. 7.3).

Die Häufigkeit erhöhter präoperativer Serumspiegel des Tumormarkers CA 125 innerhalb der einzelnen histologischen Differenzierungsgrade ist in Tab. 7.3 zusammengestellt.

Tab. 7.2: Sensitivität des Tumormarkers CA 125 in Abhängigkeit vom Tumorstadium

Autor	Stadium (FIGO) I und II	Stadium (FIGO) III und IV
Bast et al. [3]	100%	95%
Tholander et al. [55]	39%	n.u.
Kaesemann et al. [20]	67%	88%
Castelli et al. [7]	40%	95%
Mann et al. [29]	23%	n.u.
Kudlacek et al. [25]	33%	71%
Vardi et al. [57]	n.u.	77%

n.u. = nicht untersucht

7.1.2 CA 125 und Histologie

Die Aussagekraft des Tumormarkers CA 125 ist abhängig von der Tumorhistologie. In den bisherigen Studien wurden von den Autoren übereinstimmend hohe Serumspiegel des CA 125 bei serösen und undifferenzierten Karzinomen beschrieben (Tab. 7.4).

Seröse Karzinome werden in über 80%, bei einem Grenzwert von 35 U/ml in über 90% durch pathologische Werte des Tumormarkers erfaßt, bei undifferenzierten Karzinomen wird eine Sensitivität bis zu 100% beschrieben [53]. Für endometroide Karzinome wird bei kleinen Fallzahlen eine unterschiedliche Sensitivität zwischen 25% und 83% angegeben (Tab. 7.4).

Ein bisher ungelöstes Problem stellen muzinöse Ovarialkarzinome dar, die durch CA 125 nicht optimal erfaßt werden können.

Tab. 7.3 a, b, c: Pathologische CA 125-Werte vor der Primäroperation in Abhängigkeit vom Tumorstadium, histologischem Differenzierungsgrad und der histologischen Wachstumsform (n = 153)

Stadium	(n)	(%)
I	12/14	(86%)
II	11/11	(100%)
III	85/93	(91%)
IV	34/35	(97%)
Gesamt	142/153	(93%)

Grading	(n)	(%)
G1	11/14	(79%)
G2	65/69	(94%)
G3	66/70	(94%)
Gesamt	142/153	(93%)

Histologie	(n)	(%)
serös	100/107	(94%)
muzinös	12/13	(92%)
endometroid	11/11	(100%)
undifferenziert	10/10	(100%)
mixed	7/8	(88%)
klarzellig	2/4	(50%)
Gesamt	142/153	(93%)

Bei vergleichbaren Fallzahlen und einem Grenzwert von 65 U/ml werden diese Tumore mit einer Sensitivität zwischen 33% und 50% angezeigt, demgegenüber steht eine Arbeit von Sevelda et al. [53], in der über einen Anstieg in 10/13 Fällen (77%) berichtet wird. Bei einer Grenzwertänderung auf 35 U/ml steigt die

Sensitivität des CA 125 auf 40%–60%, bleibt aber im Vergleich mit Ovarialkarzinomen anderer Histologie insgesamt niedrig (Tab. 7.4). Bei der Analyse der vor der operativen Primärtherapie bestimmten CA 125-Spiegel in Bezug auf die verschiedenen histologischen Tumorformen bei 153 Ovarialkarzinom-Patientinnen der UFK Göttingen zeigten sich die in Tab. 7.3 zusammengestellten Resultate.

7.1.3 CA 125 und Tumormasse

Die Aussagekraft des CA 125 ist direkt abhängig von der Tumormasse. Estevez et al. [10] verglichen den CA 125-Anstieg mit der vorhandenen Tumormasse und beschrieben eine Sensitivität von 30% bei kleinen Tumoren, während sie bei großen Tumormassen auf 85% steigt.

Tab. 7.4: Sensitivität des CA 125 und Histologie zum Zeitpunkt der Primäroperation

Histologie	*serös*	*muzinös*	*endom.*	*undiff.*
	Grenzwert 35 U/ml			
Kaesemann et al. [20]	88%	60%	69%	95%
Sevelda et al. [53]	91%	92%	83%	100%
Halila et al. [16]	n.u.	40%	n.u.	n.u.
Gadducci et al. [15]	84%	67%	80%	95%
	Grenzwert 65 U/ml			
Fioretti et al. [11]	83%	33%	25%	71%
Kaesemann et al. [20]	80%	40%	62%	90%
Sevelda et al. [53]	88%	77%	83%	100%
Gadducci et al. [15]	80%	50%	40%	95%

n.u. = nicht untersucht

7.1.4 CA 125 und klinischer Verlauf

Der Tumormarker CA 125 ist ein gut geeigneter Parameter zur Verlaufskontrolle nach operativer Primärtherapie und Chemotherapie. In bis zu 90% der Fälle korrelieren CA 125-Anstieg und Abfall mit der klinischen Situation. CA 125-Werte steigen beim Fortschreiten der Erkrankung an [10, 17, 30, 42, 51, 53, 54]. Ein Markeranstieg ist häufig bereits mehrere Monate vor dem klinischen Nachweis eines Rezidivs bzw. einer Progression zu verzeichnen (Lead-time) und ist u. U. der einzige Hinweis auf ein Rezidiv [2, 17, 30]. Die mittlere Lead-time beträgt etwa 3½ Monate [54].

Patientinnen, die auf eine Chemotherapie ansprechen, reagieren mit einem Tumormarkerabfall [54], ebenso führt eine radikale Tumorentfernung zu einer CA 125-Normalisierung [51]. CA 125 zeigt die klinische Tumorremission richtig an [17], jedoch sind normale Serumwerte nicht immer mit Tumorfreiheit gleichzusetzen [2, 10, 17, 33]. Sevelda et al. [53] untersuchten den klinischen Verlauf der Erkrankung bei 89 Patientinnen und fanden in 83% eine Korrelation der CA 125-Änderung und dem klinischen Tumorstatus. Ansteigende Werte bedeuteten eine Progression der Erkrankung, eine abfallende Tendenz sprach für eine partielle Remission [53]. Normale Serum-CA 125-Werte waren allerdings nur in 19/30 Fällen mit Tumorfreiheit assoziiert, in 10/30 Fällen fand sich ein Resttumor.

Es wurden einige Versuche unternommen, den präoperativen Spiegel des Tumormarkers CA 125 als prognostischen Faktor auszuwerten. Während Onetto et al. [37] keine Korrelation zwischen der Höhe des CA 125 vor der Primäroperation und der allgemeinen Überlebenszeit fanden, beschrieben Hoffmann et al. [17] eine ungünstige Prognose bei präoperativen Werten >500 U/ml. Ein Abfall der Werte unter der Therapie bedeutet eine bessere Prognose [37].

Patientinnen mit einer CA 125-Halbwertzeit von weniger als 20 Tagen haben eine bessere Prognose und eine dreifach geringere Progressionsrate mit einer längeren krankheitsfreien Überlebenszeit (DFS = Disease free survival) von etwa 43 Monaten gegenüber Patientinnen mit einem langsameren CA 125-Abfall. Bei diesen Patientinnen beträgt die krankheitsfreie Überlebenszeit etwa 11 Monate [56]. Gadducci et al. [13] konnten zeigen, daß die Tendenz während der ersten drei Chemotherapiezyklen eine gute Vorhersage für das Erreichen einer kompletten Remission oder Tumorpersistenz bei einer anschließenden Second look-Operation treffen. Bei 9/12 Patientinnen mit CA 125 <65 U/ml während der ersten drei Chemotherapiezyklen konnte bei der Second look-Operation eine pathologische Komplettremission diagnostiziert werden. Bei allen Patientinnen mit persistierend erhöhten CA 125-

Werten oder einem Abfall erst nach dem 3. Zyklus wurde bei der SLOP ein Tumor nachgewiesen.

7.1.5 CA 125 und Second look-Operation

Die Second look-Operation war viele Jahre lang eine weitgehend etablierte Methode zum Nachweis oder Ausschluß von Tumor nach einer primär chirurgischen und zytostatischen Therapie. Sie diente somit der Dokumentation des Therapieerfolges bzw. dem Nachweis von Tumor und der damit verbundenen Entscheidung zu einer Second line-Zytostase (s. Kap. 2.5). Da es sich hierbei um ein invasives Verfahren handelt, konzentrieren sich seit Jahren die Bemühungen darauf, alternative Methoden der Diagnostik wie z.B. bildgebende oder laborchemische Verfahren zu erforschen.

Es wurden zahlreiche Versuche unternommen, CA 125-Werte in Korrelation mit intraoperativen Befunden zu setzen. Dabei zeigte CA 125 eine niedrige Sensitivität – zwischen 33% und 48% – bei ausreichend hoher Spezifität von 93% bzw. 100% [12, 35, 52]. Während der erhöhte CA 125-Wert fast immer einen Tumor anzeigt (positiv prädiktiver Wert zwischen 91% und 100%), bedeuten normale Werte nur in wenigen Fällen tatsächlich Tumorfreiheit (negativ prädiktiver Wert 44% bis 60%). Unter der Vorstellung, durch Berücksichtigung der Tumorhistologie könnte die Aussagekraft des Tumormarkers verbessert werden, wurden entsprechende Kollektive von Patientinnen mit nichtmuzinösen Ovarialkarzinomen untersucht. Unter dieser Selektion erhöhte sich die Sensitivität nur unwesentlich auf 50% [40] bzw. 52% [45]; der negative prädiktive Wert änderte sich ebenfalls kaum (55% bzw. 67%). Ein besonderes diagnostisches Problem stellen kleine Tumormassen dar. Bei ausschließlich histologisch oder zytologisch gesicherten Tumoren fanden sich in keinem Fall pathologische CA 125-Werte [38, 42, 43].

Auffallend schlecht sind die Ergebnisse für Tumore mit einem maximalen Durchmesser <1cm. In einer Studie der Universitäts-Frauenklinik Göttingen [33], die 76 Patientinnen vor einer Second look-Laparotomie umfaßte, wurden in nur 1 von 10 Fällen mit einem intraoperativen Tumornachweis <1 cm pathologische CA 125-Werte gemessen. Die Sensitivität des Tumormarkers CA 125 stieg mit der Größe des intraoperativen Befundes bei der Second look-Operation [33, 53].

Bei Tumoren mit einem Durchmesser >5 cm liegen die CA 125-Werte fast immer im pathologischen Bereich mit einer Sensitivität von 75% bzw. 92% [33]. Bei dieser Diskussion ist zu berücksichtigen, daß bei einer Second look-Operation in vielen

Fällen kleine Tumormassen vorliegen [34]. Die Autoren fanden in 32 von 74 Fällen bei einer Second look-Operation Tumormassen mit einem maximalen Durchmesser <2 cm. Aufgrund der zu geringen Sensitivität ergibt die CA 125-Bestimmung keine ausreichende Sicherheit zum Ausschluß eines Tumorrezidivs.

Zur Beurteilung des Krankheitsverlaufs und der Effizienz der onkologischen Therapie hat sich die wiederholte CA 125-Tumormarkeranalyse im Longitudinalverlauf bewährt.

Prinzipiell sollten bei der Beurteilung von Tumormarkern folgende Kriterien berücksichtigt werden: Der Marker soll sensitiv genug sein, um selbst kleine Tumormassen durch pathologische Werte anzuzeigen, gleichzeitig sollen normale Serumwerte das Vorliegen von Tumormassen ausschließen.

Unter den bisher untersuchten Markern ist kein anderer bekannt, der allein oder in Kombination mit anderen die gleiche diagnostische Sicherheit wie CA 125 ermöglicht (Tab. 7.5 u. 7.6).

Tab. 7.5: Übersicht über die diagnostische Wertigkeit verschiedener Tumormarker beim Ovarialkarzinom vor der Primäroperation

	Sensitivität	Spezifität
CA 125 [2, 53, 62]	78%–92%	95%–100%
CA 15-3 [5, 38, 47]	71%–87%	100%
CA 19-9 [52, 62]	33%–48%	81%–90%
CA 72-4 [14, 47]	44%–74%	93%–100%
CEA [11, 39]	19%–31%	n.a.
D-Dimer [50]	97%	97%
TPA [11, 24, 51, 62]	53%–81%	n.a.
CASA [31]	76%	97%

n.a. = nicht angegeben

Tab. 7.6: Übersicht über die diagnostische Wertigkeit verschiedener Tumormarker vor einer Second look-Operation

	Sensitivität	Spezifität	positiv-prädiktiver Wert	negativ-prädiktiver Wert
CA 125 [12,35,52]	33%–48%	93%–10%	91%–100%	44 %–60%
CA 15-3 [38]	69%*	100%	100%	77%
CA 72-4 [47]	38%	100%	100%	43%
D-Dimer [21]	91%	50%	66%	82%
CASA [60]	56%	8%	77%	71%

* vorwiegend große Tumormassen

7.2 CA 72-4

Durch den Radioimmunoassay CA 72-4 kann das tumorassoziierte Glykoprotein TAG 72 im Serum nachgewiesen werden. TAG 72-4 ist ein hochmolekulares Glykoprotein, welches von verschiedenen Malignomen epithelialen Ursprungs exprimiert und ins Serum abgegeben wird. CA 72-4 wurde in erster Linie zur Diagnostik und Verlaufsbeobachtung maligner Tumore des Gastrointestinaltraktes und des nicht-kleinzelligen Bronchialkarzinoms eingesetzt.

Neuere Untersuchungen rechtfertigen die serologische Bestimmung des Tumormarkers CA 72-4 bei Frauen, die an einem Ovarialkarzinom erkrankt sind. Scambia et al. [47] untersuchten 265 Seren von Patientinnen mit benignen und malignen gynäkologischen Erkrankungen. Bei einem Grenzwert von 7 U/ml fand sich eine Erhöhung in 66% bei Patientinnen mit Ovarialkarzinom. Bei einem unterschiedlich definierten Grenzwert zwischen 3 und 3,9 U/ml beschrieben mehrere Autoren eine präoperative Sensitivität zwischen 44% und 74%, die Spezifität wird zwischen 93% und 100% gegenüber einem gesunden Kontrollkollektiv angegeben [14, 48]. Gadducci u. Mitarb. [14] untersuchten 18 Patientinnen mit muzinösen Ovarialkarzinomen und fanden einen Anstieg über 3,8 U/ml in 61% der Fälle, während CA 125 demgegenüber in nur der Hälfte der Fälle sensitiv war.

Der Tumormarker CA 72-4 zeigt eine gute Korrelation mit dem Verlauf der Erkrankung [14, 19]. Die Werte des CA 125 und des CA 72-4 korrelierten bei muzinösen Karzinomen in 85% bzw. 84% der Fälle mit der klinischen Situation [14]. Jäger und Adam [18] verglichen die Werte der Tumormarker CA 125 und CA 72-4 mit dem klinischen Verlauf der Erkrankung und fanden für beide Marker ähnliche Verlaufsprofile. Der Abfall des CA 72-4 nach der operativen Primärtherapie kann in einigen Fällen vor dem Abfall des CA 125 erfolgen. In der Rezidivdiagnostik ist CA 72-4 dem Marker CA 125 unterlegen [18]. U.a. wurden 7/10 Rezidiven durch pathologische Serumwerte des CA 125 angezeigt, in nur 3/10 Fällen wurden dabei pathologische Werte des CA 125 angezeigt, in nur 3/10 Fällen wurden dabei pathologische Serumwerte des CA 72-4 gemessen. Ein CA 72-4-Anstieg kann der einzige Hinweis auf ein Rezidiv des Ovarialkarzinoms sein.

Die Messung des CA 72-4 vor einer Second look-Operation ergab nach einer Untersuchung von Scambia et al. [47] bei einem Grenzwert von 7 U/ml normale Markerwerte bei allen 6 Patientinnen mit pathologischer Komplettremission. Kleinere Tumormassen wurden nicht erfaßt, bei größeren Tumoren war der Marker in nur 1/3 der Fälle sensitiv. Nach diesen Ergebnissen kann CA 72-4 als alleiniger Marker die Second look-Operation nicht ersetzen [47].

7.3 CEA

CEA zeigt nur eine geringe Sensitivität als Tumormarker für epitheliale Ovarialkarzinome, die zwischen 19% und 31% angegeben wird. Die Häufigkeit erhöhter CEA-Spiegel steigt mit dem Tumorstadium und der Tumormasse. Erhöhte CEA-Spiegel finden sich jedoch auch bei Leberzirrhose, chronischen Lungenerkrankungen, entzündlichen Darmerkrankungen sowie bei Rauchern. Somit ist die CEA-Bestimmung bei Patientinnen mit Ovarialkarzinom nur von begrenztem Nutzen [11, 27, 39].

7.4 α-Fetoprotein

Die serielle Bestimmung von α-Fetoprotein im Serum hat die postoperative Überwachung von Patientinnen mit endodermalem Sinustumor erleichert [26]. Nach operativer Tumorentfernung fallen die α-Fetoprotein-Serumspiegel rasch ab und steigen in der Rezidivsituation zumeist an, bevor der Rezidivtumor klinisch erfaßt wird.

7.5 CASA

Der Tumormarker CASA (Cancer associated serum antigen) ist ein hochmolekulares Glykoprotein. Pathologische Serumwerte kommen bei Patientinnen mit Ovarialkarzinomen vor. Bei einem Grenzwert von 3 U/ml beträgt die Sensitivität 76% [31]. Erhöhte Serumwerte sind auch bei anderen Neoplasien meßbar, so in 44% beim Mammmakarzinom, in 56% beim Bronchialkarzinom, 54% der Blasenkarzinome und 48% beim Prostatakarzinom [8], aber auch in 2,5% der Kontrollen [31]. Signifikant pathologische Werte wurden bei Rauchern und mit steigendem Lebensalter nachgewiesen [32], allerdings werden die Serumwerte nicht durch benigne Erkrankungen des Ovars, der Mamma und durch Endometriose beeinflußt [8, 31, 59].

Beim Ovarialkarzinom korrelieren CASA-Werte in 65% mit dem klinischen Verlauf der Erkrankung [59]. In der Rezidivsituation steigen CASA-Werte in 65% der Fälle noch vor dem klinischen Tumornachweis an. In Kombination mit CA 125 ist eine Treffsicherheit von 80% zu erreichen [60]. CASA-Werte können dem Anstieg des CA 125 vorausgehen [59]. Der prädiktive Wert vor einer Second look-Operation ist für CASA schlechter als für CA 125: Positiv prädiktiver Wert 77%, negativ prädiktiver Wert 71% gegenüber 100% und 66% für CA 125 [60]. Der Vorteil der CASA-Messung liegt im Nachweis mikroskopischer Tumormassen, dabei werden in 50% pathologische Werte des Markers gemessen [60].

7.6 D-Dimer

Ein auf monoklonale Antikörper gegen die Quervernetzungsregion im D-Dimer – einem Spaltprodukt des Fibrins – basierender Test wurde auf die mögliche Verwendung in der Diagnostik bei Ovarialkarzinomen untersucht. Die präoperative Bestimmung zeigte eine hohe Sensitivität von 97% [50]. Bei einem selektionierten Kollektiv von Patientinnen mit nicht-muzinösen Ovarialkarzinomen ergab sich eine Treffsicherheit von 100% [51]. Die präoperative Spezifität liegt bei einem Kontrollkollektiv von Frauen mit benignen gynäkologischen Erkrankungen unter Ausschluß von Endometriose, entzündlichen oder thromboembolischen Erkrankungen bei 97% [50]. Verschiedene Erkrankungen beeinflussen die Serumkonzentrationen von D-Dimer. Beim Vorliegen von gutartigen Ovarialtumoren erreichen die Serumwerte ähnliche Größenordnungen wie bei Ovarialkarzinomen [51].

Eine gleichzeitige Bestimmung des CA 125 und des D-Dimers im Serum zur Verlaufsbeobachtung nach Primärtherapie eines Ovarialkarzinoms zeigt eine Korrelation der Markerkonzentrationen und der klinischen Situation. Die radikale operative Tumorentfernung führt zu einer Normalisierung der Serumspiegel, bei Tumorprogression oder in der Rezidivsituation steigen beide Tumormarker an, eine alleinige Tumorreduktion führt zu unterschiedlichen Ergebnissen [21, 50, 51]. Die Bestimmung im Rahmen einer Second look-Operation zeigt bei einer hohen Sensitivität von 91% eine unbefriedigende Spezifität von nur 50% [21]. Bei pathologischen Serumkonzentrationen lag in 69% tatsächlich ein Tumor vor, normale Werte schließen nach Khoo et al. [21] eines malignen Ovarialtumors nicht aus.

Literatur

1. Barbieri, R.L, J.M. Niloff, R.C.Jr. Bast et al.: Elevated serum concentrations of CA 125 in patients with advanced endometriosis. Fertil. Steril. *45* (1986) 630–634.

2. Bartel, U., B. Johannsen, D. Elling: Zur Wertigkeit von CA 125-Bestimmungen im Serum von Patientinnen mit Ovarialkarzinom. Zentralbl. Gynäkol. *11* (5) (1989) 301–309.

3. Bast, R.C.Jr., T.L. Klug, E.St. John et al.: A radioimmunoassay using a monoclonal antibody to monitor the course of epithelial ovarian cancer. New Engl. J. Med. *309* (15) (1983) 883–887.

4. Bast, R.C.Jr., S. Knauf, A. Epenetos et al.: Coordinate valuation of serum markers in ovarian cancer but not in benign disease. Meeting abstract Sixth Annual Hybridoma Congress, San Francisco 1987.

5. Baum, R.P., Z. Hrogovic, G. Hor: Concentration of CEA, CA 19-9, CA 15-3 and CA 125 in tumor tissue, amnion and cyst fluids, pleural efflusions, and ascites compared to serum levels (meeting abstract). Nucl. Med. (Stuttg.) *26* (1987) 39–40.

6. Canney, P.A., M. Moore, P.M. Wilkinson et al.: Ovarian cancer antigen CA 125: A prospective clinical assessment of its role as a tumor marker. Br. J. Cancer *50* (1984) 765–769.

7. Castelli, M., P. Romano, G. Atlante et al.: Immunosuppressive acid protein (IAP) and CA 125 assays in detection of human ovarian cancer: preliminary results. Int. J. Biol. Markers *2* (3) (1987) 187–190.

8. Devine, P.L, M.A. McGuckin, L.E. Ramm et al.: Serum mucin antigens CASA and MSA in tumors of the breast, ovary, lung, pancreas, bladder, colon, and prostate. A blind trial with 420 patients. Cancer *72* (6) (1993) 2007–2015.

9. Einhorn, N., R.C. Bast, R.C. Knapp et al.: Preoperative evaluation of serum CA 125 levels in patients with primary epithelial ovarian cancer. Obstet. Gynecol. *67* (1986) 414–416.

10. Estevez, R., E. Cazap, A. Fittipaldo et al.: CA 125: Value in clinical follow-up for ovarian cancer (meeting abstract). Proc. Annu. Meet. Am. Soc. Clin. Oncol. *8* (1989) A35.

11. Fioretti, P., A. Gadducci, M. Ferdeghini et al.: Combined evaluation of some tumor associated antigens in the monitoring of integrated surgical and chemotherapeutic treatment of epithelial ovarian cancer. Eur. J. Gynaecol. Oncol. *7* (3) (1986) 200–205.

12. Fioretti, P., M. Gadducci, A. Ferdeghini et al.: The concomitant determination of different serum tumor markers in epithelial ovarian cancer: Relevance for monitoring the response to chemotherapy and follow-up of patients. Gynecol. Oncol. *44* (1992) 155–160.

13. Gadducci, A., M. Ferdeghini, T. Bartolini et al.: The trend of the serum CA 125 levels during the first three courses of chemotherapy as a predictor of second look findings in patients with ovarian carcinoma. J. Nucl. Med. Allied Sci. *33* (3) (1989) 243–246.

14. Gadducci, A., M. Ferdeghini, T. Ceccarini et al.: CA 125, CA 19-9, CA 72-4, CA 195 and TATI in the management of patients with mucinous ovarian malignancies (Meeting abstract). J. Tumor Marker Oncol. *5* (3) (1990) 221.

15. Gadducci, A., M. Ferdeghini, G. Prontera et al.: CA 126, CA 19-9, CA 73-4, CA 195 and TATI in the management of patients with epithelial ovarian cancer and benign ovarian masses: Relevance for differential diagnosis. Gynecol. Oncol. *44* (1992) 147–54.

16. Halila, H., P. Lethovitra, U.H. Stenman: Tumor-associated trypsin inhibitor (TATI) in ovarian cancer. Br. J. Cancer. *57* (3) (1988) 304–307.

17. Hoffmann, L., S. Müller-Hagen, E. Schäfer et al.: CA 125 monitoring in the evaluation of the course and prognosis of metastasizing ovarian carcinoma (meeting abstract). ECCO 4. Fourth European Conference on Clinical Oncology and Cancer Nursing. November 1–4, 1987, Madrid, Federation of European Cancer Societies (1987) 213.

18. Jäger, W., R. Adam: Vergleich der Serumkonzentrationen des CA 72-4 mit dem CA 125 während des klinischen Verlaufs von Ovarialkarzinom-Patientinnen. Onkologie. *12* (4) (1989) 164–166.

19. Jibiki, K., M. Takeda, H. Abe et al.: A clinical evaluation of the CA 72-4 serum level as a possible tumor marker. Gan. No. Rinsho. *36* (12) (1990) 2146–2152.

20. Kaesemann, H., H. Caffier, F.J. Crombach et al.: Monoklonale Antikörper in Diagnostik und Verlaufskontrolle des Ovarialkarzinoms. CA 125 als Tumormarker. Klin. Wochenschr. *64* (1986) 781–785.

21. Khoo, S.K., D.B. Rylatt, P. Parsons et al.: Serial D-Dimer levels in the assessment of tumor mass and clinical outcome in ovarian cancer. Gynecol. Oncol. *29* (1988) 188–198.

22. Klug, T.L., R.C. Bast, J.M. Niloff et al.: Monoclonal antibody immunoradiometric assay for an antigenic determinant (CA 125) associated with human epithelial ovarian carcinomas. Cancer Res. *44* (1984) 1048–1053.

23. Koldovsky, U., U. Wargalla, J. Hilkens et al.: CA 125 und MAM 6 in Serum und Tumor bei Ovarialkarzinomen. TumorDiagnostik & Therapie. *7* (1986) 125–128.

24. Kreienberg, R., Melchert F.: Neuentwicklungen auf dem Gebiet der Marker zur Diagnostik und Überwachung des Ovarialkarzinoms. Onkologie *8* (5) (1985) 253–259.

25. Kudlacek, St., K. Schieder, H. Koelbl et al.: Use of CA 125 monoclonal antibody to monitor patients with ovarian cancer. Gynecol. Oncol. *35* (1989) 323–329.

26. Kurman, R.J., H.J. Norris: Endodermal sinus tumor of the ovary: A clinical and pathologic analysis of 71 cases. Cancer *38* (1976) 2404–2419.

27. Lapchenkov, VI, A.L. Dudarev et al.: Comparative evaluation of diagnostic significance of carbohydrate antigen CA 125 and cancer-embryonal antigen in ovarian cancer. Vestn. Rentgenol. Radiol. *5* (1993) 30–31.

28. Malkasian, G.D. jr., K.C. Podratz, R.C. Stanhope et al.: CA 125 in gynecologic practice. Am. J. Obsts. *155* (1986) 515–518.

29. Mann, W. J., R. Patsner, L. Cohen et al.: Preoperative serum CA 125 levels in patients with surgical stage I invasive ovarian adenocarcinoma. Natl. Cancer Inst. *80* (3) (1988) 208–209.

30. Martoni, A., A. Bellucco, K. Marabini et al.: CA 125 monitoring during the chemotherapy for ovarian cancer. Int. J. Biol. Markers. *1*(3) (1986) 121–128.

31. McGuckin, M.A., G.T. Layton, M. J. Bailey et al.: Evaluation of two new assays for tumor-associated antigens, CASA and OSA, found in the serum of patients with epithelial ovarian carcinoma – comparison with CA 125. Gynecol. Oncol. *37* (2) (1990) 165–171.

32. McGuckin, M.A., L.E. Ramm, G.J. Joy et al.: Circulating tumour-associated mucin concentrations, determined by the CASA assay, in healthy women. Clin. Chim. Acta. *214* (2) (1993) 139–151.

33. Meden, H., W. Rath, A. Teichmann et al.: Serumspiegel des Tumormarkers CA 125 vor der Second look-Laparotomie beim primären epithelialen Ovarialkarzinom in Relation zu intraoperativen Befunden. Onkologie. *12* (5) (1989) 217–220.

34. Meden, H., W. Rath, D. Ohlmeyer: Die Wertigkeit der präoperativen Diagnostik vor der Second look-Laparotomie beim Ovarialkarzinom. Geburtshilfe Frauenheilk. *50* (1990) 101–105.

35. Meier, W., P. Stieber, A. Fateh-Moghadam et al.: CA 125-Serumwerte und histologischer Befund zum Zeitpunkt der Second look-Laparotomie beim Ovarialkarzinom. Geburtshilfe Frauenheilk. *48* (5) (1988) 331–333.

36. Niloff, J.M., R.C. Bast jr, E.M. Schaetzl et al.: Predictive value of CA 125 antigen levels in second look procedures for ovarian cancer. Am. J. Obstet. Gynecol. *151* (1985) 981–986.

37. Onetto, M., M. Bruzzone, P.F. Conte et al.: Evaluation of the ovarian cancer antigen, CA 125, as a tumor marker. Oncology. *46* (2) (1989) 117–122.

38. Panici, P.B., G. Scambia, G. Baiocchi et al.: Predictive value of multiple tumor marker assays in second look procedures for ovarian cancer. Gynecol. Oncol. *35* (1989) 286–289.

39. Panza, N., G. Pacilio, L. Campanalla et al.: Cancer antigen 125, tissue polypeptide antigen, canceroembryonic antigen, and beta-chain human chorionic gonadotropin as serum markers of epithelial ovarian carcinoma. Cancer *61* (1) (1988) 76–83.

40. Patsner, B., W.J. Mann, M. Vissicchio et al.: Comparison of serum CA 125 and lipid-associated sialic acid (LASA-P) in monitoring patients with invasive ovarian adenocarcinoma. Gynecol. Oncol. *30* (1) (1988) 98–103.

41. Pittaway, D.E., J.A. Foyez: Serum CA 125 antigen levels increase during menses. Am. J. Obstet. Gynecol. *156* (1987) 75–76.

42. Podczaski, E., C. Whithey, A. Manetta et al.: Use of CA 125 to monitor patients with ovarian epithelial carcinomas. Gynecol. Oncol. *33* (2) (1989) 193–197.

43. Potter, H.E., M. Moradi, A. C. To et al.: Value of serum CA 125 levels: Does the result preclude second look? Gynecol. Oncol. *3* (2) (1989) 201–203.

44. Ricolleau, G., J. F. Chatal, P. Fumoleau et al.: Radioimmunoassay of the CA 125 antigen in ovarian carcinomas: Advantages compared with CA 19-9 and CEA. Tumour Biol. *5* (3) (1984) 151–159.

45. Rome, R. M., H. Koh, D. Fortune et al.: CA 125 serum levels and secondary laparotomy in epithelial ovarian tumours. Aust. N. Z. J. Obstet. Gynaecol. *27* (2) (1987) 142–145.

46. Ruibol, A., G. Encabo, E. Martinez-Miralles et al.: CA-125 serum levels in non-malignant pathologies. Bull. Cancer (Paris) *71* (1984) 145–148.

47. Scambia, G., P. Panici-Benedetti, E. Foti et al.: Serum levels of tumor associated glycoprotein (TAG 72) in patients with gynecological malignancies (meeting abstract). Anticancer Res. *10* (5) (1990) 1433–1434.

48. Schelling, M., R. Senekowitsch, F. Jänicke et al.: A new tumor marker CA 72-4: First results of a comparison with CA 125 in gynecological malignancies. Nuclear Medicine, European Nuclear Medicine Congress, Milano, Aug. 29-Sept. 2, 1988, 719–21.

49. Schilthuis, M.S., J.G. Aalders, J. Bouma et al.: Serum CA 125 levels in epithelial ovarian cancer: Relation with findings at second look operations and their role in the detection of tumor recurrence. Br. J. Obstet. Gynaecol. *94* (1987) 202–207.

50. Schröck, R., R. Hafter, H. Graeff et al.: Die simultane Bestimmung von CA 125 und D-Dimer im Plasma beim Ovarialkarzinom. Onkologie. *8* (5) (1985) 260–262.

51. Schröck, R., R. Hafter, L. Schmid et al.: Tumorassoziierte Antigene und Fibrinderivate als Reaktionsprodukte des Ovarialkarzinoms. Geburtshilfe Frauenheilk. *56* (1) (1986) 1–10.

52. Schwartz, P.E., S.K. Chambers, J.T. Chambers et al.: Circulating tumor markers in the monitoring of gynecologic malignancies. Cancer *60* (3) (1987) 353–361.

53. Sevelda, P., H. Salzer, C. Dittrich et al.: The diagnostic validity of the tumor marker CA 125 in ovarian cancer patients. Tumordiagnostik & Therapie. *8* (1987) 115–120.

54. Sheehan, D., M. J. Duffy, M.A. Allen et al.: CA 125 as a tumour marker in epithelial ovarian cancer. Ir. J. Med. Sci. *158* (1) (1989) 10–13.

55. Tholander, B., L. Tamsen, U. Stendahl et al.: Monitoring ovarian carcinoma with CA 125, TPA and CEA in serum. A prospective clinical study (meeting abstract). 3rd European Conference on Clinical Oncology and Cancer Nursing. June 16–20, 1985, Stockholm, Sweden.

56. van der Burg, M., F.B. Lammes, W.L. van Putten et al.: Ovarian cancer: The prognostic value of the serum half-life of CA 125 during the induction chemotherapy. Proc. Ann. Meet. Am. Soc. Clin. Oncol. *7* (1988) 530.

57. Vardi, J. R., G.H. Tadros, Ch. Malhotra et al.: Lipid associated sialic acid in plasma in patients with advanced carcinoma of the ovaries. Surg. Gynecol. Obstet. *168* (4) (1989) 296–301.

58. Vasilev, S. A., J.B. Schlaerth, J. Campeau et al.: Serum CA 125 levels in preoperative evaluation of pelvic masses. Obstet. Gynecol. *71*(5) (1988) 751–756.

59. Ward, B.G., M.A. McGuckin, L. Ramm et al.: Expression of tumor markers CA 125, CASA and OSA in minimal/mild endometriosis. Aust. N. Z. J. Obstet. Gynaecol. *3*(3) (1991) 273–275.

60. Ward, B.G., M.A. McGuckin, L. E. Ramm et al.: The management of ovarian carcinoma is improved by the use of cancer-associated serum antigen and CA 125 assays. Cancer. *71* (2) (1993) 430–438.

61. Wilke, G., B. Hinney, W. Rath et al.: Verhalten des CA 125-Antigens während einer hNG/hCG-Stimulationsbehandlung mit und ohne nachfolgende Gravidität. Fertilität *8* (1992) 38–42.

62. Yabushita, H., T. Masuda, A. Ogawa et al.: Combination assay of CA 125, TPA, IAP, CEA, and ferritin in serum for ovarian cancer. Gynecol. Oncol. 29 (1) (1988) 66–75.

63. Zurawski, V., K. Sjovall, D.A. Schönfeld et al.: Prospective evaluation of serum CA 125 levels in a normal population, Phase I: The specifities of single and serial determinations in testing for ovarian cancer. Gynecol. Oncol. 36 (1990) 299–305.

8 Prognosefaktoren des Ovarialkarzinoms

Die Zunahme der operativen Radikalität und der differenzierte Einsatz von Zytostatika – insbesondere nach Einführung von Cisplatin – haben zur Verbesserung der Prognose von Patientinnen mit fortgeschrittenen Ovarialkarzinomen beigetragen (s. Kap. 2 u. 3). Relevante Prognoseparameter sind im wesentlichen das *Tumorstadium* nach der FIGO-Klassifikation und die *Größe des postoperativen Tumorrests.* Der prognostische Wert weiterer Parameter ist in zahlreichen Untersuchungen innerhalb der letzten Jahre geprüft worden, wobei sich unterschiedliche Ergebnisse und Bewertungen ergaben. Im folgenden werden die derzeit für Ovarialkarzinome am häufigsten genannten Prognosefaktoren analysiert.

8.1 Morphologische Prognosefaktoren

Epitheliale Ovarialtumore sind durch eine ausgeprägte *morphologische Heterogenität* charakterisiert. Die Klassifikation in benigne und maligne Tumore sowie Tumore vom Borderline-Typ, die Einteilung in verschiedene histologische Typen sowie die Festlegung des Differenzierungsgrades erfordern ein hohes Maß an *diagnostischer Erfahrung* und sind nicht frei von *subjektiver Interpretation.*

8.1.1 Histologischer Typ

Die histologische Charakterisierung epithelialer Ovarialmalignome hat mit der auf Serov et al. [40] zurückgehenden Klassifizierung weitgehende Akzeptanz gefunden. Die Bedeutung der histologischen Typisierung für die *Prognose* von Ovarialkarzinomen ist bis heute nicht eindeutig geklärt. Verschiedene Autoren berichteten über längere Überlebenszeiten bei endometrioiden und muzinösen Ovarialkarzinomen [1, 14, 45]. Gallager [13] wies als einer der ersten darauf hin, daß offensichtlich wesentlich *komplexere* Zusammenhänge bestehen.

Nachfolgende Arbeiten von Sigurdsson et al. [44] und Malkasian et al. [26] bestätigten diese Einschätzung mit dem Ergebnis, daß dem histologischen Typ als prädiktiver Parameter für die Überlebenszeit bei Berücksichtigung von Stadium und

Differenzierungsgrad nur eine *marginale* Bedeutung zukommt. Redman et al. [33] kamen nach einer multiplen Analyse übereinstimmend mit Dembo et al. [12] zu dem Resultat, daß der histologische Typ *keine* prognostisch signifikante Bedeutung hat. Das Verhalten der verschiedenen histologischen Typen ist gleich, wenn sie innerhalb der einzelnen Stadien und histologischen Differenzierungsgrade verglichen werden [26]. Hierbei zeigte sich einerseits, daß die scheinbar bessere Prognose bestimmter histologischer Typen signifikant häufiger mit einem höheren Anteil von G1-Tumoren im Stadium I verbunden war und andererseits, daß andere histologische Typen mit schlechterer Prognose häufiger mit G3-und G4-Tumoren in höheren Stadien assoziiert waren.

Möglicherweise hängt die Effizienz der Zytostase u.a. vom histologischen Typ ab. Davis et al. [10] kamen zu dem Ergebnis, daß Patientinnen mit serösen, endometrioiden und undifferenzierten Ovarialkarzinomen der Stadien III und IV signifikant häufiger Partial- und Komplettremissionen hatten als Patientinnen mit hellzelligen oder malignen Mischtumoren. Eine endgültige Bewertung ist auf der Basis der bisher vorliegenden Daten noch nicht möglich.

8.1.2 Histologischer Differenzierungsgrad

Für die histologische Beurteilung der Tumordifferenzierung (Grading) gibt es bis heute *kein allgemein akzeptiertes und verbindliches Klassifizierungssystem.* Gerade bei diesem morphologischen Parameter scheint die *Subjektivität* der Beurteilung relativ groß zu sein, was auch die unterschiedliche Bewertung der prognostischen Aussagekraft erklären würde. Zur Zeit werden in erster Linie die nachfolgend beschriebenen Klassifizierungssysteme verwendet:

1. Ein vierstufiges zytologisches Grading auf der Basis einer Klassifikation, wie sie bereits 1926 von Broders beschrieben wurde.

2. Ein dreistufiges histologisches Grading, das von Day et al. [11] vorgeschlagen wurde.

Der Broders-Klassifikation lag die Absicht zugrunde, die histologische Beurteilbarkeit reproduzierbar zu gestalten. Die histologischen Differenzierungsgrade basieren dabei auf dem prozentualen Anteil der vorhandenen undifferenzierten Zellen: Grad 1: 0–25%; Grad 2: 26–50%, Grad 3: 51–75%; Grad 4: >75%.

Dieses System wurde von Day et al. [11] modifiziert und in eine dreistufige Klassifikation umgewandelt, um auf diese Weise die Eingruppierung zu erleichtern: Grad 1 = gut differenziert; Grad 2 = mäßig differenziert; Grad 3 = schlecht differenziert.

Über diese beiden Klassifizierungssysteme hinaus existieren weitere Kategorisierungen zum histologischen Grading, wobei u.a. Charakteristika des Nukleolus [1] oder papilläre und glanduläre Gewebsanteile im Vergleich zu soliden Gewebsanteilen gewichtet werden [9, 30, 35, 46, 47].

Der Differenzierungsgrad hat einen wesentlich *stärkeren* Einfluß auf die Prognose als der histologische Typ [26], kann jedoch nicht als *unabhängiger* Prognosefaktor angesehen werden, sondern ist im Zusammenhang mit anderen Faktoren von prognostischer Bedeutung: Malkasian et al. [26] kamen zu dem Ergebnis, daß der Differenzierungsgrad innerhalb der einzelnen Tumorstadien Patientinnen mit signifikant unterschiedlicher Prognose charakterisiert. Zu ähnlichen Ergebnissen kamen auch Day et al. [11]. Nach einer Untersuchung von Redman et al. [33] ist der Differenzierungsgrad innerhalb der Tumorstadien III und IV prognostisch relevant.

Sevelda et al. [41] kamen bei der Analyse einer Multicenterstudie zu dem Resultat, daß sich bei Patientinnen in den Tumorstadien I und II kein signifikant längeres Überleben für hochdifferenzierte im Vergleich zu undifferenzierten Tumoren ergibt. In einer späteren Arbeit [43] wurden die Prognosefaktoren im Stadium I analysiert.

Dabei zeigte sich der histologische Differenzierungsgrad als der prognostisch bedeutendste unabhängige Prognoseparameter für dieses Stadium. In einer weiteren Studie - eine Analyse der Tumorstadien I-IV - bestätigte sich der histologische Differenzierungsgrad als unabhängiger Prognosefaktor [42].

Im Gegensatz dazu ließ sich in anderen Studien keine statistisch signifikante prognostische Relevanz des Differenzierungsgrades herausarbeiten, wobei jeweils multiple Analysen durchgeführt wurden [4, 7, 18, 25, 34, 47].

8.1.3 Andere mögliche morphologische Prognosefaktoren

Steroidrezeptoren: Während sich Steroidrezeptoren für die Beurteilung der Prognose beim Mammakarzinom etabliert haben, ist die prognostische Bedeutung für Patientinnen, die an einem Ovarialkarzinom erkrankt sind, bisher unklar.

Lymphozyten- und Plasmazellinfiltration und Mitosezahl wurden ebenfalls auf ihre prognostische Wertigkeit untersucht, ohne daß in einer multivariaten Analyse eine prognostische Aussagekraft nachweisbar war [33].

Im Tumorgewebe primärer Ovarialkarzinome ließen sich im Vergleich zu benignem Ovarialgewebe erhöhte u-PA-Spiegel (Urokinase-type plasminogen activator) nachweisen. Diesen Befunden wurde - wie bereits beim Mammakarzinom - auch für maligne Ovarialtumore eine prognostische Bedeutung zugeschrieben [23, 39].

8.2 Klinische Prognoseparameter

8.2.1 Tumorstadium

Die Klassifikation des Tumorstadiums nach der *FIGO-Nomenklatur* hat sich heute für das Ovarialkarzinom weitgehend durchgesetzt. Die Stadienzuordnung erfolgt - im Gegensatz zu anderen gynäkologischen Karzinomen - auf der Basis der operativ, histologisch und zytologisch erhobenen Befunde.

Die prognostische Bedeutung des Tumorstadiums hängt von der *Qualität* der Stadieneinteilung ab.

Das Tumorstadium zum Zeitpunkt der Diagnosestellung hat seit langem eine *zentrale prognostische Bedeutung* für das Ovarialkarzinom und gilt als *unabhängiger* Prognosefaktor [21, 33, 43, 47].

8.2.2 Postoperativer Tumorrest

Der Tumorrest am Ende der operativen Primärtherapie ist der wichtigste klinische Prognosefaktor [16, 17, 19, 20, 27, 29]. Es handelt sich um den einzigen *beeinflußbaren* Prognosefaktor (s. Kap. 2.2). Statistisch handelt es sich darüber hinaus um einen unabhän-gigen Parameter, der in multivariaten Analysen in seinem prognostischen Wert noch *vor* dem Tumorstadium rangiert [47] oder diesem gleichkommt [33].

Daher ist heute die Entfernung aller erkennbaren Tumormanifestationen im Rahmen der operativen Primärtherapie der wichtigste Schritt im Therapiekonzept des Ovarialkarzinoms und von größter prognostischer Relevanz [15, 22, 32].

8.2.3 Aszites

Die prognostische Bedeutung von Aszites wird unterschiedlich bewertet. Während Aszites in einigen Studien mit signifikant kürzeren Überlebenszeiten verbunden war [5, 11], ergaben sich in anderen Untersuchungen keine signifikanten Unterschiede [2, 47].

8.2.4 Alter, Karnofsky-Index

Sowohl das Alter der Patientin bei Diagnosestellung als auch der Karnofsky-Index werden hinsichtlich ihrer prognostischen Bedeutung nicht einheitlich beurteilt [33, 41].

8.2.5 Art der Chemotherapie

Über einen Einfluß der Art der Chemotherapie auf die Überlebenszeit bei Patientinnen mit Ovarialkarzinomen existieren verschiedene Auffassungen in der Literatur [17, 30, 41].

8.2.6 Tumorstatus bei der Second look-Operation

Vergleichende Untersuchungen zwischen Patientinnen mit und ohne Tumornachweis bei der Second look-Operation zeigten übereinstimmend signifikant längere Überlebenszeiten bei fehlendem Tumornachweis [3, 6, 28]. Der fehlende Tumornachweis bei der Second look-Operation wird von der Anzahl der vorangegangenen Chemotherapiezyklen, dem Tumorrest am Ende der operativen Primärbehandlung, dem Tumordifferenzierungsgrad und dem Tumorstadium mitbestimmt [28] (s. Kap. 2.5).

8.2.7 Tumormarker

Neuere Untersuchungen weisen auf die prognostische Bedeutung von Tumormarkerbefunden beim Ovarialkarzinom hin. In einer von Sevelda et al. [42] durchgeführten Mehrfachklassifikation erwies sich der drei Monate nach der operativen Primärtherapie bestimmte CA 125-Serumspiegel als der bedeutsamste unabhängige Prognosefaktor und war damit dem Tumorstadium, dem Tumorrest am Ende der

Primäroperation und dem Tumordifferenzierungsgrad überlegen. Auch in einer Arbeit von Lavin und Mitarb. [24] war der drei Monate post operationem gemessene CA 125-Wert neben der verbliebenen Resttumorgröße der führende Prognosefaktor für den Krankheitsverlauf bis zum Ende der Chemotherapie.

Für die *präoperativ* ermittelten CA 125-Spiegel konnten Cruickshank et al. [8], Lavin et al. [24] und Van Der Burg [48] übereinstimmend *keine* prognostische Bedeutung herausarbeiten.

Wird als Diskriminante dagegen nicht der obere Grenzwert von 35 U/ml sondern willkürlich ein Wert von 250 U/ml gewählt, so ergeben sich signifikant kürzere Überlebenszeiten für Patientinnen jenseits dieses Grenzwertes, wie Parker et al. [31] zeigen konnten.

Zusammenfassend ist festzustellen, daß die *Größe des Tumorrestes* am Ende der operativen Primärtherapie und das *Tumorstadium* nach den bisher vorliegenden Untersuchungen die wichtigsten Prognosefaktoren für Patientinnen mit einem Ovarialkarzinom sind. Für das *Grading* existiert bisher kein allgemein akzeptiertes Klassifikationssystem; die Beurteilung unterliegt *intra-* und *inter*individuellen Schwankungen, und die prognostische Bedeutung wird kontrovers diskutiert.

Ziel weiterer Untersuchungen muß das bessere Verständnis tumorbiologischer Zusammenhänge sein, um *neue Prognosefaktoren* zu erarbeiten, damit eine bessere Einschätzung der individuellen Prognose möglich wird und auf dieser Grundlage eine *individualisierte* und *risikoadaptierte onkologische Therapie* durchgeführt werden kann.

Durch die Entwicklung und Verfeinerung *immunhistochemischer* Methoden mit dem Einsatz neuer monoklonaler Antikörper wurden die Möglichkeiten für *objektivere* Auswertungen morphologischer Prognoseparameter verbessert [36, 37, 38].

Literatur

1. Barber, H.R.K., S.C. Sommers, R. Snyder et al.: Histologic and nuclear grading and stromal reactions as indices for prognosis in ovarian cancer. Am. J. Obstet. Gynec. *121* (1975) 795–807.

2. Berek, J.S., N.F. Hacker, L.D. La Gasse et al.: Second look laparotomy in stage III epithelial ovarian cancer: Clinical variables associated with disease status. Obstet. Gynecol. *64* (1984) 207–212.

3. Bertelsen, K., M.K. Hansen, P.H. Pedersen et al.: The diagnostic and therapeutic value of second look laparotomy in advanced ovarian cancer. Br. J. Obstet. Gynecol. *95* (1988) 1231–1236.

4. Blumenfeld, D., P.S. Braly, L. Ben-Ezra et al.: Tumor DNA content as a prognostic feature in advanced epithelial ovarian carcinoma. Gynecol. Oncol. *27* (1987) 389–398.

5. Brescia, R.J., R.A. Barakat, U. Beller et al.: The prognostic significance of nuclear DNA content in malignant epithelial tumors of the ovary. Cancer *65* (1990) 141–147.

6. Chambers, S.K., J.T. Chambers, E.I. Kohorn et al.: Evaluation of the role of second look surgery in ovarian cancer. Obstet. Gynecol. *732* (1988) 404–408.

7. Creasman, W.T., M.F. Brady, G.A. Omura et al.: A randomized trial of cyclophosphamide, doxorubicin, and cisplatin with or without Bacillus Calmette-Guerin in patients with suboptimal stage III and IV ovarian cancer: A Gynecological Oncology Group Study. Gynecol. Oncol. *39* (1990) 239–243.

8. Cruickshank, D.J., W.T. Fullerton, A. Klopper: The clinical significance of preoperative serum CA 125 in ovarian cancer. Brit. J. Obstet. Gynecol. *94* (1987) 692–695.

9. Czernobilsky, B.: Primary epithelial tumors of the ovary. In: Pathology of the female genital tract, S. 511–560. Springer Verlag Berlin 1984.

10. Davis, B.W., A. Goldhirsch, G.W. Locher et al.: Pathologic data of prognostic significance for remission induction in advanced ovarian carcinoma. J. Cancer Res. Clin. Oncol. *107* (1984) 106–110.

11. Day, T.G., H.S. Gallinger, F.N. Rutledge: Epithelial ovarian carcinoma of the ovary: Prognosis of histologic grade. Nat. Cancer Inst. Monogr. *42* (1975) 15–21.

12. Dembo, A.J., R.S. Bush, T.C. Brown: Clinico-pathological correlates in ovarian cancer. Bull. Cancer (Paris) *69* (1982) 292–297.

13. Gallager, H.S.: Prognostic importance of histologic type in ovarian carcinoma. Nat. Cancer Inst. Monogr. *42* (1975) 13.

14. Goldhirsch, A., R. Joss, R. Greiner: Das Ovarialkarzinom: Neue prognostische und therapeutische Gesichtspunkte. Schweiz. Med. Wochenschr. *110* (1980) 1597–1605.

15. Grospietsch, G., H. Kühnle, G. Knappe et al.: Aktuelle Aspekte der Therapie des Ovarialkarzinoms. Geburtsh. Frauenheilk. *46* (1986) 588–594.

16. Griffith, C.Th.: Cytoreductive surgical treatment in the management of advanced ovarian cancer. In: Van Oosterom, Muggia: Therapeutic progress in ovarian cancer, testicular cancer and the sarcomas, S. 3–12. Nijhoff, The Hague 1980.

17. Harding, M., S. Cowan, D. Hole et al.: Estrogene and progesterone receptors in ovarian cancer. Cancer *65* (1990) 486–491.

18. Kallioliemi O., R. Punnonen, J. Mattila, et al.: Prognostic significance of DNA index, multiploidy, and S-phase fraction in ovarian cancer. Cancer *61* (1988) 334–339.

19. Kirwan, P.H., H.J. Naftalin, S. Khanna et al.: The role of second look laparotomy in the management of stage II, III and IV ovarian cancers following chemotherapy with cisplatin, adriamycin and cyclophosphamide. Br. J. Obstet. Gynecol. *93* (1986) 629–633.

20. Klemi, P.J., H. Joensuu, J. Mäenpää et al.: Influence of cellular DNA content on survival in ovarian carcinoma. Obstet. Gynecol. *74* (1989) 200–204.

21. Kuhn, W., G.E. Feichter, J. Hanke et al.: Klinischer Verlauf des Ovarialkarzinoms in Abhängigkeit von morphologischen Prognosefaktoren und zellkinetischen Parametern. Geburtshilfe Frauenheilkd. *47* (1987) 446–451.

22. Kuhn, W., F. Jänicke, L. Pache et al.: Entwicklungen in der Therapie des fortgeschrittenen Ovarialkarzinoms. Geburtshilfe Frauenheilkd. *53* (1993) 293–302.

23. Kuhn, W., L. Pache, B. Schmalfeldt et al.: Urokinase (uPA) and PAI-1 predict survival in advanced ovarian cancer patients (FIGO III) after radical surgery and platinum-based chemotherapy. Gynecol. Oncol. *55* (1994) 401–409.

24. Lavin, P.T., R.C. Knapp, G. Malkasian et al.: CA 125 for the monitoring of ovarian carcinoma during primary therapy. Obstet. Gynecol. *69* (1987) 223–227.

25. Mangioni, C., G. Bolis, S. Pecorelli et al.: Randomized trial in advanced ovarian cancer comparing cisplatin and carboplatin. J. Nat. Cancer Inst. *81* (1989) 1464–1471.

26. Malkasian, G.D., L.J. Melton, P.C. O'Brien et al.: Prognostic significance of histologic classification and grading of epithelial malignancies of the ovary. Am. J. Obstet. Gynecol. *149* (1984) 274–284.

27. Meerpohl, H.G.: Prognosefaktoren des Ovarialkarzinoms. Onkologie *8* (1985) 296–304.

28. Meier, W., O. Stieber, A. Fateh-Moghadan et al.: CA 125-Serumwerte und histologischer Befund zum Zeitpunkt der Second look-Laparotomie beim Ovarialkarzinom. Geburtshilfe Frauenheilk. *48* (1988) 331–333.

29. Munnell, E.W., H.W. Jacobs, H.C. Taylor: Treatment and prognosis in cancer of the ovary. Am. J. Obstet. Gynecol. *74* (1957) 1187–1200.

30. Ozols, R.F., A.J. Garvin, J. Costa: Advanced ovarian cancer. Correlation of histologic grade with response to chemotherapy and survival. Cancer *45* (1980) 572– 581.

31. Parker, D., K. Patel, E.J. Alred et al.: CA 125 and survival in ovarian cancer: Preliminary communication. J. Royal Soc. Med. *8* (1986) 22.

32. Rath, W., H. Meden: Das therapeutische Konzept beim Ovarialkarzinom. Med. Klinik *86* (1991) 263–268.

33. Redman, J.R., G.R. Petroni, R. E. Saigo et al.: Prognostic factors in advanced ovarian carcinoma. J. Clin. Oncol. *4* (1986) 515–523.

34. Rodenburg, C.J., C. Cornelisse, P. Heintz et al.: Tumor ploidy as a major prognostic factor in advanced ovarian cancer. Cancer *59* (1987) 317–323.

35. Russel P.: The pathological assessment of ovarian neoplasms. III: The malignant epithelial tumors. Pathology *11* (1979) 493–532.

36. Schauer, A., D. Marx, I. Lipp et al.: Diagnostic tools and prognostic factors in human breast cancer evaluated by morphological and immunohistochemical methods. In: L. Dogliotti, A. Sapino, G. Bussolati (eds): Breast cancer: Biological and clinical progress, S.255–276. Kluwer Academic Publishers Dordrecht 1992.

37. Schauer, A., D. Marx, W. Kuhn et al.: Immunhistochemische Tumordiagnostik in der Gynäkologie. In: G. Kindermann, G. Lampe (Hrsg). Immunhistochemische Diagnostik gynäkologischer Tumoren, S. 41–86. Thieme Verlag, Stuttgart 1992.

38. Schauer, A., D. Marx, I. Lipp et al.: Clinical and scientific aspects of HER-2/neu/c-erbB-2-oncogene. Biological relevance of c-erbB-2-oncogene in malignant epithelial tumors. In: W. Jonat, R. Löning (eds.): Clinical and scientific aspects of HER-2/neu/erbB-2, S. 111–139. Springer Verlag, Heidelberg 1992.

39. Schmitt, M., F. Jänicke, N. Moniwa et al.: Tumor-associated urokinase-type plasminogen activator: Biological and clinical significance. Biol. Chem. Hoppe Seyler. (1992) 611–622.

40. Serov, S.F., R.E. Scully, L.H. Sobin: Histological typing of ovarian tumors. In: International histological classification of tumors. No. 9, S. 37–42. Geneva, Switzerland, WHO 1973.

41. Sevelda, P., E. Gitsch, C. Dittrich et al.: Therapeutische und prognostische Ergebnisse einer prospektiven multizentrischen Ovarialkarzinomstudie der FIGO-Stadien I und II. Geburtshilfe Frauenheilk. *47* (1987) 179–185.

42. Sevelda, P., M. Schemper, J. Spona: CA 125 as an independent prognostic factor for survival in patients with epithelial ovarian cancer. Am. J. Obstet. Gynecol. *161* (1989) 1213–1216.

43. Sevelda, P., N. Vavra, M. Schemper et al.: Prognostic factors for survival in stage I epithelial ovarian carcinoma. Cancer *65* (1990) 2349–2352.

44. Sigurdsson, K., P. Alm, B. Gullberg: Prognostic factors in malignant epithelial ovarian tumors. Gynecol. Oncol. *15* (1983) 370–380.

45. Smith, J.P., F. Rutledge: Chemotherapy in the treatment of cancer of the ovary. Am. J. Obstet. Gynecol. *107* (1970) 691–703.

46. Sorbe, B., B. Frankendal, B. Veress: Importance of histologic grading in the prognosis of epithelial ovarian carcinoma. Obstet. Gynecol. *59* (1982) 576–582.

47. Swenerton, K.D., T.G. Hislop, J. Spinelli et al: Ovarian carcinoma: A multivariate analysis of prognostic factors. Obstet. Gynecol. *65* (1985) 264–270.

48. Van der Burg, M.E.L., F.B. Lammer, W.L. van Putten et al.: Ovarian Cancer: The prognostic value of the serum half-life of CA 125 during induction chemotherapy. Gynecol. Oncol. 30 (1988) 307–312.

9 Onkogene

9.1 Onkogene und Onkogenprodukte

Ein gemeinsames Charakteristikum aller malignen Tumore - unabhängig vom Gewebeursprung - ist der *Verlust normaler Mechanismen zur Wachstumskontrolle*. Das Ergebnis ist eine unkontrollierte Proliferation neoplastischer Zellen, die - gemeinsam mit anderen Faktoren - zur Tumorbildung führt. Durch Forschungsarbeiten der letzten Jahre konnte aufgezeigt werden, daß aktivierte *Onkogene* und ihre normalen zellulären Vorstufen, die *Proto-Onkogene*, Moleküle kodieren, die an verschiedenen Stellen der Wachstumssignalübermittlung involviert sind. Werden Proto-Onkogene in normalen Zellen verändert oder unphysiologisch aktiviert, so werden sie zu Onkogenen, die normale Zellen zu Krebszellen transformieren. Proto-Onkogene haben essentielle Aufgaben bei der Kontrolle der Zellproliferation und -differenzierung.

Onkogene können große Mengen von Wachstumsfaktoren, Rezeptoren für Wachstumsfaktoren und DNA-bindende Proteine bilden, die auf die Genexpression einwirken oder eine Rolle bei der Steuerung des Zellzyklus spielen.

Folgende *Aktivierungsmechanismen* zur Umwandlung von Proto-Onkogenen zu Onkogenen sind bekannt:

1. Punktmutation, die zu einer Verstärkung der Funktion des Genproduktes führt.

2. Amplifikation des Proto-Onkongens.

3. Verlagerung eines hochaktiven Regulatorgens in die Nachbarschaft des Proto-Onkogens.

4. Insertion eines viralen Gens.

Onkogene und die durch sie kodierten *Onkoproteine* sind möglicherweise geeignete *Marker* für bestimmte Karzinome, wenn ein bestimmtes Onkogen entsprechend überexprimiert wird.

Eine zunehmende Anzahl von Untersuchungen bestätigt, daß das Onkogen *c-erbB-2* (HER, neu) für das *Mamma- und Ovarialkarzinom* eine Bedeutung hat, was nachfolgend detaillierter ausgeführt wird.

In Tab. 9.1 sind die bisher bei Ovarialkarzinomen bekannten Onkogene zusammengestellt und ihrer Zellwachstumsfunktion entsprechend aufgeschlüsselt.

Tab. 9.1: Kategorisierung von Onkogenen im Ovarialkarzinomgewebe gemäß ihrer Zellwachstumsfunktion

Wachstumsfaktor-Rezeptor	Signalübermittler	Nukleäre Faktoren
c - erbB - 2 [50]	c - Ha - ras [46]	c - myc [3]
EGFR [8, 31]	K - ras [36]	n - myc [56]
		c - fos [56]
		c - jun [21]
		c - myb [7]

9.2 Onkogen c-erbB-2: Ein neuer Prognosefaktor

Die wichtigsten Prognoseparameter beim Ovarialkarzinom sind Tumorstadium, histologischer Typ, histologischer Differenzierungsgrad und Tumorrest am Ende der operativen Primärtherapie [17, 24, 32, 40, 42, 48, 51, 52].

Diese Faktoren spiegeln jedoch die Tumorbiologie von malignen Ovarialtumoren nur unvollständig wider [38, 39]. Daher hat die Erarbeitung weiterer Prognosefaktoren – insbesondere angesichts häufiger Rezidive und der zum Teil unerwartet fulminanten Krankheitsverläufe – eine besondere Relevanz.

Onkogene sind mit der Entstehung von Tumoren und ihrer Progression assoziiert [1, 11, 20, 34, 35]. Durch neuere Untersuchungen konnte gezeigt werden, daß die

Amplifikation des Onkogens c-erbB-2 für die Ätiologie und Prognose des Ovarialkarzinoms von Bedeutung ist [27, 28, 29, 30, 50].

Das Onkogen c-erbB-2 wurde zuerst im Zusammenhang mit einem Neuroblastom - daher der Name NEU - bei Ratten nach Behandlung mit dem chemischen Karzinogen Ethinylnitroharnstoff beschrieben [44]. In Homologie hierzu konnte das Onkogen c-erbB-2 auch beim Menschen - auf dem Chromosom 17 gelegen - identifiziert werden [45, 58].

Das Onkogen c-erbB-2 kodiert ein Glykoprotein mit einem Molekulargewicht von 185 kD (p185), das Ähnlichkeiten mit dem humanen epidermalen Wachstumsfaktor-Rezeptor (EGFR, Epidermal growth factor receptor) hat. C-erbB-2 ist eines von zahlreichen erbB-ähnlichen Onkogenen. Diese Onkogenfamilie ist durch die Homologie mit dem Onkogen v-erbB charakterisiert, dem Retrovirus-Onkogen des Hühnererythroblastose-Virus, das eine Variante des EGFR produziert [16, 57].

Die Bezeichnung ***erb*** basiert auf der Beschreibung bei der Hühnererythroblastose. Diese Gruppe von Onkogenen kodiert für Rezeptor-Tyrosinkinasen, die eine cysteinreiche *extrazelluläre* Domäne, eine *transmembrane* Domäne und eine *intrazelluläre* Domäne mit enzymatischer Aktivität besitzen [15, 19].

Trotz der *Homologie* zwischen den beiden Rezeptoren für c-erbB-2 und EGFR bindet der epidermale Wachstumsfaktor nicht an das Onkogen c-erbB-2, jedoch konnte ein Ligand identifiziert werden, der offensichtlich sowohl auf den EGFR als auch auf das humane Onkogen c-erbB-2 wirkt [23].

Das Onkogen c-erbB-2 der Ratte wird durch eine einzige Punktmutation der transmembranen Domäne aktiviert. Diese Mutation verändert wahrscheinlich die gesamte Konfiguration des Proteins, so daß auf diese Weise ein aktiver Zustand der Tyrosinkinase-Domäne erreicht wird [4, 5, 6]. Eine ähnliche Mutation wurde beim menschlichen Onkogen c-erbB-2 bisher nicht beobachtet. Die Verbindung zwischen dem Onkogen c-erbB-2 und humanen Karzinomen besteht in der Genamplifikation und/oder Überexpression des Proteinprodukts.

Auch bei Patienten mit Mammakarzinom, Magenkarzinom und Adenokarzinom der Lunge fanden sich ähnliche Ergebnisse zur prognostischen Relevanz der Überexpression des Onkogens c-erbB-2 [18, 25, 43, 49]. Die Zusammenhänge zwischen der Überexpression des Onkogens c-erbB-2 und dem Mammakarzinom sowie dem Ovarialkarzinom sind in Tab. 9.2 zusammengefaßt.

Tab. 9.2: c-erbB-2-Onkogen-Überexpression beim Mamma- und Ovarialkarzinom

Veränderung	Beobachtung	Literatur
Genamplifikation beim Mammakarzinom	16–20% der Tumore	Slamon et al. [49] Varley et al. [60] Van de Vijver et al. [59] Zhou et al. [63] Cline et al. [14] Borg et al. [13]
	bei Patientinnen mit Lymphknotenmetastasen Korrelation mit:	
	• schlechter Prognose	Slamon et al. [49] Varley et al. [60] Borg et al. [13]
	• Metastasierung	Zhou et al. [63]
	• klinischem Verlauf der Erkrankung	Cline et al. [14]
Überexpression von p185 beim Mammakarzinom	tritt in 17–30% der Karzinome auf, nicht jedoch bei benignen Tumoren oder normalem Mammagewebe; Assoziation mit Genamplifikation	Tsutsumi et al. [55] McCann et al. [26] Slamon et al. [50] Venter et al. [61] Borg et al. [12] Berger et al. [10]
	unabhängiger Prognosefaktor für die Überlebenszeit bei Patientinnen mit Lymphknotenmetastasen	Tandon et al. [53] Paik et al. [37] Thor et al. [54]
Überexpression von p185 beim *Ovarialkarzinom*	bei 19–32% der Karzinome; Assoziation mit schlechter Prognose	Slamon et al. [50] Berchuck et al. [9] Meden et al. [29]

9.2.1 Immunhistochemische Befunde der c-erbB-2-Onkogenüberexpression im Tumorgewebe bei primären Ovarialkarzinomen

Die Überexpression des durch das Onkogen c-erbB-2 kodierten Proteins p185 läßt sich immunhistochemisch als *Membrananfärbung* nachweisen (Abb. 9.1)

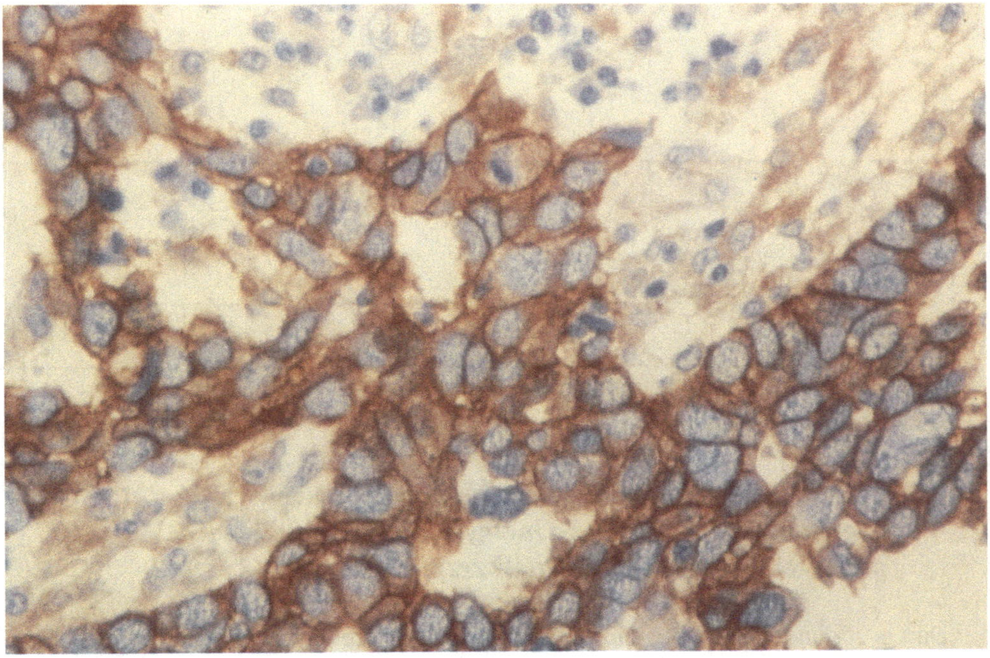

Abb. 9.1: Immunhistochemischer Nachweis des Transmembranproteins p185 bei einem *endometrioiden* Ovarialkarzinom (rot-braune Färbung, Vergrößerung: 250x)

In eigenen Untersuchungen bei 275 Patientinnen mit primärem Ovarialkarzinom wurde das Tumorgewebe immunhistochemisch untersucht und die Häufigkeitsverteilung p185-positiver Befunde innerhalb der einzelnen Tumorstadien, histologischen Differenzierungsgrade, histologischen Wachstumsformen sowie die prognostische Relevanz analysiert.

Dabei zeigte sich in 19% (51 von 275 Fällen) eine Überexpression des Onkogens c-erbB-2 (Tab. 9.3).

Tab. 9.3: Prozentuale Verteilung der c-erbB-2-Onkogenüberexpression innerhalb der Tumorstadien (n = 275)

Tumorstadium	(n)	c-erbB-2-positiv (n)	c-erbB-2-positiv (%)
I	34	5	15
II	33	7	21
III	153	27	18
IV	55	12	22
gesamt	275	51	19
I + II	67	12	18
III + IV	208	39	19
gesamt	275	51	19

9.3 Prognose der Patientinnen mit immunhistochemisch nachgewiesener c-erbB-2-Onkogenüberexpression bei primären epithelialen Ovarialkarzinomen

Durch umfangreiche Untersuchungen konnte aufgezeigt werden, daß es sich beim *immunhistochemischen Nachweis* des c-erbB-2-kodierten Onkoproteins p185 im Ovarialkarzinomgewebe um einen *statistisch signifikanten, unabhängigen und somit neuen Prognosefaktor* handelt [30].

Die statistischen Analysen zur *prognostischen Relevanz* des immunhistochemischen p185-Nachweises bei 275 Patientinnen ergaben einen signifikanten Unterschied (p = 0,002) zu Ungunsten der Patientinnen mit p185-positiven Tumoren. Die mediane Überlebenszeit der p185-postitiven Patientinnen betrug 20 Monate, die der p185-negativen Frauen 33 Monate (Abb. 9.2).

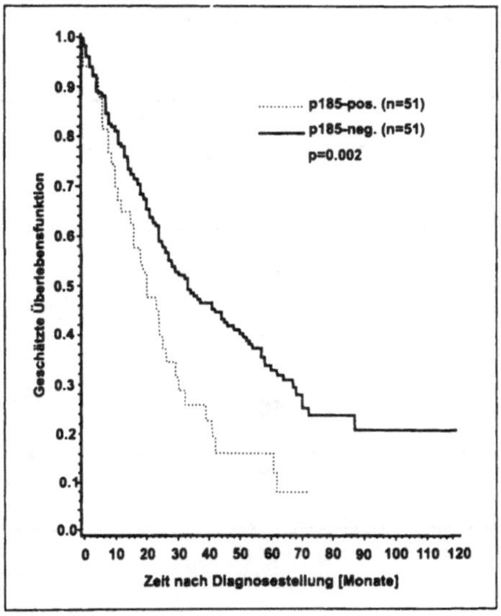

Abb. 9.2: Überlebenszeiten von Patientinnen mit c-erbB-2-positiven Tumoren im Vergleich zu Patientinnen mit c-erbB-2-negativen Tumoren (n = 275)

Tab. 9.4: Prozentuale Verteilung der c-erbB-2-Onkogenüberexpression innerhalb der verschiedenen Malignitätsgrade (n = 275)

Tumorgrading (Broders)	(n)	c-erbB-2-positiv (n)	c-erbB-2-postiv (%)
G1	23	2	9
G2	64	13	20
G3	115	20	17
G4	73	16	22
gesamt	275	51	19
G1 + G2	87	15	17
G3 + G4	188	36	19
gesamt	275	51	19

Tab. 9.5: Verteilung der c-erbB-2-positiven Befunde innerhalb der verschiedenen histologischen Typen (n = 275)

Histologie	(n)	c-erbB-2-positiv (n)	c-erbB-2-positiv (%)
serös-papillär	117	27	23
endometrioid	50	7	14
undifferenziert	54	4	7
muzinös	4	17	17
klarzellig	13	6	46
gesamt	275	51	19

Die medianen Überlebenszeiten der Patientinnen mit p185-positiven und p185-negativen Tumoren *differierten* innerhalb der einzelnen *Tumorstadien*. Bei der zusammenfassenden Analyse der Patientinnen in den Tumorstadien I und II zeigte sich für Patientinnen mit p185-positiven Tumoren eine *signifikant schlechtere* Prognose im Vergleich zu den Frauen mit p185-negativen Tumoren.

Nach gemeinsamer Analyse der Patientinnen in den *Tumorstadien III und IV* war ebenfalls ein *signifikanter Unterschied* in den *medianen Überlebenszeiten* nachweisbar (p = 0,0237). Innerhalb der einzelnen Tumorstadien ergab sich, daß die prognostische Bedeutung im Tumorstadium III – dem Stadium mit den anteilig meisten Patientinnen (n = 153) – im Vergleich zu den Tumorstadien I, II, IV am deutlichsten ausgeprägt war (p = 0,0043).

Vergleicht man die medianen Überlebenszeiten der Patientinnen mit p185-positiven Tumoren mit der Prognose der Frauen mit p185-negativen Tumoren, so ergibt sich für das Gesamtkollektiv eine statistisch signifikante Differenz von 13 Monaten. Diese Differenz beträgt im Stadium III 15 Monate. Im Tumorstadium I und im Turmorstadium II ließen sich die medianen Überlebenszeiten nicht berechnen, da in diesen Teilkollektiven noch nicht jeweils die Hälfte der Patientinnen mit p185-positiven und p185-negativen Tumoren verstorben war. Für die 25. Perzentile ließ sich im Tumorstadium II ein prognostischer Unterschied von 20 Monaten zu Lasten der Frauen mit p185-positiven Tumoren errechnen.

Bei der Analyse innerhalb der einzelnen Tumorstadien konnte somit gezeigt werden, daß der immunhistochemische Nachweis des Onkoproteins p185 nicht nur in den fortgeschrittenen Tumorstadien III und IV, sondern auch in den frühen Tumorstadien I und II ein signifikanter Prognosefaktor ist und somit einen zusätzlichen Informationsgewinn in einer onkologischen Situation erbringt, die bisher als relativ günstig eingestuft wurde.

9.3.1 Mediane Überlebenszeiten innerhalb der einzelnen histologischen Differenzierungsgrade

Auch bei der prognostischen Analyse innerhalb der *histologischen Differenzierungsgrade* bedeutet die immunhistochemische p185-Bestimmung einen Informationsgewinn, da signifikante Unterschiede sowohl bei den Patientinnen mit G3- und G4-Tumoren als auch bei den Patientinnen mit G1- und G2-Tumoren nachgewiesen werden konnten.

Tab. 9.6: Mediane Überlebenszeiten und p-Werte innerhalb der Tumorstadien (n = 275)

Stadium	n	p-Wert	mediane Überlebens-zeiten (Monate) p185-positiv	p185-negativ	Differenz der medianen Überlebenszeiten (Monate)
I	34	0,1287	45,5	*	*
II	33	0,0913	*	70	*
III	153	0,0043	18	33	15
IV	55	0,5015	16	11	–5
gesamt	275	0,002	20	33	13
I + II	67	0,0388	29	*	*
III + IV	208	0,0237	16	24	8
gesamt	275	0,002	20	33	13

* Die mediane Überlebenszeit dieser Patientinnen läßt sich nicht berechnen, da noch mehr als die Hälfte der Frauen lebt. Daher erfolgte die Berechnung der 25. Perzentile. Hierbei ergaben sich in den Tumorstadien I und II 24 vs. 44 Monate zu Lasten der Patientinnen mit p185-positiven Tumoren (Tumorstadium II: ebenfalls 24 vs. 44 Monate, Tumorstadium I: 29 vs. * Monate).

Dieser zusätzliche Prognosefaktor ist insbesondere für Patientinnen mit G1- und G2-Tumoren klinisch relevant, da die Prognose dieser Patientinnen bisher als relativ günstig betrachtet wurde, jedoch bei einem Teil dieser Frauen ein unerwartet ungünstiger Krankheitsverlauf ohne hinreichende Erklärung beobachtet wird.

Die größten Unterschiede in den medianen Überlebenszeiten zeigten sich bei Patientinnen mit G2-Tumoren; in dieser Gruppe (n = 64) war die mediane Überlebenszeit bei p185-Positivität um 41 Monate geringer (Tab. 9.7).

Tab. 9.7: Mediane Überlebenszeiten und p-Werte innerhalb der einzelnen histologischen Differenzierungsgrade (n = 275)

Grading	n	p-Wert	mediane Überlebenszeiten (Monate) p185-positiv	p185-negativ	Differenz der medianen Überlebenszeiten (Monate)
G1	23	0,0576	61	*	*
G2	64	0,0101	29	70	41
G3	115	0,0067	18	28	10
G4	73	0,6646	15	27	12
gesamt	275	0,002	20	33	13
G1 + G2	87	0,0198	32	70	38
G3 + G4	188	0,0107	18	27	9
gesamt	275	0,002	20	33	13

* Die mediane Überlebenszeit der Patientinnen mit hochdifferenzierten p185-negativen Tumoren (n = 21/23) ließ sich nicht berechnen, da zum Zeitpunkt der Auswertung noch mehr als die Hälfte der Patientinnen lebten. Daher erfolgte die Berechnung der 25. Perzentile. Hierbei ergeben sich für Patientinnen mit p185-positiven Tumoren 61 Monate im Vergleich zu Patientinnen mit p185-negativen Tumoren von 8 Monaten.

9.3.2 Mediane Überlebenszeiten innerhalb der verschiedenen histologischen Differenzierungsgrade im Tumorstadium III

Die *kombinierte* Betrachtung des *Tumorstadiums* und des *histologischen Differenzierungsgrades* bestätigte die *prognostische Wertigkeit* des p185-Onkoproteins, wie es sich unter anderem für Patientinnen mit G2-Tumoren im Stadium III aufzeigen ließ, bei denen der Unterschied in der medianen Überlebenszeit 44 Monate ausmachte.

Bei zusammenfassender Analyse der Patientinnen mit histologischem Differenzierungsgrad G1 und G2 innerhalb des Stadiums III ist die mediane Überlebenszeit bei den Patientinnen mit p185-positiven Tumoren um 32 Monate geringer (p = 0,0773), bei analoger Berechnung für die Patientinnen mit G3- und G4-Tumoren innerhalb des Stadiums III liegt dieser Unterschied bei 18 Monaten zu Lasten der Patientinnen mit p185-positiven Tumoren, wobei dieser Unterschied auf dem 5%-Niveau statistisch signifikant ist (p = 0,0192).

Tab. 9.8: Mediane Überlebenszeiten und p-Werte innerhalb der verschiedenen histologischen Differenzierungsgrade im Tumorstadium III (n = 153)

Grading	n	p-Wert	mediane Überlebenszeiten (Monate) p185-positiv	mediane Überlebenszeiten (Monate) p185-negativ	Differenz der medianen Überlebenszeiten (Monate)
G1	11	0,9762	61	58	−3
G2	30	0,0384	20	64	44
G3	70	0,0037	18	29	11
G4	42	0,7930	11	33	22
gesamt	153	0,0043	18	33	15
G1 + G2	41	0,0773	26	58	32
G3 + G4	112	0,0192	15	33	18
gesamt	153	0,0043	18	33	15

9.3.3 Prognostische Bedeutung der c-erbB-2-Onkogenüberexpression bei malignen epithelialen Ovarialtumoren durch Regressionsanalysen (Cox proportional hazards multiple regression)

Bei simultaner Berücksichtigung der potentiellen Einflußfaktoren *Alter, Tumorstadium, histologischer Differenzierungsgrad, Tumorrest am Ende der operativen Primärtherapie sowie der p185-Überexpression* in der Cox-Regressionsanalyse zeigte sich, daß alle Faktoren - mit Ausnahme des Tumorrestes - einen *signifikanten* zeigte sich, daß alle Faktoren - mit Ausnahme des Tumorrestes - einen *signifikanten* Einfluß auf die Überlebenszeiten der Patientinnen haben [30]. Patientinnen mit p185-positiven Ovarialkarzinomen hatten gegenüber Frauen mit p185-negativen Tumoren ein um den Faktor 1,718 erhöhtes Risiko, zu versterben (Tab. 9.9).

Tab. 9.9: Prognostischen Relevanz des Onkoproteins p185 in einer multiplen Regressionsanalyse (Cox Proportional hazards multiple regression; n = 275)

Einflußvariable	p-Wert	Risiko-Ratio	Konfidenz-Intervalle (95%)
Stadium (I, II vs. III, IV)	0,0002	4,481	2,405 – 8,349
Grading (1, 2 vs.3, 4)	0,0024	1,918	1,278 – 2,878
p185 (pos. vs. neg.)	0,0064	1,718	1,159 – 2,546
Alter (stetig)	0,0040	1,026	1,010 – 1,042
Tumorrest (0 vs. > 0)	0,1937	---	-----

(Der Tumorrest am Ende der operativen Primärtherapie ist keine unabhängige Variable, sondern ein Parameter, der vom Tumorstadium abhängig ist; Chi-Quadrat-Test: $p \leq 0{,}0001$).

9.3.4 Methodenkritische Analyse

Die in vorangegangenen Untersuchungen in der Literatur beschriebenen unterschiedlichen Resultate – sowohl zur Häufigkeit als auch zur prognostischen Bedeutung der p185-Überexpression – sind zum Teil durch die Anwendung verschiedener Methoden bedingt (Untersuchung und zusammengefaßte Auswertung von Primärtumorgewebe sowie Metastasengewebe nach Chemotherapie, formalinfixiertes Tumorgewebe, natives Tumorgewebe, unterschiedliche Schnittdicke der untersuchten histologischen Präparate, Anwendung verschiedener Antikörper). So basierten beispielsweise die immunhistochemischen Untersuchungen von Rubin et al. [41] auf einer Analyse von 105 Präparaten – wobei nur 59 der 105 Gewebeproben der Primäroperation entstammten, während das übrige Untersuchungsmaterial bei Folgeoperationen nach zytostatischer Therapie entnommen wurde – und sowohl Ovarial- als auch Metastasengewebe beinhaltete, das zusammengefaßt in die Auswertung einging.

Ungeklärt ist die Frage, ob die quantitative Bestimmung des Proteins p185 für die Prognose von Bedeutung ist; nach Auffassung von Berchuck et al. [9] sind die zu beobachtenden Unterschiede in der Färbeintensität der mikroskopisch dargestellten Immunpräzipitate möglicherweise zusätzlich prognostisch relevant, wobei jedoch bisher keine einheitliche Methode zur Quantifizierung der Färbeintensität beschrieben wurde.

9.4 p185-Onkoproteinfragment im Serum

Untersuchungen an Mammakarzinom-Zellinien zeigten, daß die extrazelluläre Domäne des Onkoproteins p185 als Proteinfragment mit einem Gewicht von 105 kD (p105) in Kulturmedien nachweisbar ist [2, 47, 62]. Dieses Protein fand sich darüber hinaus im Serum von Mammakarzinom-Patientinnen [22, 30, 33, 62].

Sollte die Evaluierung eines entsprechenden serologischen Markers gelingen, ergäbe sich die Perspektive einer neuen diagnostischen in vivo-Methode zur Früherkennung des Ovarialkarzinoms auf der Basis von Antikörpern. Das Onkoprotein p185 bzw. seine Spaltprodukte würden sich für bildgebende diagnostische Methoden besonders gut eignen, da das überexprimierte Protein an der Zelloberfläche lokalisiert ist. Ein spezifischer monoklonaler Antikörper, der das Zelloberflächen-Antigen erkennt, könnte mit einem Radioisotop, wie Technecium-99 oder Indium-111, gekoppelt werden, und auf diese Weise ließe sich eine neue nuklearmedizinische Methode zur Bestimmung der Ausbreitung des Ovarialkarzinoms und zur Verlaufsbeobachtung der Erkrankung entwickeln.

Ein ELISA zur Quantifizierung des c-erbB-2-Onkoproteinspaltprodukts ist bisher für wissenschaftliche Zwecke verfügbar. Die praktische Durchführung dieses Tests ist relativ unkompliziert. Weitere Vorteile sind darin zu sehen, daß einerseits nur kleine Volumina für die Analyse erforderlich sind und andererseits das Ergebnis quantifizierbar ist. Ein Nachteil dieser ELISA-Technik besteht darin, daß die intrazelluläre Komponente des membranständigen Onkoproteins nicht gemessen werden kann.

Mit dem beschriebenen Serumtest ist es möglich, die Beziehung zwischen dem p185-Onkoproteinfragment und anderen onkologischen Parametern zu prüfen. Inwieweit sich durch diese Serumuntersuchungen zusätzliche prognostische Informationen gewinnen lassen, muß durch weitere Untersuchungen mit entsprechenden Beobachtungszeiten geprüft werden.

9.5 Zusammenfassung

1. Für das Ovarialkarzinom gibt es bislang keine Prognosefaktoren, die den Krankheitsverlauf und die Tumorbiologie hinreichend erfassen. Die Amplifikation und Überexpression des Onkogens c-erbB-2 ist ein neuer Prognosefaktor für Patientinnen mit Ovarialkarzinom.

2. Bei Patientinnen mit primärem Ovarialkarzinom ließ sich in 19% der Fälle das Onkoprotein p185 als Ausdruck der Überexpression des Onkogens c-erbB-2 immunhistochemisch nachweisen.

3. Patientinnen mit p185-positiven invasiven epithelialen Ovarialtumoren haben eine signifikant schlechtere Prognose.

4. Bei der differenzierten Analyse innerhalb der verschiedenen *histologischen Differenzierungsgrade* bestätigte sich die prognostische Wertigkeit der p185-Befunde.

5. Es handelt sich um einen neuen, statistisch signifikanten und im Vergleich zu konventionellen Parametern um einen statistisch unabhängigen *Prognosefaktor.*

6. Durch den immunhistochemischen p-185-Nachweis läßt sich ein Risikokollektiv definieren, bei dem eine engmaschigere klinische Verlaufskontrolle zur frühzeitigen *Rezidiv*erkennung mit den daraus resultierenden therapeutischen Konsequenzen erforderlich ist.

7. Der immunhistochemische p185-Nachweis reflektiert bestimmte Charakteristika des Tumorwachstums, woraus in Ergänzung zur Bestimmung des histologischen Differenzierungsgrades und der histologischen Typisierung mit den damit verbundenen interindividuellen Unterschieden bei der Begutachtung durch den Pathologen eine zusätzliche tumorbiologische Subklassifizierung von Ovarialkarzinomen mit unterschiedlichen klinischen Verläufen resultieren könnte.

8. Darüber hinaus ergibt sich durch die immunhistochemische p185-Bestimmung die Perspektive zu einer *differenzierteren* Indikationsstellung zur Art und Dauer der onkologischen *Primärtherapie* bei entsprechenden Risikopatientinnen sowie die Perspektive eines neuen immunologischen Therapieansatzes für Patientinnen mit p185-positiven Ovarialkarzinomen.

Literatur

1. Alitalo, K., M. Schwab: Oncogene amplification in tumor cells. Adv. Cancer Res. *47* (1986) 235–281.

2. Alper, O., K. Yamaguchi, J. Hitomi et al.: The presence of c-erbB-2 gene product-related protein in culture medium conditioned by breast cancer cell line SK-BR-3. Cell Growth Differ. *1* (1990) 591–599.

3. Baker, V.V., M.P. Borst, D. Dixon et al.: C-myc amplification in ovarian cancer. Gynecol. Oncol. *38* (1990) 340–342.

4. Bargmann, C.I., M.C. Hung, R.A. Weinberg: Multiple independent activations of the neu oncogene by a point mutation altering the transmembrane domain of p185. Cell *45* (1986a) 649–657.

5. Bargmann, C.I., M.C. Hung, R.A. Weinberg: The neu oncogene encodes an epidermal growth factor receptor-related protein. Nature *319* (1986b) 226–230.

6. Bargmann, C.I., R.A. Weinberg: Increased tyrosine kinase activity associated with the protein encoded by the activated neu oncogene. Proc. Natl. Acad. Sci. USA (1988) 5394–5398.

7. Barletta, C., D. Lazzaro, R. Prosperi-Porta et al.: C-myb acitivation and the pathogenesis of ovarian cancer. Eur. J. Gynecol. Oncol. *13* (1992) 53–59.

8. Bauknecht, T., I. Janz, M. Kohler et al.: Human ovarian carcinomas: Correlation of malignancy and survival with the expression of epidermal growth factor receptors (EGF-R) and EGF-like factors (EGF-F). Med. Oncol. Tumor Pharmacother. *6* (1989) 121–127.

9. Berchuck, A., A. Kamel, R. Whitaker et al.: Overexpression of HER-2/neu is associated with poor survival in advanced epithelial ovarian cancer. Cancer Res. *50* (1990a) 4087–4091.

10. Berger, M.S., G.W. Locher, S. Sauer et al.: Correlation of c-erbB-2 gene amplification and protein expression in human breast carcinoma with nodal status and nuclear grading. Cancer Res. *48* (1988) 1238–1243.

11. Bishop, J.M.: The molecular genetics of cancer. Science *235* (1987) 305–311.

12. Borg, A., A.K. Tandon, H. Sigurdsson et al.: HER-2/neu amplification predicts poor survival in node-positive breast cancer. Cancer Res. *50* (1990) 4332–4337 .

13. Borg, A., B. Baldetorp, M. Fernö et al.: Erb-B2 amplification in breast cancer with a high rate of proliferation. Oncogene *6* (1991) 137–143.

14. Cline, M.J., H. Battifora, J. Yokota: Proto-oncogene abnormalities in human breast cancer: Correlation with anatomic features and clinical course of disease. J. Clin. Oncol. *5* (1987) 999–1006.

15. Coussens, L., T.L. Yang-Feng, J.C. Liao et al.: Tyrosine kinase receptor with extensive homology to EGF receptor shares chromosomal location with neu oncogene. Science *230* (1985) 1132–1139.

16. Downward, J., Y. Yarden, E. Mayes et al.: Close similary of epidermal growth factor receptor and v-erb-B oncogene protein sequences. Nature *307* (1984) 521–527.

17. Hacker, N.F., J.S. Berek, L.D. Lagasse et al.: Primary cytoreductive surgery for epithelial ovarian cancer. Obstet. Gynecol. *61* (1983) 413–420.

18. Kern, J.A., D.A. Schwartz, J.E. Nordberg et al.: $p185^{neu}$ expression in human lung adenocarcinomas predicts shortened survival. Cancer Res. *50* (1990) 5184–5191.

19. King, C.R., M.H. Kraus, S.A. Aaronson: Amplification of a novel v-erbB-related gene in a human mammary carcinoma. Science (Wash DC) *229* (1985) 974–976.

20. Klein, G., E. Klein: Conditioned tumorigenicity of activated oncogenes. Cancer Res. *46* (1986) 3211–3224.

21. Kommoss, F., T. Bauknecht, G. Birmelin, et al.: Oncogene and growth factor expression in ovarian cancer. Acta Obstet. Gynecol. Scand. Suppl. *155* (1992) 19–24.

22. Kynast, B., L. Binder, D. Marx et al.: Determination of a fragment of the c-erbB-2 translational product p185 in serum of breast cancer patients. J. Cancer Res. Clin. Oncol. *119* (1993) 249–252.

23. Lupu, R., R. Colomer, G. Zugmaier et al.: Direct interaction of a ligand for the erbB2 oncogene product with the EGF receptor and $p185^{erbB2}$. Science *249* (1990) 1552–1555.

24. Malkasian, G.D., L.J. Melton, P.C. O'Brien et al.: Prognostic significance of histologic classification and grading of epithelial malignancies of the ovary. Am. J. Obstet. Gynecol. *149* (1984) 274–284.

25. Marx, D., A. Schauer, C. Reiche et al.: C-erbB-2-expression in correlation to other biological parameters of breast cancer. J. Cancer Res. Clin. Oncol. *116* (1990) 15–20.

26. McCann, A., P.A. Dervan, P.A. Johnston et al.: C-erbB-2 oncoprotein expression in primary human tumors. Cancer *65* (1990) 88–92.

27. Meden, H., D. Marx, H. Hammadi et al.: Immunohistochemically detected oncoprotein p185/NEU in ovarian cancer: A new prognostic factor? in: R. Klapdor (ed.): Tumor associated antigens, oncogenes, receptors, cytokines in tumor diagnosis and therapy at the beginning of the nineties, S. 431–432. W. Zuckschwerdt Verlag, München, Bern, Berlin, Wien, New York 1992.

28. Meden, H., D. Marx, W. Rath et al.: C-erb-B-2-Onkogenüberexpression bei primären Ovarialkarzinomen: Häufigkeit und prognostische Bedeutung bei 243 Patientinnen. Geburtshilfe Frauenheilk. *52* (1992c) 667–673.

29. Meden, H., D. Marx, W. Rath et al.: Overexpression of the oncogene c-erbB-2 in primary ovarian cancer: Evaluation of the prognostic value in a Cox proportional hazards multiple regression. Intern. J. Gynecol. Pathol. *13* (1994) 45–53.

30. Meden, H., D. Marx, A. Fattahi et al.: Elevated serum levels of a c-erbB-2 oncogene product in ovarian cancer patients and in pregnancy. J. Cancer Res. Clin. Oncol. *120* (1994) 378–381.

31. Meden, H., D. Marx, T. Raab et al.: EGF-R and overexpression of the oncogene c-erbB-2 in ovarian cancer: immunohistochemical findings and prognostic value. J. Obstet. Gynecol. *21* (1995) 167–178.

32. Meerpohl, H.G.: Prognosefaktoren des Ovarialkarzinoms. Onkologie *8* (1985) 296–304.

33. Mori, S., Y. Mori, T. Mukaiyama et al.: In vitro and in vivo release of soluble erbB-2 protein from human carcinoma cells. Jpn. J. Cancer Res. *81* (1990) 489–494.

34. Münzel, P., D. Marx, H. Köchel et al.: Genomic alterations of the c-myc protooncogene in relation to the overexpression of c-erbB-2 and Ki-67 in human breast and cervix carcinomas. J. Cancer Res. Clin. Oncol. *117*, (1991) 603–607.

35. Nicolson, G.L.: Tumor cell instability, diversification, and progression to the metastatic phenotype: From oncogene to oncofetal expression. Cancer Res. *47* (1987) 1473–1487.

36. Okamoto, A., S. Yokoyama, Y. Terashima: Genetic alterations in the genesis and development of ovarian cancer. Gan. To. Kagaku Ryoho. *19* (1992) 1971–1976.

37. Paik, A., R. Hazan, E.R. Fisher et al.: Pathologic findings from the National Surgical Adjuvant Breast and Bowel Project: Prognostic significance of erbB-2 protein overexpression in primary breast cancer. J. Clin. Oncol. *8* (1990) 103–112.

38. Pfleiderer, A.: Vorsorge und Früherkennung maligner Tumoren. In: A. Pfleiderer (Hrsg.): Maligne Tumoren der Ovarien, S. 13–22. Enke Verlag, Stuttgart 1986.

39. Pfleiderer, A.: Epidemiologie maligner Ovarialtumoren. In: A. Pfleiderer (Hrsg.): Maligne Tumoren der Ovarien, S. 1–12. Enke Verlag, Stuttgart 1986.

40. Rath, W., H. Meden: Das therapeutische Konzept beim Ovarialkarzinom. Med. Klinik *86* (1991) 263–268.

41. Rubin, S.C., C.L. Finstad, G.Y. Wong et al.: Prognostic significance of HER-2/*neu* expression in advanced epithelial ovarian cancer: A multivariate analysis. Am. J. Obstet. Gynecol. *168* (1993) 162–169.

42. Russel, P.: Common epithelial tumors of the ovary. In: H. Fox (ed.): Obstetrical and Gynaecological Pathology (Vol. 1, 3rd edn.), S. 556–622. Churchill Livingstone, Edinburgh 1987.

43. Schauer, A., D. Marx, I. Lipp et al.: Clinical and scientific aspects of HER-2/NEU/c-erbB-2-oncogene. Biological relevance of c-erbB-2-oncogene in malignant epithelial tumors. In: W. Jonat, R. Löning (eds.): Clinical and scientific aspects of HER-2/NEU/erbB-2, S. 111–139. Springer, Heidelberg 1992.

44. Schechter, A.L., D.F. Stern, L. Vaidyanathan et al.: The neu oncogene: An erb-B-related gene encoding a 185.000-M_r tumour antigen. Nature *312* (1984) 513–516.

45. Schechter, A.L., M.C. Hung, L. Vaidyanathan et al.: The *neu* gene: An *erb*B-homologous gene distinct from and unlinked to the gene encoding EGF receptor. Science *229* (1985) 976–979.

46. Serova, O.M., I.F. Nikiforova, L.E. Iurkova et al.: Alterations of c-myc and c-Ha-ras-1 oncogenes in human ovarian cancer. Exp. Onkol. *12* (1990) 47–49.

47. Sias, P.E., C.E. Kotts, D. Vetterlein et al.: ELISA for quantification of the extracellular domain of p185HER2 in biological fluids. J. Immunol. Methods *132* (1990) 73–80.

48. Sigurdsson, K., P. Alm, B. Gullberg: Prognostic factors in malignant epithelial ovarian tumors. Gynecol. Oncol. *15* (1983) 370–380.

49. Slamon, D.J., G.M. Clark, S.G. Wong et al.: Human breast cancer: correlation of relapse and survival with amplification of the HER-2/neu oncogene. Science (Wash DC) *235* (1987) 177–182.

50. Slamon, D.J., W. Godolphin, L.A. Jones et al.: Studies of the HER-2/NEU proto-oncogene in human breast and ovarian cancer. Science (Wash DC) *244* (1989) 707–712.

51. Sorbe, B., B. Frankendal, B. Veress: Importance of histologic grading in the prognosis of epithelial ovarian carcinoma. Obstet. Gynecol. *59* (1982) 576–582.

52. Swenerton, K.D., T.G. Hislop, J. Spinelli et al.: Ovarian carcinoma: A multivariate analysis of prognostic factors. Obstet. Gynecol. *65* (1985) 264–270.

53. Tandon, A.K., G.M. Clark, G.C. Chamness et al.: HER-2/neu oncogene protein and prognosis in breast cancer. J. Clin. Oncol. *7* (1989) 1120–1128.

54. Thor, A.D., L.H. Schwartz, F.C. Koerner et al.: Analysis of c-erbB-2 expression in breast carcinomas with clinical follow-up. Cancer Res. *49* (1989) 7147–7152.

55. Tsutsumi, Y., S.P. Naber, R.A. DeLellis et al.: Neu oncogene protein and epidermal growth factor receptor are independently expressed in benign and malignant breast tissues. Hum. Pathol. *21* (1990) 750–758.

56. Tyson, F.L., C.M. Boyer, R. Kaufman et al.: Expression and amplification of the HER-2/neu (c-erbB-2) protooncogene in epithelial ovarian tumors and cell lines. Am. J. Obstet. Gynecol. *165* (1991) 640–646.

57. Ullrich, A., L. Coussens, J.S. Hayflick et al.: Human epidermal growth factor receptor cDNA sequence and aberrant expression of the amplified gene in A431 epidermoid carcinoma cells. Nature *309* (1984) 418–425.

58. Yamamoto, T., I. Shantard, T. Akiyama et al.: An erb-B-related gene c-erbB-2 encodes a possible receptor protein similar to the epidermal growth factor receptor. Nature *319* (1986) 230–234.

59. Van de Vijver, M.J., R. Van de Bersselaar, P. Devilee et al.: Amplification of the neu (c-erbB-2) oncogene in human mammary tumors is relatively frequent and is often accompanied by amplification of the linked c-erbA oncogene. Mol. Cell Biol. *7* (1987) 2019–2023.

60. Varley, J.M., J.E. Swallow, W.J. Breammar et al.: Alterations to either c-erbB-2 (neu) or c-myc proto-oncogene in breast carcinoma correlate with poor short-term prognosis. Oncogene *1* (1987) 423–430.

61. Venter, D.J., N.L. Tuzi, S. Kumar et al.: Overexpression of the c-erbB-2 oncoprotein in human breast carcinomas: immunohistological assessment correlates with gene amplification. Lancet *II* (1987) 1969–72.

62. Zabrecky, J.R., T. Lam, S.J. McKenzie et al.: The extracellular domain of p185/neu is released from the surface of human breast carcinoma cells. SK-BR-3. J. Biol. Chem. *266* (1991) 1716–1720.

63. Zhou, D., H. Battifora, J. Yokota et al.: Association of multiple copies of the c-erbB-2 oncogene with spread of breast cancer. Cancer Res. *47* (1987) 6123–6125.

10 Zusammenfassung und aktuelle Empfehlungen

Unter den Genitalkarzinomen hat das Ovarialkarzinom die ungünstigste Prognose. Die Forschung der letzten Jahre erbrachte wichtige neue Informationen zur Epidemiologie, Tumorbiologie, Risikoverminderung, Früherkennung, Behandlung und Tumornachsorge. Vom amerikanischen Gesundheitsinstitut (National Institute of Health, NIH) wurden im April 1994 Empfehlungen zum Vorgehen in Klinik und Praxis herausgegeben. Im einzelnen wurde dabei zu folgenden Fragen Stellung genommen:

1. Wie ist der aktuelle Stand zur Prävention und Früherkennung von Ovarialkarzinomen ?

2. Welche Therapie soll im Tumorstadium I durchgeführt werden ?

3. Wie sieht die optimale Therapie in den Tumorstadien II, III und IV aus ?

4. Wie soll die Tumornachsorge nach der Primärtherapie durchgeführt werden ?

5. Welches sind die Schwerpunkte der künftigen Forschung zum Ovarialkarzinom ?

Die nachfolgende Zusammenstellung soll eine Orientierung ermöglichen und eine Entscheidungshilfe sein, nachdem es immer schwieriger geworden ist, die Fülle der vorhandenen Daten zu überblicken und eine entsprechende Gewichtung vorzunehmen.

10.1 Wie ist der aktuelle Stand zur Prävention und Früherkennung von Ovarialkarzinomen ?

10.1.1 Risikofaktoren

Jede 70. Frau erkrankt im Verlauf ihres Lebens an einem Ovarialkarzinom. Die Ursache für die Entstehung dieser Erkrankung ist nicht bekannt. Zu den Risikofaktoren für die Entstehung eines Ovarialkarzinoms gehören Nulliparität, zunehmendes Alter, europäische oder nordamerikanische Vorfahren, durch Endometrium-, Kolon- oder Mammakarzinom belastete Eigenanamnese sowie eine durch Ovarialkarzinom belastete Familienanamnese. Inwieweit Medikamente, die zur Fertilitätstherapie eingesetzt werden, einen Risikofaktor darstellen, ist bisher nicht eindeutig geklärt. Weniger als 0,05% der Frauen haben ein signifikant erhöhtes Erkrankungsrisiko infolge eines der drei hereditären Ovarialkarzinom-Sydrome. Hierzu gehört das Mamma-Ovarialkarzinom-Syndrom, das organspezifische Ovarialkarzinom-Syndrom und das hereditäre non-polypöse kolorektale Karzinom-Syndrom (Lynch-Syndrom II), zu dem das non-polypöse kolorektale Karzinom, das Endometriumkarzinom, Karzinome des oberen Gastrointestinaltraktes einschließlich Gallengangskarzinom, das Pankreaskarzinom und möglicherweise das Dünndarmkarzinom, Urothelkarzinome des Nierenbeckens und des Harnleiters sowie das Ovarialkarzinom gehören (s. Kap. 1).

10.1.2 Früherkennung des Ovarialkarzinoms

Früherkennungsuntersuchungen eignen sich für Erkrankungen mit hoher Prävalenz und hoher Mortalität. Eine weitere Voraussetzung ist, daß die Erkrankung eine präklinische Phase durchläuft, die durch Früherkennungsuntersuchungen erfaßbar ist und entsprechende Behandlungsmöglichkeiten existieren. Der Früherkennungstest selbst muß eine hinreichende Sensitivität und Spezifität sowie einen hohen positiven prädiktiven Wert haben. Legt man für das Ovarialkarzinom eine Prävalenz von 50/100.000 zugrunde, würde ein Test mit einer Sensitivität von 100% und einer Spezifität von 99% dazu führen, daß lediglich bei einer von 21 Frauen mit einem positiven Krebsfrüherkennungstest ein Ovarialkarzinom diagnostiziert wird (positiv prädiktiver Wert: 4,8%).

Als Einschränkung für die zuvor genannte Annahme ist zu betonen, daß keiner der bisher verfügbaren Tests eine derart hohe Sensitivität besitzt. Bisher stehen drei Früherkennungsmethoden für die breite Anwendung zur Verfügung: Die bimanuelle vaginale und rektale Untersuchung des Kleinen Beckens, die serologische Bestimmung des Tumormarkers CA 125 und die transvaginale Sonographie. In Ergänzung zur transvaginalen Sonographie wird die Farbdopplersonographie derzeit hinsichtlich ihrer möglichen Bedeutung zur Früherkennung in spezialisierten Zentren untersucht. Historisch gesehen, war die vaginale und rektale Palpation die einzige Möglichkeit, um Hinweise auf ein Ovarialkarzinom zu erhalten. Auch wenn die bimanuelle Palpation einen großen Stellenwert im Repertoire der gynäkologischen Untersuchungen hat, ist die Sensitivität und Spezifität dieser Technik als Früherkennungsmethode zur Erfassung von Ovarialkarzinomen zu gering.

Bei 80% der Patientinnen mit epithelialen Ovarialkarzinomen lassen sich erhöhte CA 125-Spiegel im Serum nachweisen. Im Stadium I ist dieser Tumormarker nur bei der Hälfte der Patientinnen erhöht. Da das Ziel der Früherkennungsuntersuchungen in der Entdeckung im Frühstadium liegt, ist die alleinige CA 125-Bestimmung kein adäquater Früherkennungstest. Eine weitere Einschränkung besteht darin, daß auch bei gesunden Frauen und bei Frauen mit gutartigen Erkrankungen erhöhte CA 125-Spiegel vorliegen können, woraus eine zu geringe Spezifität dieses Tests resultiert. Sowohl die transabdominale als auch die transvaginale Sonographie wurden als nicht-invasive Untersuchungstechniken zur Früherkennung analysiert. Die transvaginale Sonographie ist aufgrund der erreichbaren Nähe zu den Ovarien und der hohen Bildqualität die apparative Untersuchungstechnik der ersten Wahl (s. Kap. 1).

Die Spezifität der Sonographie allein ist jedoch nicht groß genug, um diese Technik als Früherkennungsmethode einzusetzen. So wurde beispielsweise die Transvaginalsonographie zur Früherkennung eines Ovarialkarzinoms bei 1.601 Frauen durchgeführt, deren Familienanamnese durch ein Ovarialkarzinom belastet war. Bei 61 Frauen wurde die Indikation zur Laparotomie gestellt. Dabei fand sich in 5 Fällen ein Ovarialkarzinom im Stadium I, wobei in 3 Fällen ein Borderline-Tumor vorlag. Zweifellos läßt sich durch die Kombination aus der CA 125-Bestimmung und der transvaginalen Sonographie die Spezifität der Früherkennungsuntersuchungen signifikant erhöhen, wodurch der Anteil von Frauen, bei denen unnötigerweise eine Laparotomie durchgeführt wurde, reduziert werden konnte. Es verbleibt ein Restrisiko unnötiger Operationen. Dies führt zur Angst - sowohl vor einem pathologischen Testergebnis als auch vor der Morbidität und möglichen Mortalität von operativen Eingriffen bei Frauen ohne Karzinom.

10.1.3 Empfehlungen zur Früherkennung

In Kenntnis der anamnestischen Risikofaktoren für die Entstehung eines Ovarialkarzinoms sollte eine präzise Familien- und Eigenanamnese erhoben werden, ergänzt durch eine einmal jährlich durchgeführte vaginale und rektale Untersuchung als Bestandteil der Krebsfrüherkennungsuntersuchungen. Das Risiko, im Verlaufe des Lebens an einem Ovarialkarzinom zu erkranken, liegt für Frauen ohne belastende Familienanamnese bei 1:70 (s. Kap. 1).

Dieses Risiko erhöht sich auf 5%, wenn eine positive Familienanamnese bei einer erstgradig Verwandten vorliegt. Die Vorteile von Früherkennungsuntersuchungen für Frauen mit unauffälliger Familienanamnese oder für Frauen mit einer durch eine Verwandte ersten Grades belastete Familienanamnese ist bisher nicht bewiesen. Die

Risiken wiegen möglicherweise den Nutzen auf, insbesondere bei Patientinnen mit unauffälliger Familienanamnese und ohne andere Risikofaktoren. Daher werden gezielte Früherkennungsuntersuchungen zur Erfassung von Ovarialkarzinomen bei Frauen ohne Risikofaktoren momentan nicht unterstützt bzw. finanziert. Die Teilnahme an klinischen Studien zur Krebsfrüherkennung ist wichtig, um den potentiellen Nutzen und die möglichen Risiken von Früherkennungsuntersuchungen abschließend beurteilen zu können.

Da Frauen, deren Familienanamnese durch ein Ovarialkarzinom bei einer Angehörigen ersten Grades belastet ist, ein Risiko von 5% haben, im Verlauf Ihres Lebens an einem Ovarialkarzinom zu erkranken, sollte in dieser Risikokonstellation sowohl die Frau als auch der Arzt die Möglichkeit zu einer entsprechenden Früherkennungsuntersuchung haben (auch außerhalb klinischer Studien).

Das Risiko, im Verlaufe des Lebens an einem Ovarialkarzinom zu erkranken, steigt auf 7%, wenn die Familienanamnese durch mindestens zwei Verwandte ersten Grades mit Ovarialkarzinom belastet ist. Es ist bisher nicht eindeutig bewiesen, daß Frauen mit einer derart belasteten Familienanamnese von Früherkennungsuntersuchungen profitieren. Bei dieser Familienanamnese besteht jedoch eine Wahrscheinlichkeit von 3%, daß sich ein hereditäres Ovarialkarzinomsyndrom entwickelt. Daher sollten sich diese Risikopatientinnen von einem gynäkologischen Onkologen oder einem entsprechenden Spezialisten hinsichtlich ihrer individuellen Risikokonstellation beraten lassen.

Für Patientinnen mit einem hereditären Ovarialkarzinomsyndrom beträgt das Risiko, im Verlaufe des Lebens an einem Ovarialkarzinom zu erkranken 40% (bei Zugrundelegung einer autosomal-dominanten Vererbung mit 80%iger Penetranz). Es gibt bisher keine Daten, die beweisen, daß Krebsfrüherkennungsuntersuchungen bei diesen Hochrisiko-Patientinnen die Ovarialkarzinom-Mortalität reduziert.

Dennoch sollte bei dieser Hochrisikokonstellation mindestens einmal im Jahr eine vaginale und rektale Untersuchung durchgeführt werden, ergänzt durch CA 125-Bestimmungen im Serum und transvaginale Sonographie. Nach Abschluß der Familienplanung oder nach Erreichen des 35. Lebensjahres wird die prophylaktische beidseitige Ovarektomie empfohlen, um das deutlich erhöhte Risiko zu reduzieren. Diese prophylaktische Operation reduziert nicht das Risiko der Entstehung eines (sehr seltenen) extraovariellen Ovarialkarzinoms, das dem klinischen Bild eines fortgeschrittenen Ovarialkarzinoms ähnlich ist (s. Kap. 1.4).

10.1.4 Protektive Faktoren und prophylaktische beidseitige Ovarektomie

Zu den eindeutig identifizierten protektiven Faktoren gegenüber der Entstehung eines Ovarialkarzinoms gehört die Austragung von mindestens zwei Schwangerschaften, die Anwendung oraler Kontrazeptiva sowie das Stillen. Auch die Tubensterilisation wurde als möglicher protektiver Faktor diskutiert. Nach mindestens 5jähriger Anwendung hormonaler Kontrazeptiva wurde eine Reduktion des Risikos um 37% beschrieben. Auch eine kurzzeitige Einnahme der Pille wirkt möglicherweise protektiv, jedoch scheint die längerfristige Anwendung hormonaler Kontrazeptiva einen größeren protektiven Effekt zu haben.

Für Frauen mit positiver Familienanamnese im Sinne eines Ovarialkarzinoms bei einer Verwandten ersten Grades mit dem daraus resultierenden Risiko von 5%, ebenfalls an einem Ovarialkarzinom zu erkranken, kann die prophylaktische Ovarektomie - als alleinige Operation - bei sorgfältiger Abwägung des möglichen Nutzens gegenüber den operativen Risiken nicht allgemein empfohlen werden. Die Wahrscheinlichkeit eines hereditären Ovarialkarzinom-Syndroms steigt mit der Anzahl erkrankter Angehöriger, mit der Anzahl betroffener Generationen und mit der Krankheitsmanifestation in frühem Lebensalter. In einer derartigen Situation sollte daher die prophylaktische Ovarektomie - nach sorgfältiger Risiko-Nutzen-Abwägung - erwogen werden. Für Frauen aus Familien mit einem hereditären Ovarialkarzinomsyndrom ist angesichts des hohen Risikos, an einem Ovarialkarzinom zu erkranken, die prophylaktische beidseitige Ovarektomie nach Erreichen des 35. Lebensjahres oder nach Abschluß der Familienplanung indiziert.

Die Durchführung einer prophylaktischen Ovarektomie im Rahmen gynäkologischer Operationen, die aus anderen Indikationen durchgeführt werden (z.B. Uterus myomatosus), führt ebenfalls zu einer signifikanten Reduktion des Risikos, an einem Ovarialkarzinom zu erkranken. Vor einer derartigen Erweiterung des Eingriffs sollte jedoch die Notwendigkeit einer postoperativen hormonellen Substitutionstherapie mit der Patientin diskutiert werden, was nach eigenen Erfahrungen teilweise nicht mit der notwendigen Klarheit erfolgt.

Auch wenn die prophylaktische Ovarektomie das Risiko, an einem Ovarialkarzinom zu erkranken, sowohl bei prä- als auch bei postmenopausalen Frauen reduziert, kann die Ablehnung einer hormonellen Substitutionstherapie bei prämenopausalen Patientinnen angesichts der resultierenden kardiovaskulären Risiken sowie der Osteoporosegefahr zu einer Verringerung der Lebenserwartung führen. Daher sollten nach eigener Auffassung prämenopausale Frauen, die sich nicht zu einer hormonellen

Substitutionstherapie entschließen können, über diese Risiken ebenso beraten werden wie über den Nutzen einer prophylaktischen Ovarektomie.

10.2 Welche Therapie ist beim Ovarialkarzinom im Stadium I sinnvoll ?

10.2.1 Diagnostisches Vorgehen bei Adnextumoren

Obwohl die meisten Adnextumore benigne sind, ist es wichtig, bereits präoperativ eine Einschätzung der Dignität vorzunehmen, um über das erforderliche operative Vorgehen entscheiden zu können (s. Kap. 1).

Um beim Vorliegen eines Adnextumors (im weistesten Sinn) über die Notwendigkeit einer Operation und über die Art des Eingriffes entscheiden zu können, ist zunächst eine vollständige Familien- und Eigenanamnese erforderlich sowie eine körperliche Untersuchung einschließlich der bimanuellen vaginalen und rektalen Untersuchung. Durch die transvaginale Sonographie ist eine weitere Differenzierung des Tumors möglich. Bei postmenopausalen Patientinnen kann die zusätzliche Bestimmung des Tumormarkers CA 125 im Serum hilfreich sein. Im Gegensatz dazu ist die CA 125-Bestimmung bei prämenopausalen Patientinnen wenig hilfreich, da zahlreiche gutartige Erkrankungen zur Erhöhung der Serumspiegel führen können. Darüber hinaus schwanken die CA 125-Serumspiegel in Abhängigkeit vom menstruellen Zyklus.

Nachdem ein Adnextumor diagnostiziert wurde, hängt das weitere Vorgehen von zahlreichen Faktoren ab. Hierzu gehört das Alter, der Menopausenstatus, die Größe des Tumors, die sonographischen Befunde, der CA 125-Serumspiegel, das Vorliegen von Symptomen sowie die Frage der Bilateralität.

Das Alter der Patientin ist ein wichtiges Kriterium zur Einschätzung der Dignität. Das Risiko der Erkrankung steigt mit zunehmenden Alter, es können jedoch auch junge Frauen betroffen sein. Bei prämenopausalen, asymptomatischen Frauen mit einem einkammerigen, zystischen, unilateralen Adnextumor, dessen Durchmesser weniger als 3 cm beträgt, ist ein expektatives Vorgehen sinnvoll, da sich ein derartiger Befund in 70% der Fälle spontan zurückbildet.

Die Wirksamkeit des weitverbreiteten Einsatzes oraler Kontrazeptiva in einer derartigen Situation ist bisher nicht eindeutig bewiesen. Das expektative Vorgehen sollte eine Kontrolle der körperlichen und gynäkologischen Untersuchung beinhalten sowie eine Wiederholung der Transvaginalsonographie. Ergeben sich dabei Veränderungen der klinischen oder sonographischen Befunde im Sinne von Suspizien oder persistiert der diagnostizierte Adnexbefund, besteht die Indikation zur operativen Diagnostik. Bei den meisten postmenopausalen Frauen mit einem Adnextumor ist eine operative Diagnostik erforderlich. Ein weiteres Zuwarten könnte allenfalls bei asymptomatischen Frauen mit einer unilateralen einkammrigen und glattwandigen Zyste mit einem Durchmesser von weniger als 3 cm und normalen CA 125-Spiegeln vertretbar sein. Auch wenn verschiedene klinische Untersuchungen und Laborparameter sowohl bei prä- als auch bei postmenopausalen Frauen sehr nützlich sind, ist auch bei Kombination dieser Prognosefaktoren keine 100%ige Sicherheit in der Vorhersage der Dignität möglich.

10.2.2 Operative Therapie

Nachdem die Indikation zur operativen Diagnostik gestellt wurde, muß über den operativen Weg entschieden werden (Laparoskopie vs. Laparotomie). Adnextumore haben – insbesondere in der jüngsten Vergangenheit – in großem Umfang zu laparoskopischen Eingriffen geführt. Es gibt bisher nur wenige Daten zur Sicherheit und Effizienz dieser operativen Technik unter dem Aspekt, ein Ovarialkarzinom vorzufinden. Diese zeigen eine Verschlechterung der Prognose durch laparoskopisch begonnene Ovarialkarzinomoperationen. Ergeben sich bei einer diagnostischen Laparoskopie intraoperativ unerwartet Hinweise auf Malignität, sollte daher ohne Verzögerung eine Laparotomie mit Tumorentfernung und vollständiger operativer Diagnostik durchgeführt werden. Dieser Eingriff erfolgt im Idealfall durch einen onkologisch erfahrenen Gynäkologen (s. Kap. 2 u. 4).

10.2.3 Therapie epithelialer Ovarialkarzinome im Stadium I

Nur 25% aller Ovarialkarzinome werden im Stadium I diagnostiziert. Die Prognose dieser Patientinnen ist deutlich besser als die der Frauen in den weiter fortgeschrittenen Tumorstadien. Dennoch stirbt ein Teil der Patientinnen, bei denen die Erkrankung im Stadium I diagnostiziert wurde, an den Folgen des Ovarialkarzinoms. Zahlreiche Untersuchungen waren darauf ausgerichtet, Patientinnen mit hohem Rezidivrisiko zu identifizieren und die Effizienz einer postoperativen adjuvanten Therapie zu prüfen. Bis heute gibt es keine auf der Basis des Tumorstadiums und des histologischen Differenzierungsgrades allgemein akzeptierte Indikationsstellung zur postoperativen adjuvanten Therapie im Stadium I. Die vorliegenden Daten erlauben jedoch folgende Empfehlungen:

1. Bei Patientinnen im Stadium Ia G1 und bei den meisten Frauen im Stadium Ib G1 ist keine postoperative adjuvante Therapie erforderlich.

2. Bei allen Frauen mit G3-Tumoren ist eine postoperative adjuvante Therapie indiziert.

3. Patientinnen mit klarzelligen Karzinomen sollten eine postoperative adjuvante Therapie erhalten.

4. Die meisten Patientinnen im Stadium Ic profitieren von einer postoperativen adjuvanten Therapie.

5. Über die Notwendigkeit einer postoperativen adjuvanten Therapie für die übrigen Patientinnen mit epithelialem Ovarialkarzinom im Stadium I konnte bisher kein Konsens erzielt werden.

6. Obwohl allgemein akzeptiert wird, daß bei Untergruppen im Stadium I eine postoperative adjuvante Therapie erforderlich ist, besteht bisher keine Einigkeit über die optimale Therapie in dieser Situation.

Bei allen Patientinnen mit Ovarialkarzinom ist eine präzise und umfassende operative Diagnostik erforderlich. Bei den meisten Frauen im Stadium I werden im Rahmen der operativen Primärtherapie sowohl der Uterus als auch beide Adnexe entfernt. Von einem Teil der Frauen im fertilen Alter wird nach vollständiger operativer Diagnostik ein fertilitätserhaltendes Vorgehen gewünscht. Bei jungen Frauen im Stadium Ia können in sorgfältig ausgewählten Einzelfällen nach sicherer und vollständiger operativer Diagostik der Uterus und die kontralaterale Adnexe belassen werden (s. Kap. 4).

10.2.4 Ovarialtumore vom Borderline-Typ

Zur Behandlung von Patientinnen mit Tumoren vom Borderline-Typ (Low malignant potential tumors) wird nach Abschluß der Familienplanung die abdominale Hysterektomie, beidseitige Adnexektomie sowie eine operative Diagnostik – wie beim invasiven Ovarialkarzinom – empfohlen. Bisher gibt es keine Hinweise dafür, daß eine postoperative adjuvante Therapie das krankheitsfreie Überleben oder die Gesamtüberlebenszeit bei diesen Frauen verbessert.

Es existiert bislang keine prospektive Studie, in der die vollständige Entfernung des inneren Genitale mit einer geringeren operativen Radikalität verglichen wurde. Die Ergebnisse retrospektiver Studien legen nahe, daß die Ergebnisse der weniger radikalen Therapie denen der vollständigen Entfernung des inneren Genitale ähnlich sind.

Auch wenn eine erneute Laparotomie zur Evaluierung des Tumorstatus nach Durchführung der operativen Primärtherapie bei Patientinnen mit inkompletter Diagnostik während der initialen Laparotomie zur Einteilung in ein höheres Tumorstadium führen kann, ist der therapeutische Nutzen einer diagnostischen Explorativlaparotomie im Intervall für diese Gruppe von Patientinnen fraglich, sofern kein Hinweis auf residuales Tumorgewebe am Ende der operativen Primärtherapie besteht (s. Kap. 1.3).

10.2.5 Keimzelltumore

In weniger als 5% aller malignen Ovarialtumore handelt es sich um Keimzelltumore. Sie treten typischerweise bei Mädchen und jungen Frauen auf. Es existiert bisher keine prospektive Studie, die eine einseitige mit einer beidseitigen Adnexektomie vergleicht. Retrospektive Analysen, in denen die einseitige mit der beidseitigen Adnexektomie verglichen wurde, ergaben vergleichbare Resultate hinsichtlich der Prognose, unabhängig davon, ob gleichzeitig eine Hysterektomie durchgeführt wurde oder nicht. Mit Ausnahme der Dysgerminome treten Keimzelltumore meist unilateral auf. Daraus resultiert die Empfehlung, auf eine Biopsie aus einem normal erscheinenden kontralateralen Ovar zu verzichten (s. Kap. 1).

10.2.6 Stromazelltumore

Stromazelltumore (Sex cord stromal cancers) sind selten und durch ein unkalkulierbares biologisches Verhalten charakterisiert. Diese Tumore treten zumeist unilateral auf. Bei jungen Frauen kann die Behandlung auf eine Adnexektomie und entsprechende operative Diagnostik beschränkt werden.

Bei Frauen nach abgeschlossener Familienplanung ist die abdominale Hysterektomie und beidseitige Adnexektomie sowie die intraabdominale operative Diagnostik indiziert. Die optimale postoperative adjuvante Therapie ist bisher nicht definiert.

10.2.7 Besondere pathologische Befunde

Bei besonderen histologischen Wachstumsformen (z.B. Tumore vom Borderline-Typ) sollte die Meinung eines zweiten Pathologen eingeholt werden (s. Kap. 1).

10.3 Welche Therapie ist bei Patientinnen mit fortgeschrittenem epithelialen Ovarialkarzinom adäquat ?

In den hier vorliegenden Empfehlungen werden alle über das Stadium I hinausgehende Ovarialkarzinome als fortgeschrittene Erkrankung bezeichnet. Bei etwa 75% der Patientinnen liegt die Erkrankung zum Zeitpunkt der Diagnosestellung in den Stadien II, III oder IV vor. Es ist wichtig, bereits vor der Operation zu wissen, ob mit einem Ovarialkarzinom im fortgeschrittenen Stadium zu rechnen ist, da in diesem Fall zusätzliche präoperative Vorbereitungen erforderlich sind und die Überweisung in eine entsprechend onkologisch ausgerichtete Klinik erwogen werden sollte. Wichtig ist ferner die Vermeidung unnötiger Verzögerungen bis zur Durchführung der operativen Diagnostik und Therapie (s. Kap. 2).

Eine sorgfältige Anamnese und körperliche Untersuchung einschließlich der bimanuellen vaginalen und rektalen Untersuchung bilden die Grundlage der präoperativen Diagnostik. Die Röntgenaufnahme des Thorax gehört ebenfalls zur präoperativen Basisdiagnostik. Über die Sonographie hinausgehende bildgebende Untersuchungen erbringen meist wenig Zugewinn an diagnostischen Informationen, es sei denn, es wird von einer ausgedehnten Metastasierung ausgegangen. Über die Notwendigkeit einer präoperativen Computertomographie, intravenösen Pyelographie, Röntgenkontrastdarstellung des Darms oder Kernspintomographie muß von Fall zu Fall gesondert entschieden werden.

Die sonographische Untersuchung eignet sich sehr gut für die differenzierte Beschreibung des Tumors sowie zur Erfassung von Aszites. Sonographische Charakteristika von Adnextumoren ermöglichen eine Dignitätsbeurteilung mit hoher Treffsicherheit. Ergänzend durchgeführte Farbdopplersuntersuchungen erlauben möglicherweise eine Erhöhung der Spezifität in der Vorhersage der Dignität von Adnextumoren; der Stellenwert wird momentan in klinischen Untersuchungen geprüft (s. Kap. 1.5).

Die Bestimmung des Tumormarkers CA 125 im Serum ergibt bei etwa 80% der Patientinnen mit Ovarialkarzinom erhöhte Werte. CA 125-Spiegel reflektieren den

Krankheitsverlauf während und nach der Therapie bei diesen Patientinnen (s. Kap. 7). Unter Zuhilfenahme der CA 125-Diagnostik läßt sich - zusammen mit dem Menopausenstatus und sonomorphologischen Charakteristika - eine präoperative Dignitätsdiagnostik durchführen. Bei Verdacht auf Ovarialkarzinom wird die präoperative Diagnostik durch eine Analyse des Blutbildes sowie der hepatischen und renalen Parameter ergänzt.

Eine präoperative Darmvorbereitung sollte durchgeführt werden angesichts der Möglichkeit einer eventuell erforderlichen Darmteilresektion, deren Notwendigkeit durch die bisher zur Verfügung stehenden Methoden präoperativ nicht bestimmbar ist (s. Kap. 2).

10.3.1 Prognosefaktoren

Zu den günstigen und statistisch unabhängigen Prognosefaktoren gehören niedriges Tumorstadium, niedriger histologischer Differenzierungsgrad, wenig (oder kein) Tumorrest am Ende der Primärtherapie, jüngeres Alter sowie gutes Ansprechen auf die Chemotherapie. Weitere Prognosefaktoren sind histologisch gesicherte Lymphknotenmetastasen und das Tumorvolumen zu Beginn der operativen Primärtherapie. Auch der 4 Wochen nach der Primärtherapie bestimmte Serumspiegel des Tumormarkers CA 125 kann prognostisch hilfreich sein, ist wahrscheinlich jedoch kein unabhängiger Prognosefaktor (weitere Einzelheiten s. Kap. 8 und 9).

10.3.2 Operative Diagnostik und Therapie

Zur Erstbehandlung von Ovarialkarzinomen ist die operative Therapie obligatorisch. Auf diese Weise gelingt die sichere Diagnosestellung, die präzise Bestimmung der Tumorausbreitung als Grundlage für die Stadienzuordnung und die optimale tumorreduktive Behandlung. Bei dringendem Verdacht auf das Vorliegen eines Ovarialkarzinoms sollte die operative Diagnostik und Therapie am besten durch einen onkologisch erfahrenen Gynäkologen durchgeführt werden.

In besonderen Situationen oder bei Problemfällen sollte ein onkologisch spezialisierter Gynäkologe zumindest konsiliarisch miteinbezogen werden. Um eine adäquate Diagnostik und Therapie durchführen zu können, ist ein entsprechender abdominaler Längsschnitt erforderlich mit nachfolgender Bestimmung des Aszitesvolumens (bei fehlendem Aszites: Instillation von Kochsalzlösung zur Gewinnung von Tumorzellen) und Veranlassung einer zytologischen Untersuchung.

Ergibt sich makroskopisch kein Hinweis auf eine intraabdominale Metastasierung, sollten zur präzisen Erfassung des Tumorstadiums Biopsien von den Beckenwänden, aus der Excavatio rectouterina (Douglas) und den parakolischen Gruben entnommen werden. Eine eventuell vorhandene Tumorausbreitung auf die Innenseite des Diaphragmas sollte durch eine Materialentnahme von dort mit anschließender zytologischer oder histologischer Untersuchung geprüft werden. Die Darmserosa und das Mesenterium sollten nach Tumormanifestationen abgesucht werden. Das Omentum majus sollte in Form einer infrakolischen Omentektomie entfernt werden.

Nach den diagnostischen Maßnahmen sollte die vollständige Hysterektomie sowie beidseitige Adnexektomie durchgeführt bzw. vervollständigt werden. Die Gewinnung von Gewebe aus den pelvinen und paraaortalen Lymphknoten für die histologische Untersuchung gehört zur operativen Diagnostik. Ein offensives operatives Vorgehen mit dem Ziel einer maximalen Tumorentfernung ist von zentraler Bedeutung, da wenig (oder fehlender) Resttumor am Ende der operativen Primärtherapie mit einer besseren Prognose assoziiert ist.

Wurde die beschriebene operative Diagnostik und Therapie im Rahmen der Erstoperation nicht durchgeführt, sollte dies unverzüglich durch eine anschließende Zweitoperation erfolgen, bevor eine weitere onkologische Therapie eingeleitet wird. Wenn trotz maximaler Bemühungen keine Tumorverkleinerung erzielt werden kann, sollte nach 3 Zyklen Chemotherapie eine Interventionslaparotomie zur Tumorreduktion angestrebt werden.

Second look-Operationen sollten außerhalb klinischer Studien nur dann durchgeführt werden, wenn sich aus den dabei erhobenen Befunden Änderungen des onkologischen Therapieplans ergeben könnten. Da viele Patientinnen mit Tumorfreiheit bei der Second look-Operation nachfolgend ein Rezidiv entwickeln, sollte der Nutzen einer Erhaltungstherapie in Form klinischer Studien evaluiert werden (s. Kap. 2).

10.3.3 Chemotherapie

Nach entsprechender operativer Diagnostik und Therapie ist die systemische postoperative Chemotherapie ein Eckpfeiler in der Primärtherapie des Ovarialkarzinoms. Die Chemotherapie ist bei Patientinnen mit minimalem (oder fehlendem) Tumorrest am Ende der Primäroperation am wirksamsten. Aufgrund aktueller Studienresultate zur postoperativen Chemotherapie mit Cisplatin und Paclitaxel bei Patientinnen im Stadium III und IV (mit Resttumor) erscheint diese Behandlung gegenüber dem Regime Cisplatin/Cyclophosphamid überlegen. Diese vorläufigen Therapieergebnisse führten dazu, daß ein Teil der Untersucher die postoperative Primärtherapie mit Cisplatin und Paclitaxel als die Behandlung der ersten Wahl betrachtet.

Da bisher keine Langzeitresultate vorliegen, gibt es noch keine Empfehlung für die Erstlinienbehandlung mit Cisplatin/Paclitaxel durch das Amerikanische Gesundheitsinstitut (NIH). Die Erarbeitung der optimalen Dosierung sowie des besten Therapieplans ist zur Zeit Gegenstand klinischer Untersuchungen.

Die Kombination aus Carboplatin/Cyclophosphamid ist eine wirksame Therapie zur Behandlung von Patientinnen mit Ovarialkarzinom, wie in zahlreichen Studien gezeigt und bestätigt wurde. Die onkologische Wirksamkeit entspricht der Kombination aus Cisplatin/Cyclophosphamid, wie ebenfalls durch zahlreiche Studien belegt werden konnte. Die Verwendung von Carboplatin anstelle von Cisplatin führt zu einer geringeren Toxizität der Chemotherapie. Als Standard hat sich die Applikation von 6 Zyklen Chemotherapie etabliert. Hieraus resultieren klinische Ansprechraten von ca. 60–70% mit 5-Jahresüberlebensraten von 10–20%.

Die bisher vorliegenden Daten rechtfertigen nicht die zusätzliche Therapie mit Doxorubicin ergänzend zur Behandlung mit einem Platin-Präparat in Kombination mit Cyclophosphamid. Wird die Chemotherapie des Ovarialkarzinoms mit üblichen Dosierungen durchgeführt, ist die hämatologische Toxizität in der Regel nicht so ausgeprägt, daß die Anwendung hämatopoetischer Wachstumsfaktoren routinemäßig indiziert ist. Die Hochdosis-Chemotherapie mit hämatopoetischen Wachstumsfaktoren oder Knochenmarkstransplantation ist ein experimenteller Therapieansatz beim Ovarialkarzinom und sollte auf klinische Studien beschränkt bleiben.

Die Bedeutung der intraperitonealen Chemotherapie zur Behandlung des Ovarialkarzinoms ist bisher nicht abschließend geklärt (weitere Einzelheiten s. Kap. 3).

10.3.4 Strahlentherapie

Der Stellenwert der Strahlentherapie beim fortgeschrittenen Ovarialkarzinom wird kontrovers diskutiert. Eine günstige Prognose konnte für Patientinnen im Stadium II und III nach optimaler Tumorentfernung und postoperativer Strahlentherapie aufgezeigt werden.

Es gibt bisher keine aktuellen prospektiven Studien, in denen die Ganzabdomenbestrahlung mit der Chemotherapie verglichen wurde (Einzelheiten s. Kap. 4).

10.4 Wie soll die Tumornachsorge nach Abschluß der Primärtherapie durchgeführt werden ?

Die ideale Nachsorge für asymptomatische Patientinnen nach operativer Primärtherapie und Abschluß der postoperativen Zytostase und klinischer Komplettremission ist bisher nicht definiert. Die Second look-Laparotomie wurde eingesetzt, um die Effizienz der postoperativen Chemotherapie zu beurteilen. Wie bereits dargestellt, wird die Bedeutung der Second look-Laparotomie kontrovers diskutiert. Die Nachbeobachtung von asymptomatischen Patientinnen nach operativer und zytostatischer Primärtherapie muß eine vollständige Anamnese, die körperliche, vaginale und rektale Untersuchung sowie die Bestimmung des Tumormarker CA 125 beinhalten. Auch wenn die optimalen Nachbeobachtungsintervalle zur weiteren onkologischen Überwachung der Patientin bisher nicht eindeutig definiert sind, haben sich Kontrolluntersuchungen in 3–4monatigen Abständen bewährt. Nach Ablauf von 2 Jahren mit unauffälligem Krankheitsverlauf können diese Intervalle verlängert werden.

Die serologische Bestimmung des Tumormarkers CA 125 ist eine zuverlässige Methode, um die Entwicklung eines Rezidivs frühzeitig zu erkennen, vorausgesetzt, daß die CA 125-Spiegel präoperativ erhöht waren. Steigende CA 125-Spiegel weisen auf ein Rezidiv hin, allerdings schließen normale CA 125-Spiegel ein Rezidiv nicht aus (s. Kap. 7). Durch die Kombination aus CA 125-Diagnostik, der körperlichen Untersuchung und der gynäkologischen Untersuchung ist es möglich, die Manifestation eines Rezidivs bei 90% der Patientinnen zu erfassen. Die Vorteile einer regelmäßigen radiologischen Diagnostik zur Verbesserung der Früherkennungsmöglichkeiten eines Rezidivs sind bisher nicht bewiesen. Über die Indikation zur bildgebenden Diagnostik sollte individualisiert entschieden werden.

10.4.1 Behandlung in der Rezidivsituation

Mit den bisher verfügbaren Behandlungsmöglichkeiten ist für die meisten Ovarialkarzinom-Patientinnen in der Rezidivsituation eine Behandlung mit kurativem Anspruch nicht möglich. Somit erhält die Lebensqualität der Patientin in der Rezidivsituation eine besondere Bedeutung. Patientinnen, die nach platinhaltiger Primärtherapie ein Rezidiv erleiden, können in Abhängigkeit von der Länge des rezidivfreien Intervalls in zwei Gruppen eingeteilt werden. Patientinnen, die innerhalb von 6 Monaten nach Abschluß der Therapie ein Rezidiv entwickeln, sprechen kaum auf eine erneute platinhaltige Chemotherapie an. Manifestiert sich das Rezidiv jenseits eines Intervalls von 6 Monaten nach Abschluß der platinhaltigen Primärtherapie, ist die Wahrscheinlichkeit der Effizienz einer erneuten platinhaltigen Chemotherapie grösser. Paclitaxel gilt momentan als die wirksamste Substanz zur Behandlung von Ovarialkarzinom-Patientinnen in der Rezidivsituation, auch nach platinhaltiger Vorbehandlung. Die Ansprechrate wird insgesamt mit etwa 25–30% angegeben. Trotz dieser Ansprechrate ist bisher nicht bewiesen, daß mit dieser Rezidivbehandlung eine Verlängerung der Überlebenszeit möglich ist.

Die erneute operative Therapie als Bestandteil der Rezidivbehandlung ist nur für einen Teil der Patientinnen vorteilhaft. Hierzu gehören Patientinnen mit einem langen rezidivfreien Intervall (länger als 2 Jahre) und optimaler operativer Primärtherapie. Allerdings kann eine erneute operative Intervention auch bei kürzeren Intervallen als Palliativmaßnahme vorteilhaft sein, z.B. bei tumoröser Darmstenose mit drohendem Ileus (s. Kap. 2.6). Somit kann eine erneute Operation in der Rezidivsituation zur Verbesserung der Lebensqualität beitragen. Eine Radiotherapie kann in ausgewählten Einzelfällen zur Behandlung lokal umschriebener Befunde sinnvoll sein (s. Kap. 5).

Manifestiert sich ein zweites Rezidiv, ist das Therapiekonzept weiterhin palliativ ausgerichtet. Eine erneute Chemotherapie führt dann zu einer Ansprechrate, die bei etwa 15% liegt. Wenn Platin-Verbindungen oder Paclitaxel nicht mehr sinnvoll eingesetzt werden können, nachdem der Tumor trotz Behandlung mit diesen Substanzen weiter progredient ist, können u.a. andere Zytostatika eingesetzt werden: Etoposid, Ifosfamid, 5-Fluouracil, Hexamethylmelamin und Tamoxifen. Ein Überlebensvorteil durch den Einsatz dieser Substanzen konnte bisher nicht aufgezeigt werden (s. Kap. 3).

Angesichts der zahlreichen Belastungen, die mit der Durchführung einer Chemotherapie verbunden sind, ist die Erhaltung bzw. Verbesserung der Lebensqualität von Ovarialkarzinom-Patientinnen ein zentrales Therapieziel. Die verschiedenen Behandlungsmöglichkeiten müssen im ärztlichen Gespräch mit der Patientin sorgfältig diskutiert werden (s. Kap. 6).

Der Wunsch der Patientin zur Durchführung einer Therapie in der Rezidivsituation als auch die Ablehnung einer weiteren Therapie sollten respektiert werden. Beim Vorschlag verschiedener Behandlungsmöglichkeiten ist für die Art der ärztlichen Beratung die körperliche Verfassung der Patientin wichtiger als das biologische Alter.

Der Patientin sollten keine unrealistischen Erwartungen vermittelt werden. Die psychologische Betreuung ist ein wichtiger Bestandteil im Gesamtkonzept zur Versorgung der Patientin in der Rezidivsituation und sollte für jede Patientin zugänglich sein. Die klinische Forschung sollte darauf ausgerichtet sein, zu überprüfen, inwieweit psychologische Faktoren die Prognose und das Ansprechen auf die Therapie und die Überlebenszeit beeinflussen.

Außerhalb von klinischen Studien ist die Rezidivsituation beim Ovarialkarzinom keine Indikation zur Hochdosis-Chemotherapie mit Knochenmarktransplantation oder peripherer Stammzellübertragung (s. Kap. 3.4).

10.5 Welche Bereiche sind für die künftige klinische Forschung wichtig ?

1. Die momentan verfügbaren bildgebenden Techniken und Tumormarker sollten in klinischen Studien untersucht werden, um zu prüfen, ob mit diesem Konzept Ovarialkarzinome in früheren Tumorstadien entdeckt werden können. Weiterhin ist zu untersuchen, ob auf diese Weise die Mortalität des Ovarialkarzinoms reduziert werden kann und ob dies ohne ansteigende Morbidität und Mortalität für Frauen mit falsch positivem Testresultaten (ohne Ovarialkarzinom) möglich ist. Diese Fragen sollten sowohl für prä- als auch für postmenopausale Patientinnen untersucht werden.

2. Neue Tumormarker und bildgebende Verfahren (z.B. Transvaginalsonographie, Positron-Emissionstomographie) sollten weiter untersucht werden, um zu prüfen, ob damit Früherkennungsmethoden mit größerer Sensitivität und Spezifität erarbeitet werden können.

3. Die Forschung sollte darauf ausgerichtet sein, Vorteile der momentan verwendeten oralen Kontrazeptiva hinsichtlich der Verminderung des Erkrankungsrisikos gegenüber einem Ovarialkarzinom zu evaluieren und zu quantifizieren. Darüber hinaus sollten die erforderliche Einnahmedauer sowie die Vor- und Nachteile einer Langzeiteinnahme besser herausgearbeitet werden.

4. Eine bundesweite Tumor- und Serumbank sollte eingerichtet werden.

5. Die Identifikation von Patientinnen mit erhöhtem Risiko, an einem Ovarialkarzinom zu erkranken, sollte verbessert werden. Es sollten gezielte genetische Untersuchungen vorgenommen werden, beispielsweise zum BRCA-1. Auch die Erforschung von Umwelteinflüssen und epidemiologischen Faktoren sollte fortgesetzt werden.

6. Die Risiken der Laparoskopie bei Vorliegen eines Ovarialkarzinoms müssen detaillierter erforscht werden.

7. Die Kombination von platinhaltigen Zytostatika in Verbindung mit Paclitaxel sollte auch in den Stadien I und II untersucht werden.

8. Des weiteren muß die optimale Dosis und der optimale Therapieplan in klinischen Studien für Paclitaxel erarbeitet werden. Um die beste Therapie innerhalb der verschiedenen Gruppen von Patientinnen im Stadium I ermitteln zu können, ist eine prospektive und randomisierte Studie nötig.

9. Für Patientinnen im Stadium II und III sollte die Bedeutung der Ganzabdomenbestrahlung unter Einbeziehung neuer Bestrahlungstechniken geprüft werden.

10. Innovative Ansätze zur Therapie des fortgeschrittenen Ovarialkarzinoms sowohl in der Primärtherapie als auch in der Rezidivsituation müssen hinsichtlich ihrer klinischen Bedeutung geprüft werden, ebenso Therapiestrategien auf molekularer Ebene, Substanzen zur Überwindung der Resistenz gegenüber Zytostatika und Substanzen, die die Signaltransduktionswege blockieren.

11. Die Bedeutung einer Erhaltungstherapie bei Patientinnen mit klinischer Komplettremission nach operativer und zytostatischer Primärtherapie sollte als bevorzugte Fragestellung in klinischen Studien untersucht werden.

12. Möglichkeiten zur Erfassung und Auswertung der Lebensqualität von Ovarialkarzinom-Patientinnen sollten herausgearbeitet werden, und dann zur Optimierung der Versorgung von Ovarialkarzinom-Patientinnen eingesetzt werden.

10.6 Schlußfolgerungen

1. Das Risiko, an einem Ovarialkarzinom zu erkranken, kann durch die Einnahme oraler Kontrazeptiva reduziert werden. Hierbei sind jedoch auch andere Vorteile und Risiken der hormonellen Kontrazeption zu berücksichtigen.

2. Patientinnen ohne belastende Familienanamnese haben ein Risiko von 1:70, im Verlauf ihres Lebens an einem Ovarialkarzinom zu erkranken. Das Risiko steigt auf 5%, wenn eine erstgradige Verwandte an einem Ovarialkarzinom erkrankt

erkrankt sind. Eine kleine Gruppe dieser Patientinnen (3% der Frauen mit zwei Erkrankten in der Familienanamnese) haben eine autosomal dominantes Syndrom mit 80%iger Penetranz, das zu einem sehr hohen Risiko hinsichtlich der Entstehung eines Ovarialkarzinoms führt. Die drei bekannten hereditären Syndrome, die zu einem extrem hohen Erkrankungsrisiko führen, sind das familiäre Ovarialkarzinom-Syndrom, das Mamma-/Ovarialkarzinom-Syndrom und das Lynch-Syndrom II.

3. Bei allen Frauen sollte ärztlicherseits eine sorgfältige und ausführliche Familienanamnese erhoben werden. Frauen, in deren Familienanamnese eines der obengenannten Syndrome vorliegt, sollten angesichts des hohen Erkrankungsrisikos mindestens einmal jährlich eine körperliche Untersuchung, eine gynäkologische Untersuchung, eine transvaginale Sonographie und eine CA 125-Bestimmung im Serum durchführen lassen. Nach Abschluß der Familienplanung oder ab dem 35. Lebensjahr ist diesen Frauen eine prophylaktische beidseitige Adenexektomie zu empfehlen.

Es ist bisher nicht eindeutig bewiesen, daß Früherkennungsuntersuchungen zur Erfassung des Ovarialkarzinoms mit Hilfe der Transvaginalsonographie und CA 125-Bestimmung zum breiten Einsatz geeignet sind, um die Mortalität des Ovarialkarzinoms zu reduzieren. Es fehlt auch der Beweis, daß diese Maßnahmen zu einer reduzierten Morbidität und Mortalität führen. Es ist wichtig, zuverlässige und effektive Früherkennungsmethoden zu erarbeiten. Die bisher vorhandenen technischen Möglichkeiten zur Früherkennung sollte im Rahmen klinischer Studien eingesetzt werden, um die Effizienz dieser Methoden und ihren Einfluß auf die Mortalität des Ovarialkarzinoms zu prüfen. Mit der Weiterentwicklung der transvaginalen Sonographie steht in den meisten Kliniken und Praxen eine zusätzliche Möglichkeit zur Verfügung, mit der in der Hand des Erfahrenen ergänzend zur bimanuellen Palpationsuntersuchung eine hohe Treffsicherheit erzielt werden kann. Der Einsatz der schmerzlosen und ungefährlichen transvaginalen Sonographie sollte daher nach eigener Auffassung bereits heute Bestandteil jeder Krebsfrüherkennungsuntersuchung sein.

Ergänzend muß die Forschung nach weiteren Markern und bildgebenden Techniken fortgesetzt werden. Angesichts des erhöhten Risikos für Patientinnen mit belastender Familienanamnese durch eine Angehörige ersten Grades, sollte insbesondere diesen Frauen und den betreuenden Ärzten die Möglichkeit zu Krebsfrüherkennungsuntersuchungen gegeben werden, auch wenn bisher prospektive Daten hierzu fehlen.

4. Die Entfernung der Ovarien im Rahmen gynäkologischer Operationen eliminiert das Risiko, an einem Ovarialkarzinom zu erkranken (auch wenn ein kleines Risiko verbleibt, daß sich ein extraovarielles Ovarialkarzinom entwickelt). Für prämenopausale Hochrisiko-Patientinnen, die aus anderer Indikation operiert werden, muß bei einer zusätzlich erwogenen beidseitigen prophylaktischen Ovarektomie präoperativ über die Notwendigkeit der hormonellen Substitution diskutiert werden, da bei fehlender Östrogensubstitution die früher einsetzende Menopause die Risiken gegenüber kardiovaskulären Erkrankungen und der Osteoporose die Vorteile einer prophylaktischen Ovarektomie aufheben können.

5. Auch wenn laparoskopische Operationen von Ovarialtumoren derzeit weit verbreitet sind, gibt es bisher keinen Beweis dafür, daß die Patientin bei Vorliegen eines Ovarialkarzinoms eine vergleichbare Heilung bzw. Überlebenschance hat im Vergleich zum Vorgehen bei der Laparotomie. Risiken und Nutzen laparoskopischer Operationstechniken bei Frauen mit Ovarialtumoren, die sich nachfolgend als Ovarialkarzinom herausstellen, sollten weiterhin wissenschaftlich untersucht werden.

6. Patientinnen, bei denen wegen eines Adextumors die Indikation zur operativen Diagnostik gestellt wurde und bei denen, die präoperativen Untersuchungen auf das Vorliegen eines Ovarialkarzinoms hindeuten, sollten über die Möglichkeit beraten werden, sich von einem onkologisch erfahrenen Gynäkologen operieren zu lassen.

7. Die ausgedehnte operative Primärtherapie verbessert die Chancen der Patientin auf eine langfristige Prognose.

8. Für Patientinnen im Stadium Ia G1 und die meisten Patientinnen im Stadium Ib G1 ist keine postoperative adjuvante Behandlung erforderlich. Im Gegensatz dazu ist für viele der übrigen Patientinnen im Stadium I eine adjuvante Therapie erforderlich. Die Risikopatientinnen im Stadium I müssen besser identifiziert werden, damit die optimale Therapie entwickelt werden kann.

9. Patientinnen mit einem epithelialen Ovarialkarzinom der Stadien II, III und IV sollten postoperativ zytostatisch behandelt werden (Ausnahme: Tumore vom Borderline-Typ).

10. Bisher kommt eine amerikanische Studie zum Schluß, daß die Kombination aus Cisplatin und Paclitaxel die optimale postoperative Chemotherapie darstellt, und viele Onkologen setzen daher dieses Regime bereits ein. Eine generelle Empfehlung zu dieser Erstlinienbehandlung kann bisher infolge fehlender Langzeitresultate noch nicht gegeben werden.

11. Die Second look-Laparotomie sollte nur bei Patientinnen innerhalb klinischer Studien durchgeführt werden oder bei Patientinnen, bei denen sich durch die Resultate der Second look-Operation therapeutische Konsequenzen ergeben. Die Second look-Laparotomie ist keine Routine-Intervention!

12. Für Patientinnen nach operativer und zytostatischer Primärtherapie und nachfolgender Komplettremission existiert bisher kein optimierter Nachsorgeplan. Es sind weitere Studien erforderlich, um zusätzliche Zweitlinienbehandlungen zu prüfen und herauszuarbeiten, mit welchem Regime am besten die Verlängerung der Überlebenszeit, die Verbesserung der Lebensqualität und das Erreichen einer langfristigen Prognose möglich ist. Patientinnen in der Rezidivsituation mit Krankheitssymptomen sollten die Therapie erhalten, die ihre Beschwerden lindern und die Lebensqualität verbessern.

13. Für Patientinnen mit platinresistenten Tumoren sollte in der Rezidivsituation oder bei primärer Progression Paclitaxel eingesetzt werden, sofern diese Patientinnen nicht mit Paclitaxel vorbehandelt wurden.

14. Die behandelnden Ärzte müssen ermutigt werden, die Teilnahme an klinischen Studien mit den betroffenen Patientinnen zu diskutieren, und betroffene Patientinnen sollten motiviert werden, an derartigen Studien teilzunehmen.

15. Alle Frauen sollten einen Zugang zu präzisen und vollständigen Informationen über das Ovarialkarzinom haben. Des weiteren dürfen keine Hindernisse existieren, um Frauen den Zugang zu erfahrenen Spezialisten, optimalen Behandlungsmöglichkeiten und Studienprotokollen zu ermöglichen.

Sachregister